최신

임상약리학

CLINICAL PHARMACOLOGY

최신 임상약리학

2018년 7월 10일 1판 1쇄 발행
2022년 8월 10일 1판 2쇄 발행

지은이 | 은종영 외
펴낸이 | 김진환
펴낸곳 | 학지사메디컬
04031 서울특별시 마포구 양화로 15길 20 마인드월드빌딩
대표전화_ 02-330-5188 팩스_ 02-326-0338
등 록 | 2010년 2월 8일 제313-2010-36호
메 일 | hakjisamd@hakjisamd.co.kr
홈페이지 | http://www.hakjisamd.co.kr

ISBN 978-89-6069-703-4 93510

가 격 | 30,000원

최신

임상약리학

CLINICAL PHARMACOLOGY

은종영 외 공저

학지사메디컬
HAKJISAMEDICAL

저자 소개

대표 저자

은종영	목포과학대학교

저자

김경숙	대구대학교
김혜옥	경남대학교
박영주	부산과학기술대학교
박정혜	수성대학교
서보경	대구보건대학교
손진희	수성대학교
안 나	우송정보대학교
양인숙	경일대학교
이경화	군산간호대학교
임순옥	신성대학교
정 현	대전보건대학교
조현태	동아보건대학교
하윤주	호남대학교
홍주영	경운대학교

머리말

현대에는 다양한 질환에 사용되는 의약품의 연구개발과 고령화 사회에서의 약물 사용에 많은 관심이 집중되고 있다. 수많은 약물이 임상에 응용되고 있으며 따라서 약에 대한 전문화된 지식이 요구되고 있다.

이 책은 이러한 상황을 반영하여 간호 및 보건계열 학생들이 약물을 이해하고 질병의 치료를 위한 약물치료의 효과적인 방법을 보다 체계적으로 공부할 수 있도록 알기 쉽고 이해하기 쉬운 내용으로 한 페이지마다 정성을 기울여 출판하게 되었다.

이 책의 구성은 약리학의 기본원리를 중심으로 약물의 흡수, 분포, 대사, 배설 등의 약물동태학과 약물의 작용기전의 약물작용학에 대한 전반적인 내용을 이해하도록 심도 있게 구성하였고 병태생리학적인 내용을 기초로 하여 약물의 약리작용, 용량·용법, 응용, 약물상호작용, 부작용, 주의사항 등을 임상에 응용할 수 있도록 일목요연하게 정리하였다.

1970년대, 혈당강하약의 대명사였던 chlorpropamide도, 혈압강하약의 대명사였던 clonidine도 세월의 흐름 속에 흘러가 흔적밖에 남지 않았다. 시간은 역사뿐만 아니라 학문도 멈춰있게 만들지 않음을 느끼면서, 각 장에서는 새로 개발된 신약을 망라하여 보다 업그레이드한 내용을 포함시킴으로써 폭넓은 약물 지식을 이해하고 임상에 접근하는데 도움이 되도록 구성하였다.

또한 각 장마다 약물의 학습목적을 서술하여 방향을 제시하였으며 그림과 도표를 이용하여 체계적이고 보다 이해가 쉽도록 설명하였다.

좋은 책을 만들기 위해서 노력했지만 약리학 분야가 방대하여 많은 부분에서 부족하고 아쉬운 점이 있다는 것을 잘 알고 있으나 부족한 부분은 동학제현의 아낌없는 충고와 조언을 받아 계속 연구하여 보완, 수정할 것을 약속드린다.

끝으로 이 책이 나오기까지 아낌없는 협조와 지원을 하여 주신 학지사메디컬 김진환 사장님과 편집부 류종순 차장님께 진심으로 감사를 드린다.

2018. 7
저자 일동

차례

CHAPTER 1

총론

01 약리학의 개념 3

1. 의약품이란 • 4
2. 약의 역사와 명명 • 4
3. 약의 분류 • 5
4. 제형의 종류 – 투여 경로와 제형 • 6
5. 투약 과정 • 6

02 약물의 체내동태 8

1. 약물의 흡수와 투여경로 • 8
2. 흡수율을 결정하는 요인 • 9
3. 약물의 생체 내 분포 • 12
4. 약물의 대사 • 13
5. 배설 • 14
6. 약물동력학 변수 • 15

03 약물역학 17

1. 약리작용의 개념 • 17
2. 약리작용의 종류 • 17
3. 약리작용의 기전: 수용체 이론 • 20
4. 약리작용에 영향을 주는 인자 • 24

04 부작용 28

1. 유해반응 • 28
2. 약물병용에 의한 부작용 • 9

05 처방과 조제 31

CHAPTER 2

중추신경계에 작용하는 약물

01 중추신경계 35

1. 신경계의 분류 • 35
2. 신경전달물질 • 36

02 전신마취약 38

1. 전신마취 시 보조약 • 38
2. 흡입마취제 • 39
3. 정맥마취제 • 40

03 진정수면제 42

1. Barbiturate 유도체 • 42
2. Benzodiazepine 유도체 • 42
3. 기타 • 43

04 항경련제 46

1. 전신발작 • 46
2. 부분발작 • 46
3. 항경련제의 종류와 특성 • 50

05 진통제 55

1. 통증기전의 신경해부 • 55
2. 통증의 형태와 치료약물 • 57
3. 마약성 진통제 • 58
4. 해열진통제 • 61
5. 통풍 치료제 • 64
6. 근이완제 • 65

06 파킨슨병 치료제 67

07 중추신경계 흥분제 72

1. 척수 작용약 • 73
2. 대뇌피질 작용약 • 74

08 항정신병약 75

1. Phenothiazine 유도체 • 77
2. Butyrophenone 유도체 • 78
3. Thioxanthene 유도체 • 78
4. 기타 최근 약물 • 78

09 항불안약 82

1. Benzodiazepine 유도체 • 82
2. Carbamate계 항불안약 • 84
3. 기타 항불안약 • 85

10 항우울제 86

1. 삼환계 및 사환계 항우울제 • 89
2. 단가아민 산화효소 억제제 • 89
3. 선택적 세로토닌 재흡수 억제제 • 90
4. 세로토닌 길항제/재흡수 억제제 • 90
5. 세로토닌/노르에피네프린 재흡수 억제제 • 90
6. 노르에피네프린 및 세로토닌 조절제 • 91
7. 선택적 세로토닌 재흡수 촉진제 • 91
8. Dopamine 재흡수 억제약 • 92
9. Lithium제제 • 92
10. 주요 항우울제의 종류 및 용법 • 92

CHAPTER 3

자율신경계에 작용하는 약물

01 자율신경계 97

1. 자율신경계의 분류 • 98
2. 수용체의 개념 • 102

02 교감신경흥분약 104

1. 아드레날린성 수용체에 직접 작용하는 약 (catecholamine류) • 104
2. α−adrenaline 효능약 • 105
3. β−adrenaline 효능약 • 106
4. Adrenaline성 신경종말에 작용하는 약물 • 107
5. 양자의 작용을 겸용하고 있는 것(직접작용+간접작용) • 107

03 교감신경차단제, 항아드레날린성약물 109

1. α−adrenaline 효능차단약 • 109
2. β−adrenaline 효능차단약 • 110
3. Adrenaline성 neuron 차단제 • 113

04 부교감신경작용약물, 콜린성 약물 114

1. 부교감신경 흥분제, 콜린성 약물 • 114

05 부교감신경차단제, 항콜린성 약물 119

1. 천연 Alkaloid • 119
2. Atropine 대용약 • 122

CHAPTER 4

심혈관계에 작용하는 약물

01 심혈관계 125

1. 심장생리 • 125
2. 심장의 수축과 이완 • 125
3. 흥분전도계 • 125
4. 심장의 주기 • 126

02 강심배당체 및 심부전 치료제 128

1. 강심배당체 • 128
2. Digitalis 약리 작용 • 129
3. 임상 응용 • 130

03 항부정맥약 133
1. 부정맥이란 • 133
2. 부정맥 치료약의 선택기준 • 134
3. 기전별 약물의 특징 • 135

04 고혈압 치료제 138
1. 고혈압이란 • 138
2. 고혈압 치료약 • 141

05 항협심증약 146
1. 협심증이란 • 146
2. 관상동맥확장약의 작용과 치료약물 • 147

06 고지혈증약 151
1. 고지혈증이란 • 151

CHAPTER 5
혈액 및 조혈기계에 작용하는 약물

01 혈액 159
1. 빈혈치료제 • 162
2. 혈액대용제 • 162
3. 조혈 성장인자 • 163

02 항혈액응고제 165
1. 혈액응고 • 165
2. 혈액응고와 관련된 약물 • 166
3. 혈액응고제 및 지혈제 • 168
4. 항혈전약물(혈소판 기능억제약) • 170

CHAPTER 6
호흡기계에 작용하는 약물

01 천식 치료제 178
1. 진해제 • 178
2. 거담제 • 180
3. 기관지 확장제 • 181

CHAPTER 7
소화기계에 작용하는 약물

01 소화기계 187
1. 소화기계의 개요 • 187
2. 위, 십이지장궤양(소화성 궤양) 약물요법 • 191
3. 배변에 관여하는 약물 • 198
4. 소화효소제 • 202
5. 최토제와 진토제 • 203
6. 간장 및 췌장 질환 치료제 • 208

CHAPTER 8
비뇨생식기계에 작용하는 약물

01 비뇨생식기계 215
1. 신장의 구조와 기능 • 215
2. 뇨의 생성 • 217
3. 이뇨제 • 219
4. 요로 방부제 • 223
5. 자궁 수축제 • 223
6. 주요 비뇨기계 약물 • 224

CHAPTER 9

내분비계에 작용하는 약물

01 내분비계 231

1. 호르몬의 분류 • 231
2. 분비선의 종류 및 분비물의 작용 • 233
3. 호르몬의 작용 • 233

02 뇌하수체 호르몬 236

1. 간접 호르몬 • 236
2. 직접 호르몬 • 238

03 갑상선 호르몬 244

1. 갑상선 • 244
2. 갑상선 호르몬약 • 245

04 부갑상선 호르몬 247

05 성호르몬 249

1. 여성호르몬 • 249
2. 남성호르몬 • 253

06 부신피질 호르몬 254

07 항당뇨병약 257

1. 당뇨병 • 257
2. 인슐린 • 258
3. 항당뇨병약 • 260

CHAPTER 10

Autacoids 및 Autacoid 길항약

01 오타코이드 269

1. Histamine • 269
2. Antihistamine • 270
3. Serotonin(5-hydroxytryptamine; 5-HT) • 271
4. Serotonin 길항물질 • 272
5. Angiotensin(ren n angiotensin aldosterone system) • 272
6. 혈장 kinin류 • 273
7. Prostaglandin • 274

CHAPTER 11

화학요법제

01 항균제 279

1. 화학요법의 기초 개념 • 279
2. 화학요법제의 항균범위 • 280

02 Penicillin류 285

1. Penicillin류 • 285
2. Cephalosporin류 • 287

03 Aminoglycoside류 289

04 Chloramphenicol 및 Tetracyclines 290

05 Sulfonamide계 약물 292

06 Macrolide계 항생제 295

1. Erythromycin • 295

07 Polypeptide계 항생물질 297

08 Fluoroquinolones 299

09 기타 항생물질 301

10 항진균성 항생물질 302

11 항바이러스약 312

12 항결핵약 316

13 항말라리아약 319

CHAPTER 12

항암제

01 항암제 ······ 323

1. 암세포의 발생 · 323
2. 종양세포 주기 · 323
3. 항암제의 사용 · 325
4. 항암제의 분류 · 327

CHAPTER 13

응급약물과 임신 중 약물 사용

01 응급약물 ······ 335

1. 심혈관계에 사용되는 응급약물 · 335
2. 호흡기계에 사용되는 약물 · 342
3. 신경계에 사용되는 약물 · 344
4. 독물 처치에 사용되는 약물 · 345
5. 급성 약물중독의 일반처치 · 347

02 임신 중 약물사용과 그 안전성 ······ 349

1. 임신 중 약물사용의 일반적인 원칙 · 349
2. 약물의 위험도 · 350
3. 임신주수에 따른 위험도 · 350
4. 임신 중 스테로이드 외용제제의 사용가능성 · 351
5. 최기성이 알려진 약물 · 351
6. 임신 16주~분만 때까지 투여에 주의해야 할 약물 · 352
7. 임신 중 안전하게 사용할 수 있는 약물 · 352

부록 – 처방약어 · 354

찾아보기 · 357

01

총론

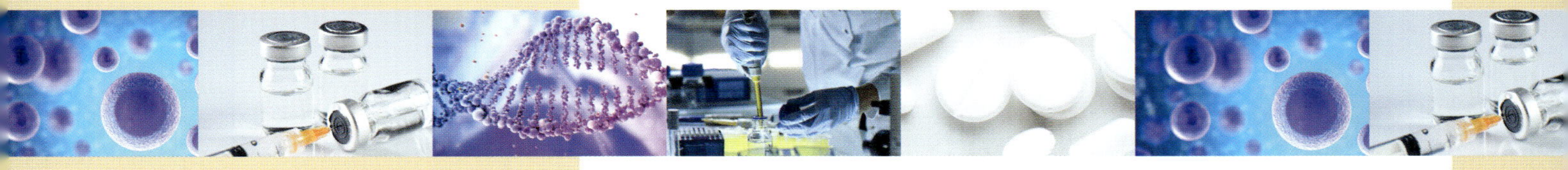

01 약리학의 개념

02 약물의 체내동태

03 약물역학

04 부작용

05 처방과 조제

Concepts of pharmacology 01

약리학의 개념

학습목적

생화학, 생리학 및 기타 의학분야의 지식을 토대로, 약물의 작용과 기전, 생체 내 처리, 부작용 및 독성 등 약물에 대한 필수 지식을 임상에 응용한다.

약리학(pharmacology)은 약물의 기원, 물리화학적 성질, 생리적 작용, 흡수 체내분포, 대사, 배설 등을 연구하는 생물과학으로 치료적 응용에 대한 기초를 제공하는 학문이다. Pharmacology의 어원은 pharmacon[drug]과 logos[science]에서 유래한 것이다. 약의 생리활성에 초점을 둘 경우 약리학이라 하고, 약물에 초점을 둘 경우 약물학이라 한다.

활용에 따라 약리학을 분류하면 다음과 같다.

1) 실험 약리학 Experimental pharmacology

실험 약리학은 주로 동물의 조직, 장기, 생체 등에 약물을 적용하면 어떤 작용을 일으키는지와 같은 약물의 작용 양상을 연구하는 학문이다.

2) 치료 약리학 Pharmacotherapeutics

치료 약리학은 질병의 예방, 진단, 치료를 위한 약물의 이용과 질병 상태의 생화학적 · 병태생리학적 변화에 대한 약물의 효과를 연구하는 학문이다.

3) 약물 동력학 Pharmacokinetics

약물 동력학은 약물의 생체 내 흡수, 분포, 대사, 배설 등에 대하여 연구하는 학문이다.

4) 약물 작용학 Pharmacodynamics

약물 작용학(약물역학)은 약물의 화학구조와 생체에 대한 용량–반응관계(dose-response relationship), 활성 상관관계와 수용체와의 관계를 생리적 · 생화학적 작용 효과 면에서 연구하는 학문이다.

5) 임상 약리학 Clinical pharmacology

임상 약리학은 인체에 대한 약물의 임상적용의 약리학적인 반응을 연구하는 학문이다.

6) 약물 유전학 Pharmacogenetics

약물 유전학은 인체의 유전인자가 약물의 효과에 미치는 영향에 대하여 연구하는 학문이다.

7) 독물학 Toxicology

독물학은 약물 및 기타 화학물질의 독성에 관하여 중심적으로 연구하는 학문으로 부작용, 유효반응은 물론, 환경오염에서 오는 독물학적 연구, 약물과량 투여 시 나타나는 유해반응 등을 연구하는 학문이다. 이외에도 분자약리학(molecular pharmacology), 비교약리학(comparative pharmacology) 등이 있다.

8) 약제학 Pharmacy, pharmaceutics

약제학은 약물의 약효를 최대한으로, 그리고 안전성을 확보할 수 있는 투여방법이나 투여 형태(dosage form)를 연구대상으로 하는 학문이다.

1 의약품이란

약품(drug)이란 화학반응을 일으키는 또는 화학적 변화를 일으키는 데 쓰이는 물질이고, 약물은 생체에 작용하여 생물학적 반응(생리기능의 변화, 생화학적 변화, 형태의 변화 등)을 일으키는 능력을 갖는 화합물의 총칭, 생리활성 물질과 동의어로 천연 또는 합성으로 얻는 물질이다. 의약품(medicine)은 대한약전에 수재된 약품, 약물 중에 특히 그 생리활성이 인체나 동물의 질병 예방, 치료, 경감, 진단에 유용하다고 인정되는 약품이다[약사법의 정의 참조].

2 약의 역사와 명명

1) 역사

동식물 또는 광물자원에서 얻은 것을 천연 그대로 사용하다가 약물을 사용하기 편리하도록 가공하고 유효성분을 확인하여 이를 추출하거나 합성하기까지 이르렀으며 지금은 유사한 물질을 창제하거나 합성이 불가능할 경우는 배양하고 있다.

2) 명명

- 화학명 – 약의 성분을 나타내는 공인된 명칭이다.
- 일반명 – 화학명보다 짧고 대한약전, 미국약전, 일본약전 등에 기재된 명칭이다.
- 상품명 – 제약사에서 명명한 이름이다.

3 약의 분류

1) 예방적 처치에 사용하는 약물

Vaccine과 toxoid 같은 생물학적 제제이다.

2) 치료 목적에 의한 분류

(1) 원인요법에 사용되는 약물

질병의 원인을 규명하고 약에 의해 그 원인을 제거한다는 근본적인 치료법이 원인요법이다. 병원 미생물에 대해 선택적으로 작용하는 소위 화학요법은 원인요법의 대표적인 것이다.

(2) 대증요법에 사용되는 약물

질병에 의한 불쾌한 증상을 약으로 억제하는 요법을 말한다. 치료의 대부분은 현재 이 대증요법에 의하고 있으며 실제 면에서 매우 중요한 요법이다.

3) 원료에 의한 분류

(1) 생약

천연자원 물질(동물, 식물, 광물)을 간단히 가공한 것이다.

① 동물: 간유

② 식물: 아편, digitalis 등 식물과 이들에서 추출한 alkaloid, 배당체(glycosides), saponin, 산, 수지(resine) 등

③ 광물: vaseline, 식염, 산화아연, 염화마그네슘 등

(2) 화학적 제제

생약에서 화학적 조작에 의해 유효성분을 추출한 것으로 아편에서 추출한 morphine, coca잎에서 추출한 cocaine, 동물의 췌장에서 얻어지는 insulin과 항응고약인 heparin 등이 있다. 화학적 합성법에 의해 인공적으로 만들어진 순수한 화학적 물질로는 aspirin, paraaminosalicylic acid(PAS), barbital 등의 유기산, 이들의 염기, 이들의 alcohol, ether, ester류 등이 있다.

(3) 약물학적 제제

생약이나 화학적 제제를 다시 치료목적에 적합하도록 제제화한 것으로 정제, Tinc제, 연고제 등이 있고 약사법에 의한 약물의 분류를 보면 전문의약품, 일반의약품, 한약, 신약, 중독성 및 습관성 의약품, 마약, 향정신성의약품, 방사선의약품, 국가검정의약품 등이 있다.

4 제형의 종류–투여 경로와 제형

투여방법	적용부위	제형 예	용법
경구투여	위장관	산제, 과립제, 정제(내복용), 캅셀제, 환제, 엘릭실제, 시럽제, 리모나데제, 방향수제, 유제, 현탁제, 침전, 전제, 내용틴크제, 엑스제, 유동엑스제	내용
점막 적용	눈(결막낭) 구강점막 인후 비강 기관지, 폐 장 하부체강	점안제, 안연고제 설하정, 구강정, 트로키제 함수제 분무제 에어로솔제, 흡입제 완장제 좌제, 질제	외용
체표 적용	피부 체강	연고제, 경고제, 리니멘트제, 로션제, 파스타제, 카타프라즈마제, 액제, 주정제, 틴크제(외용) 관주제	
혈관, 조직 내 투여	피하, 근육 내, 정맥 내, 피하조직	주사제 pellet	

5 투약 과정

1) 사정 Assessment

환자에 대한 병력, 간호문제, 약이 투여되었을 때 영향을 받을 수 있는 여러 요인에 관한 정보를 수집하는 과정을 말한다.

(1) 주관적 자료

환자가 자신의 언어로 표현한 주호소, 현재 질병의 과정에 대한 세심한 과거력, 과거의 병력, 질병의 가족력, 사회적 측면, 여러 신체기관에서 나타나는 증상적 호소와 문제의 재사정 자료이다.

(2) 객관적 자료

심전도, X-ray 필름, 임상병리검사 자료, 활력징후 자료 등이다.

2) 계획 Planning

수립된 자료에 근거하여 치료 계획이 확립된다.

(1) 약물투여 계획에 필요한 요소

① 각각의 약물투여에 대한 치료적 목표를 결정하는 것

② 약에 대한 특별한 정보를 얻는 것: 약의 예상되는 작용 및 효과, 가능한 부작용, 명시된 용량 경로 횟수, 투약의 금기 사항, 약물상호작용

③ 예시된 특별한 저작법 또는 투여 절차, 기술이나 필요로 하는 장비

④ 환자의 투약계획: 약의 작용과 부작용, 투약, 투약/환자의 반응 등

3) 수행 Implementation

치료적 제제를 제공함으로써 투약 계획을 이행하는 것으로 이 단계의 투약과정은 환자 개개인에 대한 정보와 치료적으로 사용하도록 처방된 약에 대하여 알고 있어야 하며, 왜 이 약이 처방되었는지 이해하고 그 약의 세세한 정보를 인지하고 어떻게 안전하게 약을 투약해야 하는지 아는 것이 약을 취급하는 사람의 책임이다.

① 정확한 약(적어도 세 번, 약의 라벨을 확인)

② 정확한 시간

③ 정확한 용량

④ 정확한 환자(아동, 노인, 언어가 통하지 않는 환자, 매우 혼미하거나 극도로 상태가 좋지 않은 환자)

⑤ 정확한 경로(흡수율의 차이)

⑥ 정확한 문서화(약이 투여된 즉시 환자 기록지에 기록)

02 Pharmacokinetics

약물의 체내동태

학습목적

약물의 체내동태(약물동력학)와 관련된 일반 원칙을 이해하고, 이를 약물의 투여전략 수립에 활용한다.

약물동력학(pharmacokinetics)이란 약물이 생체 내에서 흡수, 분포, 대사, 배설되는 과정을 연구하는 학문이다.

질병의 진단, 치료, 예방을 목적으로 투여된 약물은 투여 후 치료 효과가 나타나기까지의 과정을 다음과 같은 3단계로 나누어 생각할 수 있다.

1단계는 약제 단계(pharmaceutical phase)로 정제의 경우 약물 복용 후 위장에서 소화액의 작용을 받아 보다 작은 입자 크기로 나누어지고 이어서 소장부위에서 흡수가 용이하도록 용해되는 단계이다.

2단계는 약물이 흡수, 분포, 대사, 배설되는 단계로 약물동력학 단계(pharmacokinetic phase)라고 하는데, 약물이 흡수되어 배설되기 전까지의 전 과정에 대한 시간에 따른 변화를 약물의 생체 내 이용률, 체내 분포 용적, 초회통과 대사, 반감기, 청소율 등의 변수를 포함한 기본개념을 확립하는 단계이다. 약물동력학 단계에서는 약물의 용량, 제형, 투여횟수, 투여경로 등이 혈중농도를 결정해주며 이 단계에서는 생체가 주체가 되어 약물에 대하여 하는 일(what the body does to the drug)로 정의할 수 있다.

3단계는 작용 부위에 도달한 약물이 약물작용 주위와 상호결합을 통하여 약효를 나타내는 약물역학 단계(pharmacodynamic phase)이다. 역학적 단계에서는 작용부위에서 약물의 농도가 약물효과의 크기와 비례하며 약물이 주체가 되어 생체에 미치는 작용(what the drug does to the body)으로 표현할 수 있다.

1 약물의 흡수와 투여경로

국소적으로 작용하는 약물은 더 이상 체내 다른 부위로 흡수(absorption)되지 않으나 전신에 작용하는 약물은 일단 흡수되어 혈중에 들어가고 조직으로 운반됨으로써 비로소 작용을 나타낸다. 작용 부위에 도달하기까지 약물은 여러 개의 생체세포막을 통과한다. 생체세포막

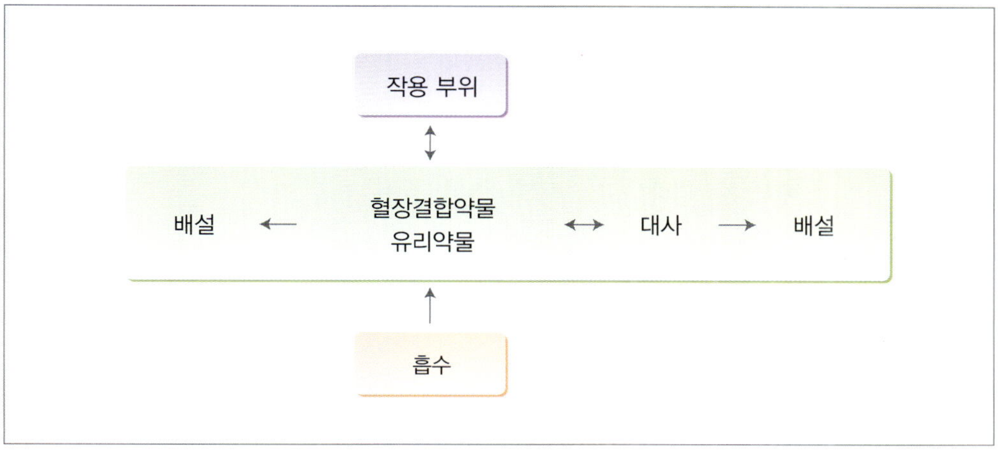

그림 1-1 약물동력학

은 지질과 단백질로 이루어져 있기 때문에 지용성이 높은 약물은 단순확산으로 생체세포막을 쉽게 통과하며, 비지용성 물질일지라도 당과 아미노산과 같이 특수한 수송기구에 의해 운반되는 것은 소화관에서 잘 흡수된다. 그러나 약물에는 이와 같은 수송기구가 없는 경우가 많고, 약물의 대부분은 약산이나 약염기로 환경 pH에 의해서 해리된다. 해리되어 이온화되면 지용성이 낮아 비이온화형보다 세포막의 이동이 어려우므로 약물 흡수의 난이도는 해리의 비율에 크게 의존하게 된다. 산성 약물은 환경 pH가 낮을수록, 염기성 약물은 환경 pH가 높을수록 해리도가 낮아져 흡수가 잘 된다.

TIP 생체 내 이용률 Bioavailability

투여된 약물이 변화되지 않은 형태로 전신순환 또는 작용점에 도달하는 정도로 주로 경구투여 시의 흡수 정도를 말하며, 문자로는 F로 표시한다. 이에 영향을 미치는 요소는 약물의 화학적 형태, 제형 형태(투여 형태), 위장관 내의 안정도, 초회통과 효과를 들 수 있다.

2 흡수율을 결정하는 요인

(1) 용해도 Solubility

(2) 투여방법 Route of administration (경구투여 시 영향을 주는 요인)

① 약물의 투여 형태: Solution > Suspension > Powder > Capsule > Tablet

② 위장관 내 pH

예 산성 약물(aspirin, barbiturates) - 산성인 위에서 비 이온화되어 위에서 흡수가 잘 된다.

예 알칼리성 약물(quinine, ephedrine) - 위에서 이온화되어 흡수되지 않고 장에서 흡수된다.

③ 위장관 내용물의 존재 여부

(3) 약물이 투여된 조직의 혈류량 Blood flow

정맥주사가 가장 빠르다.

(4) 비이온화된 약물이 흡수가 잘된다.

1) 경구투여 Oral administration, PO

약물을 경구적으로 투여할 때는 소화기계에서 흡수되는데, 이 흡수과정에 영향을 미치는 중요한 요소는 약물의 형태, 위장관 상태, 내용액의 pH, 위장관 내용물의 존재 여부 등이다. 경구투여는 매우 자연스러운 투여 방법으로 투여가 용이하고 안전하며 다량의 약물 투여 시 편리하고 anaphylactic shock의 염려가 적다는 등 이점이 많지만 다음과 같은 단점이 있다.

① 위장내용물의 많고 적음에 따라 흡수의 차이와 효력이 일정하지 않다.

예 우유 속의 Ca^{++} 때문에 tetracycline의 흡수가 저하되는 것

② 위액이나 장액에 의하여 약물이 불활성화되는 경우에는 그 약물의 효력이 없어지거나 약해진다.

예 insulin, benzyl penicillin의 내복 등

③ 간장에서 불활성화되는 약물은 효과가 없다.

예 steroid계의 hormone 등

④ 오심, 구토 환자에게 투여가 불가능하며 또한 소아 투여가 곤란하다.

⑤ 위장을 자극하는 약물의 내복은 곤란하다.

예 chloral hydrate의 내복 등

2) 비경구투여 Parenteral administration

경구투여 방법 이외의 약물투여가 여기에 속하며 주로 경구투여가 불가능한 경우나 응급시에 사용된다. 비경구적 투여의 장점은 약물이 위장관에서 자극을 받아 파괴되는 것을 방지하고 간장에서 대사되어 불활성화되는 초회통과대사(first pass metabolism)를 피할 수 있다는 점이고, 단점으로는 국소자극, 비싼 가격, 소독 및 멸균의 필요성과 전신작용의 발현 등을 들 수 있다. 정맥 내 주사는 생체 내에 순간적으로 약물이 분포 · 대사되기 때문에 신중한 주의가 필요하다.

한편 근육 내 및 피하주사는 약물의 용해도 및 조직 내의 혈류에 따라 흡수속도가 다르다. 만일의 경우 경구투여 시는 흡수되기 전 위세척 등에 의해 약물을 다시 배출시킬 수 있으나 비경구투여 시는 한번 투여하면 배출시킬 방법이 없다.

(1) 피하주사 Subcutaneous injection, SC

피하에 투여하여 모세혈관으로 흡수되며 약물에 따라 다소 차이는 있으나 경구투여량보다 $1/2$~$3/4$의 양으로도 같은 치료 효과를 나타낸다.

(2) 근육 내 주사 Intramuscular injection, IM

근육은 피하조직에 비해 혈관이 풍부하기 때문에 근육 내 주사의 경우에서는 피하주사보다 약물의 흡수가 신속하다.

(3) 정맥 내 주사 Intravenous injection, IV

약물이 직접 혈관 내에 주입되기 때문에 피하와 근육 내 주사에 비해 더욱 효과 발현이 빠르다.

(4) 동맥 내 주사 Intraarterial injection, IA

전신작용을 기대하는 투여법이 아니며, 일정 작용부위에 고농도의 약물을 작용시키고, 국소작용을 기대하는 경우에 사용하며 항생물질과 항암성 종양제의 국소작용과 경동맥 내에서 X-ray 조영제의 주입에 의한 뇌동맥의 주행 및 혈전 검사 등에 사용한다.

(5) 지주막하강 주사 또는 척추강 내 주사 Intrathecal or subarachnoidal injection

요추 천자(제3~4요추)를 시행하는 지주막하강 내에 직접 약물을 주입하는 방법이다.

(6) 흡입 Inhalation

휘발성 약물인 전신마취약과 협심증의 치료제, 기관지천식 치료제 등에 사용된다.

(7) 직장 내 적용

직장에 직접 주입 또는 좌제로 의식장애 환자, 구토를 계속하는 환자, 경련을 반복하는 환자, 쇠약자, 소아 등에 적용하며 불쾌한 맛이나 자극성이 심한 약물에 사용되고 항경련제, 해열제 등의 제제가 있다.

(8) 기타의 적용방법

① 설하정: 협심증 치료제(nitroglycerin 설하정), 기관지 천식치료제(isoproterenol 설하정)

② 구강정: hormone 제제

③ 구내정과 chewable정: 구강과 인두 등의 염증치료제는 tetracycline 등 항생물질

④ 외용 국소적용: 점안, 점비, 점이제와 요도세척제 등

⑤ 경피 투여: 연고, 크림. 또한 피부를 통해 지속적으로 흡수되는 경피제가 개발되어 협심증, 기관지천식, 멀미 예방, 관절염 치료 등에 이용됨

3 약물의 생체 내 분포

약물이 혈장단백과 결합하는 비율을 단백결합률(%)이라 한다. 이 비율은 약물 역학 및 약물 효과에 크게 영향을 미치며 약물마다 단백결합률이 다르다. 생체 내 흡수된 약물은 혈장에 도달한 후 여러 막을 통하여 일부는 체내 여러 조직에 분포하고 나머지는 주로 간에서 대사되고 신장을 통해서 배설된다. 약물 분포에 영향을 미치는 요인은 다음과 같다.

1) 혈장단백 결합 Binding of drugs to plasma protein

대부분의 약물은 혈액 내로 흡수된 후 혈장단백질(albumin)과 결합하며 결합형은 비활성형이고 비결합형(유리형)은 활성형이다. 단백질과의 결합은 가역적으로 일어나고 결합형과 비결합형 사이에 평형이 성립된다. 결합형은 비활성형이지만 활성형의 저장소이며 같은 단백질에 결합형인 약물을 동시에 투여하는 경우 갑자기 작용의 증강이 일어날 수 있기 때문에 약물병용에 주의하여야 한다.

- 혈액에 들어온 약물은 혈장단백결합(단백결합약물)
- 단백결합하지 않은 비결합약물(free drug)
- 결합되지 않은 약물만이 수용체와 작용하여 약물학적 효능을 나타냄
- 일차적으로 유리약물이 분포하여 약리작용을 나타내고 대사, 배설됨
- 단백결합약물은 유리약물과 평형유지(약물의 저장고: 혈장농도 유지)
- 단백질의 약물결합능력에 한도가 있어 포화된 후 더 투여하면 유리형 약물농도가 증가하여 독성을 나타냄
  - 예 Hypoproteinemia에서는 유리형이 증가하여 독성이 쉽게 나타남
  - 예 신생아가 황달이 있는데 sulfa제를 투여하면 치명적 kernicterus 유발 – bilirubin을 유리, bilirubin이 유아의 뇌로 침투함

2) 조직세포 결합 Binding of tissue cell

세포내 일정성분과의 친화성에 의해 기관에 따라 약물 감수성의 차이가 있으므로 약물 분포에 영향을 주게 된다. 예를 들면 iodine 등은 갑상선에 모이는 성질이 있고, 납 등의 중금속은 뼈에 모이기 쉽다.

약물이 특정 장기에 모이면 작용이 그 장기에 한정되는 결과가 될 수 있지만, 각 장기에 균등하게 분포하더라도 반드시 전신적으로 작용을 나타내는 것은 아니다.

3) 혈액뇌관문 Blood brain barrier, BBB

생체 중에는 특히 약물이 도달하기 어려운 부위가 있다. 뇌에는 약물의 통과를 제어하는 혈액뇌관문이 있다. 이러한 관문은 모체와 태아 사이 등에도 있는데, 이것을 혈액수액관문 또는 혈액태반관문이라고 한다.

4) 기타

그 외 약물의 지방용해도, 분자의 크기와 국소혈류량에 따라 분포에 영향을 미친다.

4 약물의 대사

약물이 생체 내에서 변화되는 과정을 약물대사(metabolism of drugs)라 하며 약물의 생체 내 변화(biotransformation of drug)라고도 한다. 대사의 주목적은 보다 배설이 쉬운 형태로 바꾸는 것이다.

약물의 작용시간을 결정하는 요소의 하나가 체내에서의 약물대사이다. 생체 내에 흡수된 약물의 대사는 주로 간의 microsome에서 이루어지고 여러 가지 효소작용에 의해 진행되며 그 외에도 위장관 점막, 혈액, 근육조직 및 신장 등에서도 일어난다.

소화관에서 흡수되는 약물은 예외없이 장점막과 간을 통과하는데 이들 약물 중에는 전신순환혈중에 도달하기 전에 위장관 점막에서 대사되는 것(GI first-pass effect: steroid hormone, loop diuretics, aspirin, chlorpheniramine)도 있고, 문맥에서 간을 초회통과할 때 대사가 잘 되는 것(liver first-pass effect: nitroglycerin, lidocaine, tubocurarine, reserpine)도 있다.

이 현상을 초회통과대사라고 하며 초회통과대사가 큰 약물은 순환혈액으로 들어오기 전에 위장관 점막이나 간에서 대부분이 대사되므로 생체 내 이용률(bioavailability)이 낮아지기 때문에 경구 투여는 적당하지 않다. 약물대사는 산화, 환원 및 가수분해와 같은 제1단계 생체 내 변화(phase I biotransformation)와 포합과 같은 제2단계 생체 내 변화(phase II biotransformation)를 거쳐 일어나며, 생성되는 대사산물은 불활성화되거나 배설되기 쉬운 상태로 변화되며 일부 약물은 대사물 자체가 활성을 갖는 경우도 있어 최근에는 prodrug(생체 내 투여 시 대사에 의해 생성된 대사물이 약리작용을 나타내는 약물)의 형태로 설계된 제제도 있다. 다시 말하면 prodrug은 불활성이며 생체에서 대사활성 약물로 된다.

■ 대사체가 약리작용이 있는 예

phenacetin → acetaminophen
imipramine → desmethylimipramine
methyldopa → α-methylnorepinephrine
levodopa → dopamine

■ 약물대사를 지연시키는 요인

① 혈장 단백결합이 지연시킴. 약물은 유리형이 대사되므로 단백결합이 높을수록 대사가 지연됨

② 약물이 지방조직에 농축되면 대사가 지연되어 반감기가 길어짐

③ 간질환, 신생아나 노인들은 간 기능이 미숙하여 대사 속도가 떨어짐

예 신생아 황달은 간 기능의 미숙으로 bilirubin 대사가 되지 않아 일어남

④ 어떤 약물은 간의 효소생성을 억제하여 병용 투여한 다른 약물의 대사를 억제함

예 효소 억제작용: Dicumarol + Tolbutamide

- Dicumarol이 간에서 대사 효소 생성을 억제하여 Tolbutamide 대사가 억제되어 효과가 증가됨에 따라 독성을 나타냄

예 효소 유도작용: Phenobarbital과 Diphenylhydantoin 병용은 DPH의 대사가 촉진되어 효과가 감소됨

5 배설

체내에 흡수된 약물은 일정한 약리작용을 발휘한 다음 변화되지 않은 채 또는 대사를 받아 체외로 배출된다. 배설(excretion)은 주로 신장에서 이루어지며 장관을 거쳐 분변 속에 배설되는 경우도 있다. 신장으로 배설되는 약물의 경로는 혈장단백과 결합하지 않은 약물은 사구체에서 여과되며 신세뇨관에서 재흡수 및 분비되므로 약물의 요 중 배설은 사구체에서 여과된 양과 세뇨관 분비량에서 세뇨관에서 재흡수된 양은 뺀 값이다.

■ 세뇨관 재흡수는 소변의 pH에 따라 좌우됨

① 알칼리성 약물은 산성뇨에서 이온화되어 지용성이 떨어져 많이 배설

② 산성 약물은 알칼리뇨에서 더 잘 배설됨

예 Pb(산성 약물) 중독 시 $NaHCO_3$를 투여하여 소변을 알칼리로 하면 Pb 배설이 증가됨 세뇨관분비의 억제(병용투여 시 서로 경쟁적 작용으로)

예 PC과 Probenecid: PC의 세뇨관 분비를 억제시켜 PC 혈중 농도 장시간 유지

(1) 신장에서의 배설

혈장단백질과 결합하지 않은 수용성 약물은 사구체에서 여과되어 세뇨관을 지나 요 속으로 배설되며 지용성 약물은 세뇨관 상피를 지나 확산에 의해 신속하게 재흡수된다.

(2) 소화관에서의 배설: 타액, 위, 장관, 담즙

(3) 장간순환 Enterohepatic circulation

어떤 종류의 약물은 간장에서 대사를 받은 다음, 담즙을 통하여 장관 중으로 배설되고, 일부가 장관에서 재흡수되며, 혈액을 통해서 간장에 들어오는 과정을 반복하는데 이것을 장간순환이라고 한다.

(4) 기타: 폐, 유선, 피부

6 약물동력학 변수

약물 투여 시 치료용량과 투여 간격을 설정하기 위해서는 다음과 같은 변수(parameters)가 필요하다.

1) 혈장농도 시간 곡선하면적 The area under the plasma concentration time curve, AUC

흡수된 약물은 혈액 중의 혈장단백과 결합 포화된 후 유리상태의 약물과 평형상태로 분포되어 혈중농도(mg/mL 또는 mg/dL)를 유지한다.

약물의 혈중농도 곡선과 시간 사이의 면적을 말하며 약물 동력학적 변수 중에서 가장 기본이 되는 값이며 이것은 사다리꼴 넓이 구하는 공식에 의하여 계산한다.

2) 생물학적 반감기 Biological half life

체내의 혈장농도가 반으로 되는데 걸리는 시간을 반감기라고 하며 실제로는 혈장농도가 다른 조직과 분포되어 평형에 도달한 후 50%로 감소되는데 걸리는 시간을 나타낸다. 따라서 반감기는 시간을 두고 약을 얼마나 투여해야 하는가를 결정짓는 데 이용되는 지표가 된다. 반감기는 약물의 대사와 배설의 속도 크기를 나타내는 수치이며 약물의 소실곡선에서 구해지는 것이므로 반감기는 정맥투여 때나 다른 투여법에서도 같다.

3) 생체총청소율 Total body clearance, CL

약물이 체내에서 소실되는 것을 청소율(clearance)이라 하는데 이것은 단위시간당 혈장량(mL/min)으로 표시된다. 여기에서 CL값은 절대치가 아니라는 점에 유의해야 하고 두 가지 약물 중 CL값이 큰 쪽이 작은 쪽보다 상대적으로 빨리 제거된다는 뜻이다.

다시 말하면 CL이란 약물이 얼마만큼 소실되는가를 표시하는 것이 아니고 일정한 시간 동안에 약물이 완전히 제거되는 혈장용적이 어느 정도 큰가를 나타내는 것이다.

4) 약물의 분포용적 Volume of distribution

분포용적은 생체 내에 투여한 약물의 분포상태를 알아보기 위한 방법으로 실제하는 것이 아니고 가정적 개념이다.

분포용적은 적정한 약물용량을 결정하는 데 중요한 변수로 작용하며 분프용적이 크다고 하는 것은 적정농도에 도달하기 위해서는 투여 용량이 커야 한다는 것을 의미한다.

5) 초회통과대사 First pass metabolism

약물이 간을 초회통과(first pass)할 때 얼마나 제거되는가를 알아보는 것으로 소화관에서 전신순환으로 가는 도중에 일어나는 약물대사를 말하며 전신전대사(presystemic metabolism)라고도 한다.

경구투여된 약물의 흡수는 문맥계의 정맥이 분포되어 있는 위장관 부위에서 일어나며 이러한 약물은 전신순환에 도달하기 전에 간을 통과하며 간에서 효소작용을 받는다.

경구투여 약물이 약물작용 부위에 도달하기 전에 대사되는 것을 초회통과대사라 하며 초회통과대사는 간세포기능과 문맥계가 중요한 요소이다.

6) 생체이용률 Bioavailability

생체이용률이란 투여된 약물이 변화되지 않는 형태로 전신순환에 도달하는 비율을 의미한다. 정맥 내 투여의 경우 생체 내 이용률은 정확히 100%이지만, 대부분의 약물들은 경구로 투여되고 수많은 인자에 의해 흡수가 방해되며 이 방해인자로는 음식물, 소화기관의 지질막에 의한 장벽(barrier), 간 초회통과대사(hepatic first pass metabolism) 등이다.

생체이용률은 실제로는 순환혈류로 들어가는 흡수량과 흡수속도로서 나타내며 이것은 약물 중에서 어느 정도의 유효성분이 흡수되는가를 고찰하는 개념으로 표현되며 일반적으로 생체이용률은 편의상 흡수율(fractional availability)(F)로 표시하는 경우가 많다.

생체이용률은 혈장농도-시간곡선에서 구할 수 있으며 변수는 다음과 같다.

① 혈장농도 곡선하면적(AUC)

② 정상상태 또는 최고혈중농도(C_{max})

③ 약물투여 후 정상상태 또는 최고 혈중농도 도달시간(t_{max})

AUC(Area Under the plasma Concentration-time Curve)는 사다리꼴 법칙을 이용하여 면적을 구할 수 있다.

생체이용률의 경우 왼팔에 IV를 했을 경우 시간이 지난 후 오른팔에서 주입한 약물이 100% 나왔으면 생체이용률이 높다는 것을 의미한다.

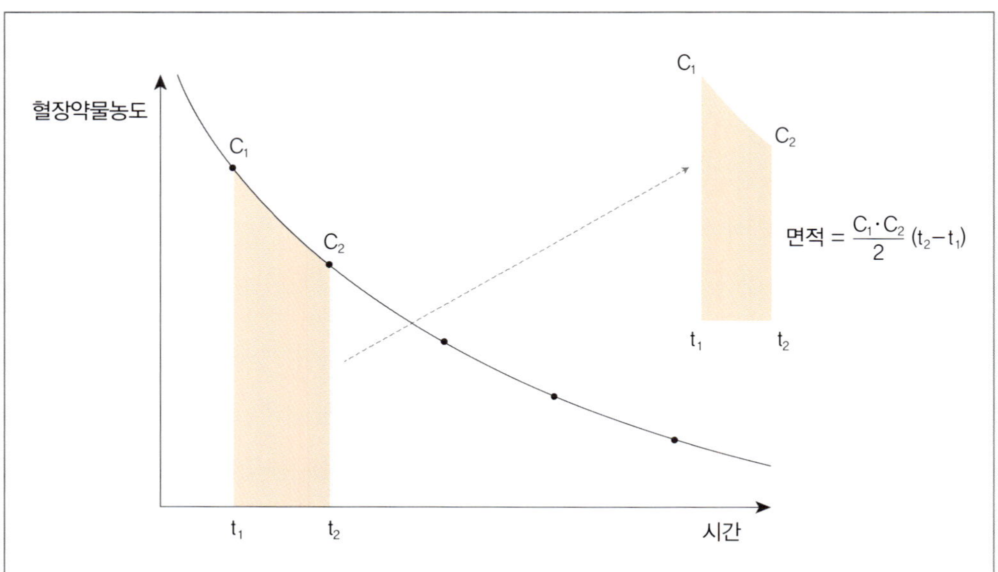

그림 1-2 사다리꼴을 이용한 곡선화 면적계산

Pharmacodynamics 03

약물역학

학습목적

생체에 대한 약물의 작용기전과 관련된 일반 원칙을 이해하고 활용한다.

1 약리작용의 개념

약리작용(pharmacological action)이란 약물이 생체에 미치는 작용은 약물의 생체조직에 대한 화학적 · 물리적 친화력에 의해 일어나는 상호작용 및 약물과 생체와의 상호작용에 의해 생체가 본래 가지고 있는 기능에 변화가 일어난다는 것을 의미한다.

그러나 생체에 원래 존재하지 않는 기능이 약물 투여에 의해 일어난다는 것은 아니다.

2 약리작용의 종류

1) 흥분작용과 억제작용 Stimulation and depression action

① 흥분작용: 생체가 본래 가지고 있는 기능이 촉진, 증강되는 것

예 Digitalis의 강심이뇨작용, caffeine, amphetamine의 중추신경 흥분

② 억제작용: 기능이 감약, 저지되는 것

예 Morphine에 의한 진통작용, 교감신경 차단제에 의한 심장억제작용

2) 직접작용과 간접작용 Direct and indirect action

① 직접작용 또는 1차작용(primary action): 약물이 생체에 직접작용하여 초래되는 효과

② 간접작용 또는 2차작용(secondary action): 직접작용의 효과에 의해 다른 효과도 나타나는 경우

예 Digitalis(울혈성 심부전 치료제)의 경우에 강심작용은 심근에 대한 직접작용에 의한 1차작용이고, 이뇨작용은 강심효과에 의해 혈액 순환이 개선되고, 신혈류량이 증가하여 형성되는 2차적인 간접작용이다.

예 유리 및 유리 억제: tolbutamide(당뇨약), reserpine(고혈압 치료약)

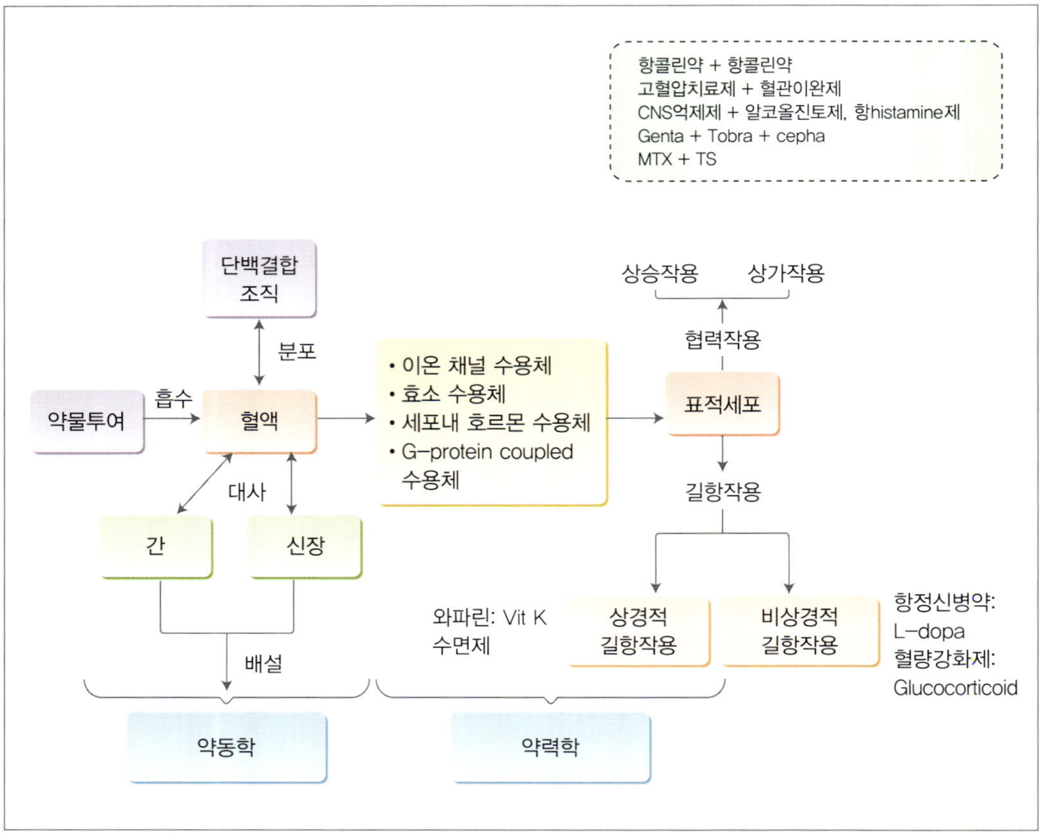

그림 1-3 약물 - 수용체 상호작용

예 차단작용: atropine(부교감신경억제약)

예 파괴방지: physostigmine(부교감신경흥분약)

3) 전신작용과 국소작용 Systemic and local action

① 전신작용: 생체 전체에 효과가 미치는 경우, 적용부위에서 혈중으로 흡수되어 전신의 조직 장기에 도달하여 작용

② 국소작용: 약물에 효과가 적용부위에 국한되어 나타나는 경우

예 국소마취제, 점안제, 창상면에 대한 연고의 적용

4) 일반작용과 선택작용 General and selective action

① 선택작용: 대부분의 약물은 전신으로 흡수되어, 전신순환에 들어간 후 특정 조직이나 장기에 대해 선택적 · 특이적으로 작용한다.

예 Digitalis는 심근에 특히 강하게 작용하고, 심장기능을 향진시키지만 골격근 등에는 작용하지 않는다.

② 일반작용: 원형질독이라고 하는 quinine과 같은 것은 생체조직 전반에 작용하는 약물도 있다. 이와 같은 작용을 일반작용이라고 한다.

5) 주작용과 부작용 Main and side action

① 주작용(principal action): 생체에 대한 약물의 작용 중 가장 현저한 작용으로 치료 목적으로 작용

② 부작용(adverse reaction): 치료 목적 이외의 작용 또는 치료상 장애가 되는 작용

6) 중추작용과 말초작용 Central and peripheral action

약물투여 시 생체 변화가 중추에 작용하기 때문에 일어나는 작용인가, 말초에 작용하기 때문에 일어나는 작용인가에 따라 구분한다.

7) 약물상호작용 Drug interaction

(1) 상가효과(병용효과) Additive effect

두 종류의 약물을 함께 투여하였을 때 한 약물에 의한 효과의 2배로 나타나는 효과

예 chloroform + ether

(2) 상승효과 Synergy effect

각각의 약물작용이 기하학적으로 현저히 효과가 증가되는 것

예 cocaine + adrenaline, morphine + scopolamine

(3) 길항효과 Antagonistic effect

한 약물이 다른 약물의 작용을 방해하는 효과

예 caffeine + barbiturates, acetycholine + atropine, 수은이뇨약 + BAL

- **종류**
  - ① 화학적 길항 예 수은이뇨약 + BAL(British anti − lewisite = dimercaprol)
  - ② 생리적 길항 예 중추신경흥분약 + 억제약
  - ③ 약물학적 길항
    - a. 상경적 길항 Competitive antagonism

      Agonist와 antagonist가 같은 수용체에 작용하는 경우로 agonist의 용량을 증가하면 길항작용은 상쇄되며 agonist의 용량반응곡선(dose response curve)이 길항약으로 인하여 오른쪽으로 이동하고, 이때 곡선의 최고 높이는 항상 일정하며 그 위치만 이동한다.

      예 histamine + antihistamine, atropine + Ach

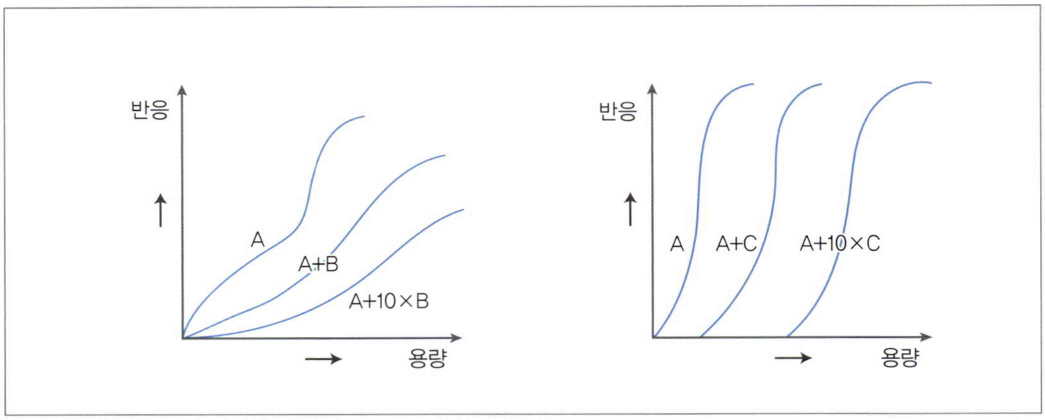

그림 1-4 약물학적 길항작용. A 효능약, B 비상경적 길항약, C 상경적 길항약

b. 비상경적 길항 Noncompetitive antagonism

길항약의 작용은 효능약의 양을 증량해도 상쇄되지 않는 경우로 이때 길항약은 효능약과 다른 수용체에 작용하며 길항약의 작용은 비가역적이다. 용량반응곡선은 길항약으로 인하여 최고반응의 정점이 하강한다.

예 papaverine + Ach, papaverine + histamine

즉, 길항약은 약물 수용체 상호작용이 가역적이면 상경적이고, 비가역적이면 비상경적이다. 일반적으로 상경적 길항작용은 작용시간이 짧고 효능약의 농도에 좌우된다. 비상경적 길항작용은 대량의 효능약에 의해서도 역전되지 않으며 보통 지속시간이 수 일 내지 수 주일이며, 약물작용을 중단한 뒤에도 효능은 지속될 수 있다.

3 약리작용의 기전: 수용체 이론

20세기 초 Paul Ehrlich(1854~1915)와 J.N.Langley(1852~1926)가 주장하였다. 약물의 생체 내에서 약리작용은 약물이 생체의 어느 부위에 어떻게 작용하느냐 하는 것을 알아야 한다. 여기에서 약물이 생체 내에서 작용하는 부위를 작용부위(site of action)라고 하고 어떻게 작용하느냐 하는 작용발현의 기전을 작용기전(mechanism of action)이라고 한다.

1) 수용체 Receptor

약물이 세포의 표면 또는 내부의 어느 구성 성분과 작용하여 세포의 기능에 변화를 줌으로써 어떻게 약리작용을 일으키게 하느냐 하는 것을 규명하는 것은 약리작용의 이론적 작용의 제1단계가 되며, 이때 약물분자와 작용하는 생체 내의 특수 작용부위를 수용체

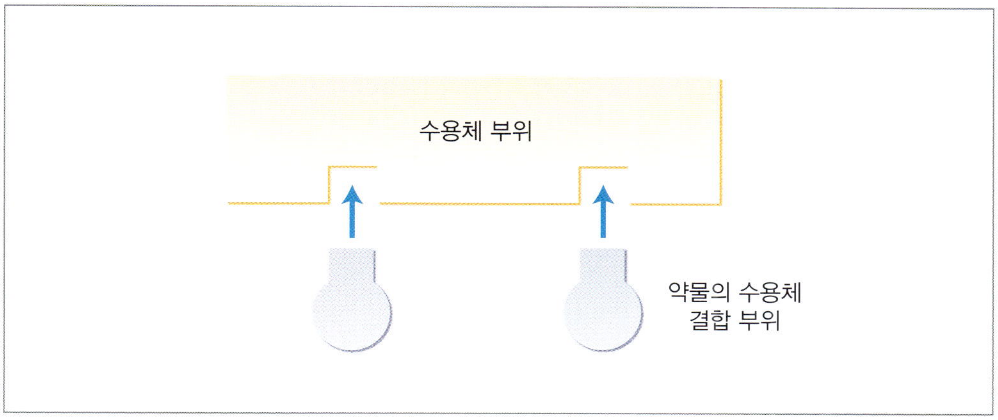

그림 1-5 약물의 수용체 결합

(receptor)라 한다.

약물분자와 결합하는 주요 세포의 어떤 성분 분자로 주로 단백질분자이다.

(1) cholinergic receptor

① nicotine 수용체: 자율신경절과 부신수질, 골격근의 근 신경접합부에 존재

② muscarine 수용체: 각종 평활근, 심근, 외분비선에 존재(Ach과 유사효과)

M_1, M_2, M_3

(2) adrenergic receptor

① α 수용체(혈관평활근에 존재)

- α_1 수용체(시냅스 후막에 존재): 혈관골격근, 방광, 자궁수축, 동공산대(mydriasis), 선분비 감소, 혈관평활근의 α_1 수용체 흥분(혈관수축-혈압상승)
- α_2 수용체(시냅스 전막에 존재): NE 유리를 억제(혈관수축 저하: 혈압 저하), 혈관확장

② β 수용체

- β_1 수용체(심장에 존재): 심장(흥분 시 심박동수와 심근수축력 증가), 지방조직
- β_2 수용체(폐평활근, 동맥골격근, 자궁평활근에 존재): 기관지 평활근, 골격근 혈관(흥분 시 확장), 위장관, 방광, 자궁평활근을 이완

(3) opioid receptor

① μ 수용체 - 진통, 도취감, 신체적 의존성

② κ 수용체 - 진통, 축동, 진정

③ δ 수용체 - 호흡억제, 혈관운동자극, 환각

(4) benzodiazepine receptor

GABA-A

2) 친화력 Affinity

약물과 수용체와의 결합 용이도이며 약물이 수용체와 결합하여 세포 내에 어떤 변화를 일으킴으로써 약리작용이 나타난다.

약물과 수용체 간의 결합력을 말하는 것으로 이 힘이 강하면 친화력이 크고 약하면 친화력이 작다고 한다. 약물과 수용체 간의 친화력이 크면 클수록 약물이 수용체에 많이 결합되어 그 약물작용도 강하게 된다.

3) 효능약 또는 효현제 Agonist

수용체와 결합하여 약리작용을 나타내는 약물을 말한다.

부분효능약(partial agonist)은 순수한 효능약과 길항약의 중간쯤 되는 약물로서 친화력은 있으나 효능이 약한 약물로 효능약보다 최고 효과가 약하다.

4) 차단제 또는 길항제 Antagonist

수용체와 결합하여 아무런 작용도 하지 않으면서 정작 수용체와 결합하여 작용을 발휘하는 약물이 수용체와 결합하는 것을 방해함으로써 효과발현을 선택적으로 차단하는 약물이다.

5) 효능과 효력 Efficacy and potency

(1) 효능 Efficacy, intrinsic activity

약물이 수용체와 결합한 후 나타나는 생물학적 효과로서 같은 약리작용을 나타내는 약물 C와 약물 D가 있을 때 C가 나타내는 최대효과가 D의 최대효과보다 클 때 약물 C의 효능이 약물 D보다 크다고 한다. 이것은 C가 D보다 수용체와 결합한 후 약물이 나타나는 생리학적 효과인 내인적 활성(intrinsic activity)이 높기 때문이다(그림 1-6).

이와 같이 약물의 용량에 따르는 반응은 단순한 곡선으로 표시할 수 있다. 그림 1-6은 대수용량 반응곡선(log-dose response curve)으로 용량을 log로 표시함으로써 그래프상에서 약물상호 간의 반응을 비교할 수 있다는 장점이 있다.

그림 1-6[A]의 대수용량 반응곡선에서 약물 D는 반응곡선이 오른쪽으로 이동되었지만 그 최대효능은 변하지 않고 일정한 반면에, 그림 1-6[B]에서 약물 D는 약물 C보다 효능(efficacy)이 약한 것을 확인할 수 있다. 이런 점에서 볼 때 약물반응은 약물의 수용체에 대한 친화력(affinity)과 약물이 가지고 있는 효능에 관계가 있음을 알 수 있다.

그림 1-6에서 대수용량 반응곡선의 평형이동은 친화력이 다르기 때문이고, 곡선의 최대높이가 다른 것은 효능이 다르기 때문이다.

(2) 효력 Potency

약물 C를 소량으로 투여했을 때와 약물 D를 대량 투여했을 때, 동일한 정도의 약리

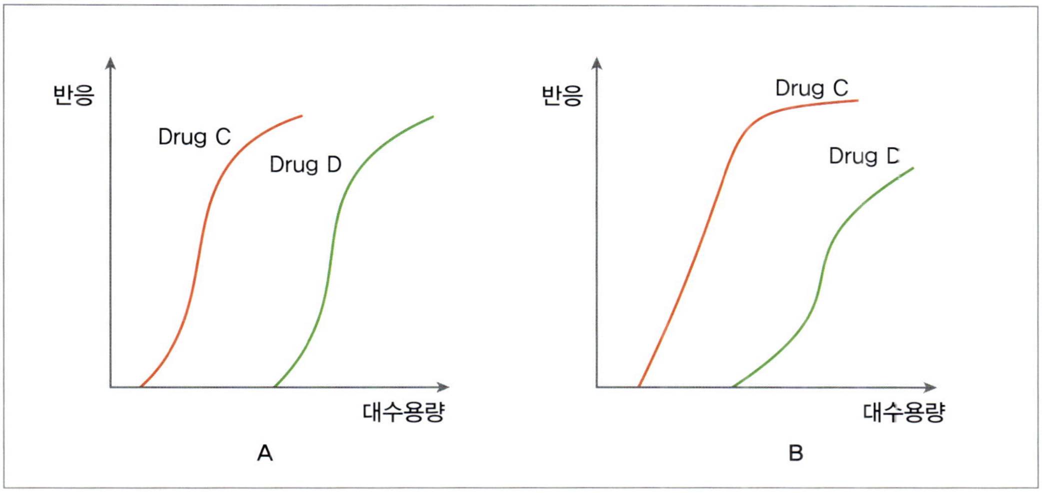

그림 1-6 대수용량반응곡선에 의한 효력과 효능의 비교

작용을 나타낸다는 것은 C가 D보다 효력이 있다고 한다.

이러한 약리작용의 효력은 용량을 중심으로 표현하며 약물의 효력 차이는 주로 약물의 수용체에 대한 친화력의 차이에 의해 결정된다.

6) 수용체의 화학구조와 약리작용 Chemical structure of receptor and pharmacological action

수용체와 결합할 수 있는 것은 수용체의 화학구조와 적합한 특징적인 화학구조를 가진 약물뿐이기 때문에 화학구조를 약간만 변화시키더라도 약리작용이 크게 변화한다. 화학구조와 약리작용 사이의 관계, 즉 구조-활성 상관관계(structure-activity relationship)에 대한 연구가 약리학의 중요한 과제의 하나로 되어 있는 이유가 여기에 있다.

7) 작용기전 Mechanism of action

약물이 작용 부위에서 어떠한 작용을 어떻게 하느냐는 것을 규명하는 것을 작용기전이라 한다. 작용기전은 확실하게 설명할 수 없으나 생체와의 미세구조의 작용 분석으로 일부 규명되고 있다. 작용기전은 크게 다음과 같이 분류할 수 있다.

(1) 특정수용체에 대한 작용기전 Mechanism of action on a specific receptor

① 상경적 길항작용: 약물-수용체 상호작용이 가역적이면 상경적(작용시간이 짧고 효능약의 농도에 좌우)

예 propranolol(β 수용체 길항약) - catecholamine이 유리될 때 나타나는 변시성(chronotropic effect: 심박동수)과 변력성(inotropic effect: 심수축력)을 차단

예 naloxone(아편수용체 길항약) - morphine의 호흡억제작용과 진정작용을 억제

② 비상경적 길항작용(비가역적): 대량의 효능약에 의해서도 역전되지 않고 수일~수주일 지속적

예 phenoxybenzamine(α adrenaline 효능 차단약) – 혈관확장약

(2) 특정효소에 대한 작용 Action on specific enzyme

① 효소활성 억제작용이 상경적(가역적) 일 때: 단시간 지속

예 allopurinol(xanthine oxidase 억제약)
carbidopa(decarboxylase 억제약)

② 비가역적(비상경적): 장시간 지속

예 aspirin(PG 합성 억제약)
phenelzine(hydrazine계 MAO 억제약)

(3) 세포막에 대한 작용 Action on membranes

신경과 근육작용에 기초를 두며 막 투과전위를 변화시키는 이온의 흐름에 좌우

예 항부정맥약, 항경련약, 전신마취약

(4) 세포독작용 Cytotoxic action

예 항암제, 항생제

(5) 이화학적 작용 Physico-chemical action

예 중화, 산화환원, 용해, 삼투압 등

4 약리작용에 영향을 주는 인자

약물을 임상적으로 사용할 때 한 종류의 약물을 투여하는 경우는 극히 드물고 2종 이상의 약물을 병용투여하는 경우가 많고, 특히 연용하는 경우에는 1회 용량이 극소량이라도 장시간 사용함으로써 인체에 커다란 독성과 부작용이 나타날 수 있다.

(1) 용량 Dose

(2) 연령과 체중 Age and weight

(3) 성별 Sex

(4) 체질 Constitution

(5) 약물의 연용효과 Succeed effect

(6) 타제와의 병용효과 Combined effect

(7) 정신적 인자(위약효과) Placebo effect

1) 용량 Dose = 약용량 Therapeutic dose

약용량은 의약품의 효과를 기대하여 사용하는 약물의 양으로 단순한 물질의 양이 아니고 작용 발현의 시간적 변화까지 고려한 치료량을 말하며 이 약용량은 의약품, 생체 및 이들 두 가지 조건에 따라 달라진다.

가. 의약품 조건

의약품의 순도, 물리화학적 특성, 제형, 제제공정의 기술적인 조건에 따라 달라질 수 있다.

나. 생체 조건

연령, 성별, 체중, 감수성, 임신 여부, 병태, 타제병용, 약물상호작용, 특이체질, 식사 유무, 유전적 · 생리적 · 심리적 요인 등

다. 의약품 생체 조건

약물의 흡수, 분포, 대사, 배설과 투여 부위 또는 경로, 투여시간, 축적, 내약성 등

(1) 유효량 Effective dose(ED) = 치료량 = 약용량

치료를 위하여 사용하는 양으로 최소유효량과 최대유효량 사이의 양을 말하며 상용량이란 약전에 표시한 양으로 보통 성인에게 사용하는 약용량을 말한다.

① 최소유효량: 약리작용을 나타내는 데 필요한 최소용량으로 한량(limited dose)이라고도 한다.

② 최대유효량: 중독증상을 나타내지 않는 최대량
극량: 안심하고 사용할 수 있는 최대량을 극량이라 하며 극량 이상을 처방하는 경우에는 주의표(!)를 붙이는 것으로 되어 있다.

(2) 중독량 Toxic dose(TD) – 약리작용을 지나쳐 중독을 일으키는 최소량

(3) 내량 Tolerated dose – 중독을 일으키나 죽음에는 견딜 수 있는 용량

(4) 치사량 Lethal dose(LD) – 사망할 수 있는 용량

LD50: 동물실험으로 50%가 사망할 수 있는 용량
치료지수(therapeutic index) (TI) = TD50/ED50

2) 연령 Age

유아와 노인은 성인보다 약물에 대한 감수성이 높다. 특히 유아의 경우에는 성인보다 소량으로 효과가 강하게 나타난다.

3) 성별 Sex

약물에 대한 감수성은 여성이 남성보다 높다. 여성은 지방조직의 비율이 남성보다 높아 약물 흡수율이 높기 때문이다. 따라서 임신, 수유 시 태아와 유아로의 약물 이행을 주의

해야 한다.

4) 체질 Constitution

약물이 유전학적·발생학적 원인으로 약물이상 반응을 일으키는 것을 말한다. 보통사람에게서 일어나는 효과와 다른 효과를 나타내는 약물반응으로 사람에 따라서 투여한 반응을 나타낸다. 경우에 따라서 아주 소량을 사용했을 때에도 기대했던 약물의 효과 이상으로 대단히 예민하게 나타나는 경우도 있다.

(1) 특이체질 Idiosyncracy

유전적 요인에 의함

(2) 과민반응 Hypersensitivity

반복 사용할 경우 그 약물이 항원으로서 체내 단백질과 결합하여 항체를 형성한 다음 다시 추가 약물이 투여되면 항원–항체 반응을 일으키는 약물 알레르기 반응이다.

5) 약물의 연용

(1) 내성 Tolerance

반복 사용할 경우 약물에 대한 감수성이 비정상적으로 저하되어 상용량으로 효과가 나타나지 않는 성질로 이때 그 약물을 증량하거나 약물을 바꾸어야 효과가 나타난다.

(2) 약물 의존성 Drug dependence

반복 사용할 경우 투약을 중지하기 어려워지는 성질

① 습관성(habituation): 정신적 의존성

② 탐닉성(addiction): 신체적 의존성

		습관성	탐닉성
약물에 대한 욕구		약을 계속 복용하고 싶은 욕구는 있으나 그다지 강하지 않음	매우 강함
내성		용량 증가 경향이 약함	용량 증가 경향이 강함
의존성	정신적 의존	+	–
	신체적 의존	–	+
사회적 영향		개인에 한함	개인만이 아니고 사회에까지 영향

(3) 축적작용 Cumulation

반복 사용할 경우 흡수약물이 체내조직에 결합되어 대사, 배설이 늦어져 몸 안에 축적되어 나타나는 중독증상, 이런 약물은 초회량보다는 유지량을 감량하여 사용함으로써 부작용을 감소시킬 수 있다.

6) 타제와의 병용작용

두 가지 약물을 병용할 때 약리작용이 증강되는 것을 협동(synergism)이라 하고, 감약 또는 상쇄하는 것을 길항(antagonism)이라고 한다. 또한 병용하는 경우 각각의 약물을 단독 사용한 경우의 산술적인 합이 되는 경우 상가(addiction)라 하며, 합보다도 훨씬 강한 작용이 나타나는 경우를 상승(potentiation)이라고 한다.

상승작용이 있는 경우에는 약물의 양을 감량할 수 있기 때문에 각각의 약물의 부작용을 줄일 수 있다.

7) 위약효과 Placebo effect

약에 대한 선입관과 심리효과에 의해 약물의 고유 약리작용과 관계없이 나타나는 치료효과를 말한다.

04 Side effect

부작용

학습목적

약물의 일반적인 부작용과 약물을 병용했을 때의 부작용을 이해하여 임상에 적용한다.

부작용(side effect)은 정상적으로 사용되는 투여용량에서 발생하는, 의도하지 않은 바람직하지 않은 효과이다. 요즘은 유해반응(adverse drug reaction, ADR)이라는 용어도 쓰인다.

1 유해반응

1) 혈액장애

(1) 골수장애에 의해 빈혈, 혈소판 감소, 백혈구 감소를 일으키는 약물

(2) 용혈을 일으키는 약물

2) 위장장애(소화관 출혈)

해열진통제, 소염제 및 부신피질 hormone 등은 소화관 출혈을 일으킨다.

3) 간장애(황달)

황달에는 간세포의 장애(실질성 황달)에 의한 것과 담즙배출장애(폐색성 황달)에 의한 것이 있다.

(1) 실질성 황달

간세포의 괴사를 일으킨다. 심한 간세포 장애를 일으킨다.

(2) 폐색성 황달

성 호르몬 또는 단백동화 호르몬의 연용에서 나타난다. 폐색성 황달을 일으킨다.

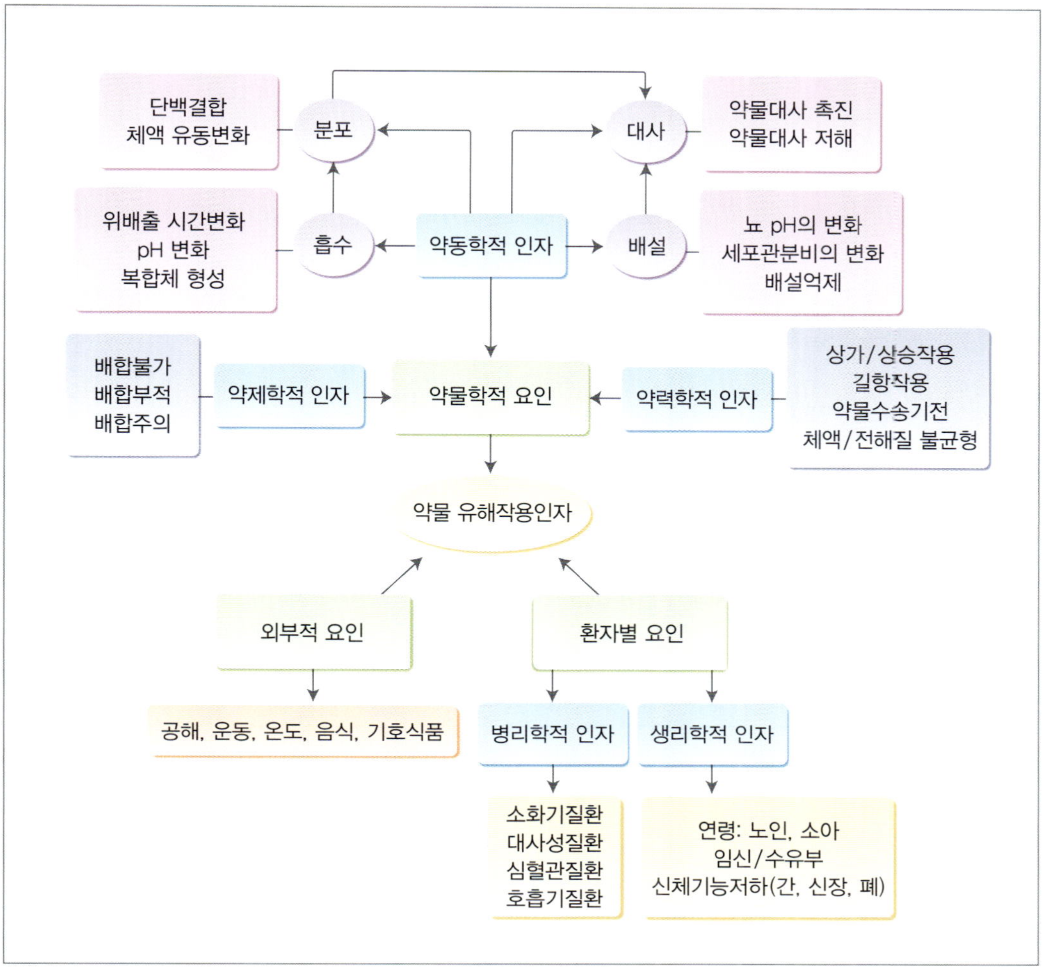

그림 1-7 약물 유해작용인자

4) 신장장애(신부전)

① 약물 자체 및 그 대사산물이 소변에 녹지 않거나, 세뇨관 중에서 침전하여 요의 통과를 저해한다.

② 신세포에 대해 독성이 강한 수은, 기타 중금속은 세뇨관 상피세포를 파괴하여 무뇨를 야기한다.

2 약물병용에 의한 부작용

약물을 병용함으로써 상호작용이 증강되거나 감약되는 경우가 있다.

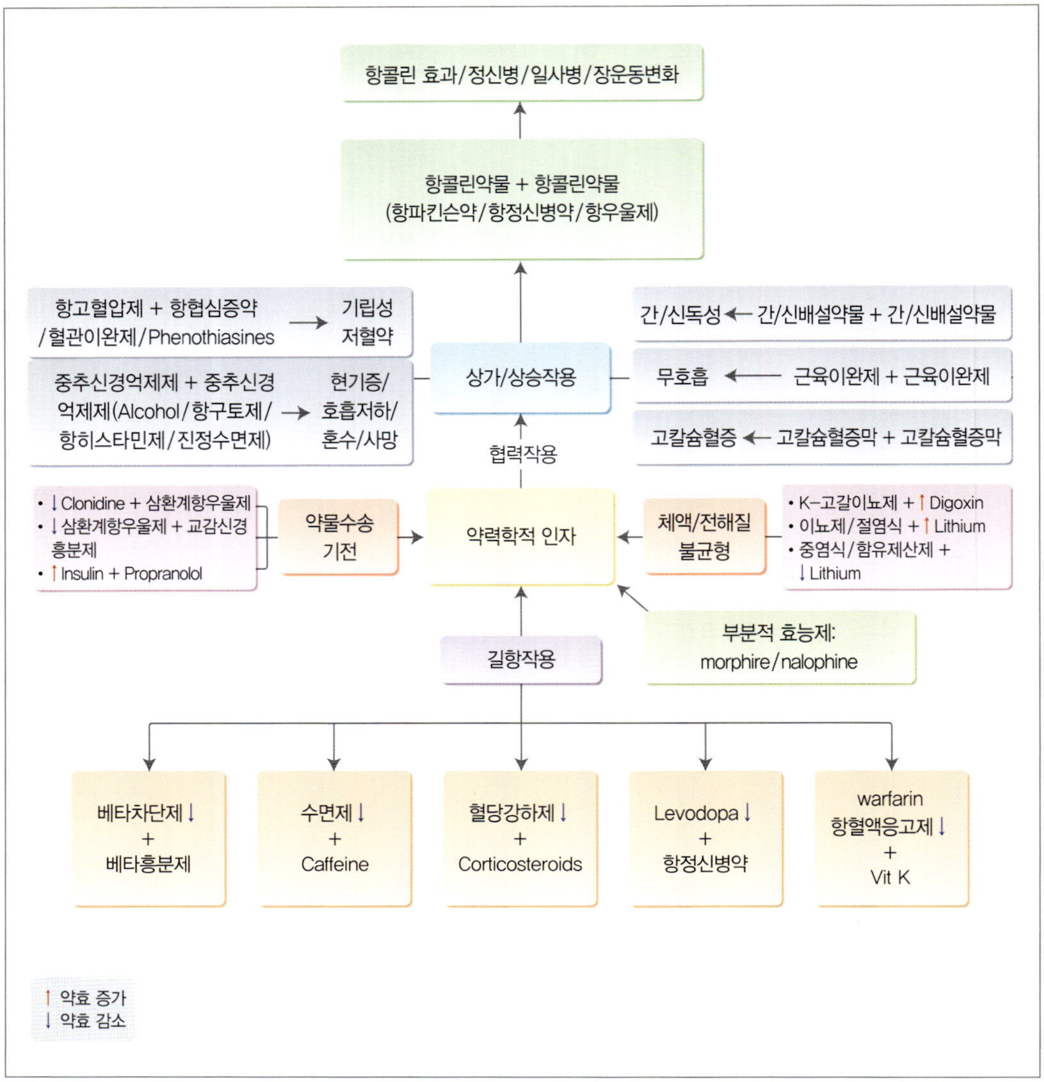

그림 1-8 약력학적 약물의 상호작용

Prescription and subscription 05

처방과 조제

학습목적

처방전의 약어를 이해하여 의사의 처방에 따른 용량, 용법 등을 습득한다.

처방전(prescription)이란 의사, 치과의사, 한의사가 특정 질병환자의 치료 목적으로 제시한 지시서이다. 해당 질환 또는 증상의 치료에 필요한 약물을 의사가 선정하고, 용량, 조제법, 용법을 명기하여 그 처방대로 약사가 조제한다.

1) 처방전 형식

(1) 상기 Superscription

처방전 앞에 쓰는 기호(Rx)이며 Latin어의 recipe(취하다)에서 유래하였다.

(2) 내용 Inscription

약품명, 용량을 기재하며 보통 1일 용량을 기재한다.

(3) 조제법 Subscription

제제의 형태, 분배방법 등을 표시한다.

(4) 용법 Signature

약품의 복용방법을 표시하며 지금은 모두 한글로 기재하는 것이 보통이다.

p.c.	식사 후	post cibum
a.c.	식사 전	ante album
h.s.	취침할 때	hora somni
q.i.d.	1일 4회	quarter in die
t.i.d.	1일 3회	ter in die
b.i.d.	1일 2회	bis in die
p.r.n.	필요할 때	pro re nata
q.s.	적당량	quantum satis

p.o.	경구적으로	per os
npo	금식	nir per os, nothing by mouth
h	시간	hora
stat	즉시	statim

2) 보관법

의약품은 생물학적인 활성이 유지된 상태에서 환자에게 투여되어야 그 효력이 충분히 발현될 수 있다. 따라서 의약품의 특성을 고려한 보관법 및 용기의 선택이 중요하다.

보관조건	보관온도
상온	15~25°C
실온	1~30°C
냉소	특별한 규정이 없는 한 15°C 이하

02 중추신경계에 작용하는 약물

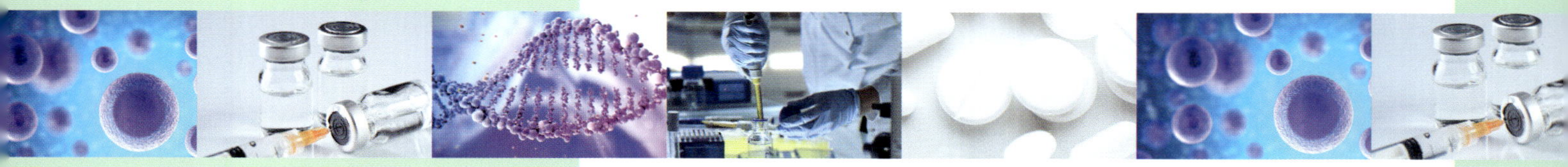

01 중추신경계

02 전신마취약

03 진정수면제

04 항경련제

05 진통제

06 파킨슨병 치료제

07 중추신경계 흥분제

08 항정신병약

09 항불안약

10 항우울제

Central nervous system 01
중추신경계

학습목적

중추신경계 정보전달 기전을 학습하므로 신경정신질환에 사용되는 중추신경계 치료제들의 기본적이고 체계적인 약리학적 응용지식을 습득한다.

신경계는 신경원(neuron)이라는 기본구조로 이루어져 있으며 중추신경계는 뇌(대뇌, 간뇌, 중뇌, 뇌교, 연수, 소뇌), 척수로 구성되어 있다.

대뇌는 해부학적으로 전두엽, 두정엽, 측두엽, 후두엽으로 이루어졌으며 기능적으로는 감각, 운동, 혼합영역으로 나눈다. 회백질인 대뇌피질은 가장 고위의 중추로서 중요한 정신기능이 존재하며 각 부위에 따라 각각 고유한 기능을 수행한다. 백질인 대뇌수질은 기저핵이 존재하여 dopamine이 생성되어 소뇌와 함께 골격근의 운동과 긴장을 지배하는 추체외로계의 중요한 중추로서 미상핵(caudate nucleus), 렌즈핵(lenticular nucleus)으로 된 선조체(corpus striatum)와 편도체(amygdaloid body), 전장(claustrum)으로 이루어졌다. 또한 대뇌반구 아래쪽에 존재하는 변연계(limbic system)는 정서활동과 무의식적인 자율기능을 담당하며 해마(hippocampus)라는 기억담당 부위가 있다.

구심성 신경원에 의해 흥분이 전달되면 중추신경계에서 정보를 통합하여 원심성 신경을 통하여 효과기로 보낸다.

중추신경계는 시냅스가 많이 존재하고 여러 가지 신경전달물질(Ach, NE, EP, 5-HT, GABA 등)을 함유하여 신경회로가 복잡하며 정확히 자가조절되고 있다. 중추신경계에 작용하는 약은 중추신경 기능을 항진시키는 약과 그 기능을 저하시키는 약으로 나눈다. 중추신경 흥분약에는 xanthine 유도체 등이 포함되며, 중추신경 억제약에는 전신마취약, 진통약, 진정 · 수면약, 항정신병약, 항불안약, 항경련약이 있다.

1 신경계의 분류

1) 중추신경계 Central nervous system, CNS

(1) 뇌 Brain

① 대뇌(cerebrum): 지성의 중추(사고의 중추)

② 간뇌(diencephalon): 자율신경의 중추로서 시상과 시상하부가 포함되며 시상하부는 체온조절, 섭식조절, 정서발현, 자율신경조절을 담당한다.

③ 중뇌(midbrain): 시각, 청각의 반사중추로 여러 가지 전도로의 통로와 중계소 역할을 하며 제3, 4뇌신경이 기시한다.

④ 뇌교(pons): 뇌간의 일부로 제5, 6, 7, 8뇌신경이 기시한다.

⑤ 소뇌(cerebellum): 평형, 운동을 주관한다.

⑥ 연수(medulla oblongata): 생명의 중추(심장, 호흡중추)로서 제9, 10, 11, 12뇌신경이 기시한다.

(2) 척수 Spinal cord

척수는 뇌로 정보를 전달하여 감각 정보를 분석처리하도록 하고 뇌로부터 정보를 내보내며, 반사(reflex)라는 특수한 근육운동을 담당한다.

2) 말초신경계 Peripheral nervous system, PNS

(1) 체성신경계(SNS): 골격근 분포 – 원심성(운동신경), 구심성(감각신경)

① 뇌신경: 12쌍의 신경

② 척수신경: 31쌍의 신경

(2) 자율신경계(ANS): 평활근, 심장근 분포 – 원심성 섬유

① 교감: adrenergic neuron

② 부교감: cholinergic neuron

2 신경전달물질 Neurotransmitters

중추신경계에는 다양한 신경전달물질이 존재하여 활동전압이 신경말단에 도달하면 시냅스에서 신경전달물질이 유리되고, 시냅스 간격(synaptic cleft)으로 확산된 후 다음 신경원을 탈분극시켜 자극이 전달된다.

중추신경계 내의 신경전달물질로는 acetylcholine, dopamine, norepinephrine, epinephrine, serotonine, GABA(γ-aminobutyric acid), glycine, glutamic acid, histamine, substance P, endorphin, neurotensin, neuropeptide Y, somatostatin 등이 존재한다.

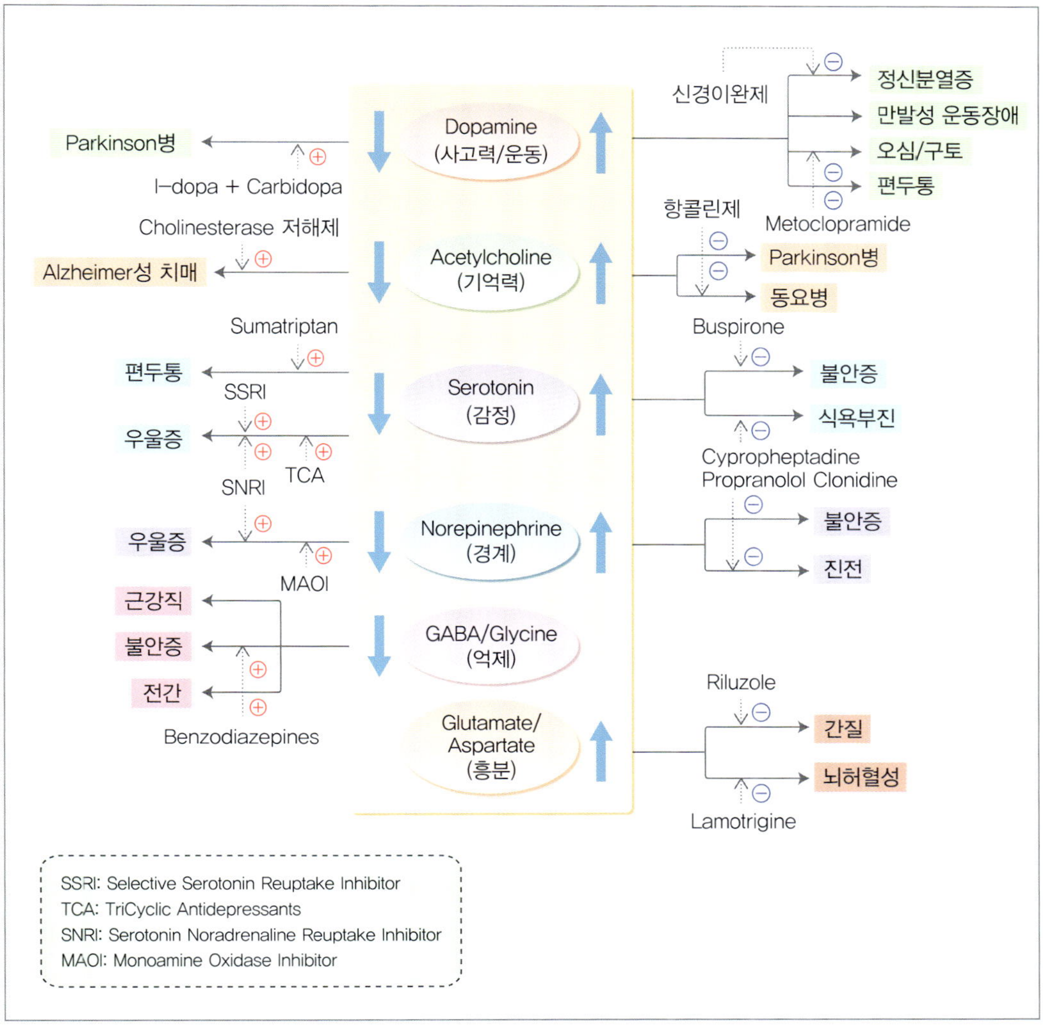

그림 2-1 중추신경계와 관련된 약물

02 General anesthetics

전신마취약

학습목적

전신마취제의 작용기전을 이해하고 이에 영향을 미치는 인자들을 주의하여 임상에 응용한다.

전신마취약은 중추신경계의 기능을 가역적으로 억제하여 의식의 소실, 진통, 근 이완을 일으키는 약물이다. 수술 시 동통을 제거하고 수술 중의 생체반응을 조절하여 외과적 수술을 가능하게 하는 데 그 목적이 있다. 전신 마취 시 위험성을 줄이고 마취효과를 높이고 수술을 용이하게 하기 위한 전 처치로서 몇 가지 보조약(항불안약, 진통제, 항콜린약, 진토제 등)을 사용하며 투여방법에 따라 다음과 같이 분류한다.

- 흡입마취제
- 정맥 내 마취제
- 근육 내 마취제
- 직장마취제

■ 작용기전

CNS와 관련된 시냅스(synapse)에서 접합부 전달을 억제한다. Na^+ 통로의 단백구조를 변화시켜 Na^+의 세포 내 유입을 방해하여 탈분극을 억제하므로 마취작용이 나타난다.

1 전신마취 시 보조약 Preanesthetics

수술에 대해 환자가 불안하지 않도록 하고, 마취 유도를 빠르게 하며 전신마취약의 부작용을 예방하기 위해 사용한다.

1) 항불안제 Antianxiety agents

수술에 대한 공포나 불안을 없애기 위해 benzodiazepine계 약물을 투여하며, 현재 diazepam, lorazepam, midazolam이 많이 사용된다.

2) 진통제 Narcotics

통증을 억제하기 위해 morphine, meperidine, fentanyl, pentazocine과 같은 진통약을 투여한다.

3) 항콜린성 약물 Anticholinergics

Ether 등의 휘발성 흡입 마취약에 의한 타액분비, 상기도 분비를 억제하기 위해 atropine, glycopyrrolate와 같은 항콜린성 약물을 투여한다.

4) 진토제 Antiemetics

마취 후의 오심, 구토를 억제하기 위해 perphenazine, hydroxyzine이 사용된다.

5) 기타

수술 시 골격근 이완을 목적으로 curare나 succinylcholine을 사용하기도 하며, barbiturate계 약물을 투여하여 진정작용 및 마취 도입을 용이하게 한다.

2 흡입마취제 Inhalation anesthetics

1) Halothane

대표적인 휘발성 흡입마취제로 마취작용이 강력하다. 마취의 도입, 각성도 비교적 신속하고 혈당 값에 현저한 영향을 주지 않기 때문에 천식과 당뇨병 환자에게도 사용할 수 있다.

2) Enflurane

- **약리작용**: 폭발성이 없고 마취작용이 강하며 halothane과 methoxyflurane보다 부작용이 적고 근육 이완 효과도 우수하다. 심근의 수축을 억제하고 전신의 혈관저항을 낮춘다. 고농도로 투여할 경우 경련이 일어날 수 있으므로 뇌파이상이나 발작의 병력이 있는 사람은 사용하지 않도록 한다. 간장애, 신장장애가 있어 halothane을 사용할 수 없는 경우 사용한다.
- **용법·용량**: 마취도입 목적으로는 4%를 흡입하나 개인차가 있으며, 마취유지 목적에는 0.5~3%를 흡입하도록 한다.

3) Isoflurane

Enflurane의 이성체(isomer)로 작용이 유사하다. 간에 대한 부작용이 적으며 심장억제 작용이 강하다.

4) 아산화질소(N_2O)

무색무취인 gas로서 질소보다 무겁고 산화성을 가지고 있어 인화성 물질과 접촉을 피해야 한다. 마취의 도입, 각성이 신속하며 무통 효과가 강하다. 기도막에 대한 자극성이 없고, 독성도 매우 낮고 마취작용이 약하기 때문에 다른 흡입마취제와 병용한다.

3 정맥마취제 Intravenous anesthetics

1) Barbiturates 화합물

① Thiopental sodium(Pentothal, thionyl)

- **약리작용**: 초단시간형 barbiturate이며 S를 함유한 pentobarbital 유도체로 뇌간의 망상계를 억제하여 마취작용을 나타낸다. 빨리 주사하거나 다량 투여한 경우 호흡 중추와 혈관 운동 중추를 억제하여 혈압하강 및 호흡정지를 유발한다(전신마취, 국소마취 및 흡입마취제와 병용).
- **적응증**: 전신마취, 전신마취의 도입, 정신과에서 전기충격 치료 시
- **용법·용량**: 전신마취의 유도를 위해 2.5% 용액으로 2~4mL를 정맥 내 주입 후 필요시 추가하며 경련 치료 시는 50~100mg을 증세가 나타나지 않을 때까지 전기충격치료 시는 300mg을 25~35초로 주입한다.
- **부작용**: 부정맥, 오심, 구토, 천식, 흥분, 다발성 홍반, 혈전성 정맥염, 호흡억제, 혈압하강(천식 환자는 금기)

2) 비 barbiturates 화합물

① Ketamine(Ketalar)

- **약리작용**: 비 barbiturate계 속효성 마취약으로 향정신성 의약품이며 진통작용이 있고 정상적인 후두반사 골격근활동성을 나타낸다. 대뇌피질에 작용하여 진통·마취작용을 나타내며 뇌파측정 시 대뇌피질이 수면파를 나타내는 동안 대뇌 변연계에서 각성파를 나타내는 등의 해리현상이 있어서 해리성 마취약이라고 한다. 투여 후 통증뿐만 아니라 주위 환경에 대해서도 무감각해진다.
- **용법·용량**: 정맥투여하는 경우에는 1~2mg/kg을 정맥주사하고 필요 시 반복투여하며, 근육주사는 초회 5~10mg/kg 근육주사하고 필요 시 반복 투여한다.
- **부작용**: 서맥, 부정맥, 경련, 오심, 구토, 피부홍반, 복시, 환각, 흥분, 착란상태

② Propofol(Diprivan)

체내 분포대사가 빨라 작용 발현이 신속하고 작용 지속시간이 짧다(단시간형 마취약). 전신마취의 유도, 유지 및 인공호흡 중인 중환자의 진정목적으로 사용한다. 성인의 경우 10분마다 propofol 40mg(4mL)를 정맥 또는 점적 정맥 주사한다. 부작용으로는 저혈압, 서맥 증상이 때때로 나타난다. 향정신성 의약품으로 수면내시경 시

주로 사용한다.

3) 아편계 진통제

① Morphine
② Meperidine
③ Fentanyl

진통효과와 함께 마취를 유도하거나 유지할 때 쓰며 전신마취제의 양을 줄일 수 있다.

4) 신경이완성 마취제

- Droperidol: 수술, 진단 시의 정신안정 및 오심, 구토의 감소를 위해 사용한다.

5) Benzodiazepine계 화합물

- Midazolam(Dormicum): 위내시경을 위한 마취 시 초회 성인 2~2.5mg, 2~3분간 정주한다.

6) 기타

- Etomidate: 0.15~3mg/kg을 정주한다. 심혈관계와 호흡기계에 대한 안전성이 좋다. 전신마취 유도제로 0.075~0.15mL를 30초 이내에 서서히 정주한다. 부작용으로는 IV 시 통증유발이 나타난다.

03 Sedatives and hypnotics

진정수면제

학습목적

진정수면제를 분류와 각각의 약물의 중추신경계에 대한 효과 및 임상적 응용을 기술한다.

중추신경을 억제하여 수면을 유도하는 약물을 수면제(hypnotic)라 하고, 소량 투여 시 졸음이 오고 진정상태를 유발하는 약물을 진정제(sedative)라 한다. 진정제, 수면제, 마취제는 중추신경을 억제한다는 점에서 공통적인 성질을 가지며 이들은 용량과 점진적인 관계가 있다. 여기에 속하는 약물들은 마약류관리에 관한 법률의 규제를 받고 있다.

1 Barbiturate 유도체

20세기 초부터 오랫동안 쓰여졌으며 1960년대 이후 benzodiazepine 유도체들이 개발됨에 따라 내성, 의존성이 강한 바르비탈류를 대체하게 되었다. 중추신경계, 주로 뇌간 망상체에서 억제성 전달물질인 GABA의 작용을 증가시켜 가벼운 진정에서 혼수까지 광범위한 억제작용을 나타낸다.

(1) 최면제

thiopental, hexobarbital(초단시간형, 30분 이내)

(2) 수면제

amobarbital, butabarbital(중등도 지속형, 3시간)

(3) 지속수면제(장시간형, 주로 정신과 영역에서 사용)

barbital, phenobarbital(장시간 지속형, 6시간 이상)

2 Benzodiazepine 유도체

대뇌변연계의 수용체와 결합하여 억제성 전달물질인 GABA의 작용을 증강시키며

표 2-1 진정수면제: Barbiturates

일반명	상품명	임상응용	부작용	상용량
amobarbital sodium	Amytal sodium	진정제, 수면제, 수술 전 진정	호흡 및 중추신경계 억제, 구역, 구토, 변비, 설사, 서맥, 저혈압, 실신, 과민성, 두통	진정제: 수술 1~2시간 전 200mg IM, 65~500mg IV
aprobarbital	Alurate	진정제, 수면제	amobarbital sodium과 동일	진정제: 40mg PO tid
butabarbital	Butisol sodium, generic*	진정제, 수면제, 수술 전 진정	amobarbital sodium과 동일	진정제: 15~30mg PO tid, qid 수면제: 50~100mg PO 수술 전 진정: 수술 60~90분 전에 50~100mg PO
mephobarbital	Mebaral	진정제, 간질	amobarbital sodium과 동일	진정제: 32~100mg PO tid, qid 간질: 400~600mg/d
pentobarbital sodium	Nembutal sodium, generic	진정제, 수면제, 수술 전 진정	amobarbital sodium과 동일	진정제: 200mg tid~qid 수면제: 100mg HS
phenobarbital	Bellatal, Luminal, Solfoton	불면, 간질, 경련 발작, 마취 전 처치	졸음, 흥분, 혼돈, 운동 실조, 현훈, 중추신경계 억제, 악몽, 오심, 변비, 서맥, 저혈압	30~200mg/d PO 30~320mg/d IM HS
secobarbital sodium	generic	수면제, 수술 전 진정	amobarbital sodium과 동일	수면제: 100mg HS 진정: 200~300mg

* generic: 일반명

barbiturate 제제에 비해 자연 수면에 가깝고 안전역이 넓으며 내성, 의존성도 가볍고 flurazepam, triazolam, chlordiazepoxide 등이 있으며 benzodiazepine 유도체의 해독제는 flumazenil이 있다.

3 기타

(1) Chloral hydrate(향)

- **약리작용**: 체내에서 trichloroethanol 대사체로 전환되어 진정 · 수면작용을 나타낸다. 위장자극이 강하고 알레르기 반응을 일으키며 때로 심부정맥을 유발하므로 간장애가 있는 환자에게는 금기이다.

표 2-2 Benzodiazepine 유도체 수면제의 비교

일반명		triazolam	zopiclone	brotizolam	flunitrazepam	nitrazepam	estazolam	flurazepam
분류(혈중반감기)		초단시간형 (6시간 이내)	단시간형 (12시간 전후)		중간형 (24시간 전후)			장시간형 (수일)
불면 증상에 따른 적응증		입면장애, 일과성 불면	중도각성, 조기각성		낮 동안에 불안이 있는 수면장애			
효능·효과	a) 불면증	0	0	0	0	0	0	0
	b) 마취 전 투약	0	0	0	0	0	0	0
	c) 항경련	–	–	–	–	0	–	–
약물동태	효과 발현 시간(min)	15	15~30	15~30	30	15~45	15~30	15
	반감기(h)	3	4	7	15(7~25)	25(21~28)	24(18~30)	47~108
	최고 혈중농도 도달시간(h)	1.3	0.8~1.2	1.5	0.5~1.0	2	5	1
	축적성(연용)	없음	없음	없음	0	0	0	0
	다음날까지의 효과	적음	적음	적음	0	0	0	0
특징		• 아침에 hangover가 적다. • 조기각성에는 부적당 • 반동성 불면이 나타나기 쉽다. • 쓴맛이 있다(zopiclone).		• 7~8시간 지속 • 1회의 대사를 받을 뿐 신속히 배설된다.	(연속 투여 시) • 체내 축적에 의해 낮 동안의 작업능력 저하 • 낮 동안에도 항불안 작용이 있음			

(2) Bromide류

중추 억제작용이 있으나 신장에서의 배설이 늦어 연용으로 인하여 축적되고 독성을 일으킨다. 중독 시 환각, 착란, 운동실조와 같은 정신신경장애를 나타내며 발진도 유발한다.

(3) Alcohol

- **약리작용**: 중추억제작용이 있고 알코올 섭취에 의해 자제심이 소실되고 운동 및 지적 기능이 현저히 손상된다. 고위중추억제에 의해 피부혈관 확장작용이 나타나며 위벽에서 gastrin과 histamine 유리를 촉진하여 위액분비를 촉진한다. 또한 뇌하수체후엽에서 항이뇨호르몬(ADH) 유리를 억제하여 이뇨효과를 나타낸다.

- **독성**: 만성 알코올중독자는 간경변증, 만성 위염, Korsakoff 증후를 나타낸다. 정신적 · 신체적 의존성이 생기며 복용을 중단하면 금단증상을 나타낸다.

  중추신경억제약의 병용은 작용이 증가되므로 주의해야 하며 0.15%(15mg/100mL)는 취한 상태이고 0.5%(500mg/100mL) 이상 시 사망 가능하고 알코올중독자의 경우 disulfiram을 투여한다.

  Disulfiram(Antabuse)는 만성 알코올 중독 치료제로 사용되는 약물로서, acetaldehyde dehydrogenase를 억제한다. Disulfiram 1~2g을 복용 후 수 시간 내에 알코올을 복용하면, 체내에 acetaldehyde가 축적되어 오심, 구토, 심계항진, 안면홍조, 혈압하강의 증세가 나타나 disulfiram을 복용하는 동안 음주를 피하게 된다.

(4) Zolpidem(Stilnox)

성인을 취침 전 10mg, 65세 이상은 취침 전 5mg, 1일 최대 용량이 10mg이며 불면증에 사용된다. 신세대 진정수면제로 향정신성 의약품이며 작용 시간이 짧고 숙취효과가 거의 없다.

(5) Zopiclone(Amovane)

잠들기 어려운 불면증에 취침 전 7.5~15mg을 경구 투여한다.

04 Anticonvulsants or antiepileptic drugs

항경련제

학습목적

간질의 유형에 따른 간질약의 선택과 각 약물의 작용기전 및 부작용 및 임상적 이용을 기술한다.

간질(전간, epilepsy)은 두뇌 특정부위의 신경세포에서 발생한 비정상적 흥분에 의해 유발되는 장애로서, 경련과 발작을 일으킨다.

간질성 발작은 만성적 · 자발적 · 반복적으로 나타나며, 증세가 연속적이지 않고 발작 사이의 시간적 간격도 일정하지 않다. 일차적으로는 특징적 발작이 일어나는 동안 뇌전도(electroencephalogram, EEG)상에서 비정상적인 뇌파를 나타낸다.

항경련약은 간질발작에 선택적으로 작용하여 졸음이나 수면유도 없이 발작을 예방, 치료하는 약물이고 간질발작은 경련 증세에 따라 세 가지 유형으로 나눈다.

1 전신발작 Generalized epilepsy

(1) 대발작 Grand mal epilepsy = 강직성, 간대성 발작

가장 많은 형태로 감정변화 등 전구증상에 이어 의식소실 및 강직성, 간대성 경련은 1~2분에 그치고 모든 중추기능이 장기간 억압되어 혼수, 기면상태가 된다.

(2) 소발작 Petit mal epilepsy = 방심발작

1분 이내의 일과성인 의식상실 발작 및 주로 소아에게 많다(3~5세에 시작, 사춘기까지 지속).

2 부분발작 Partial epilepsy

(1) 정신운동발작 Psychomotor epilepsy

의식상실이나 경련도 없으나 돌연 이상행동이 현저해지고 울고, 웃고, 화를 내는 등 감정 변화가 심하다. 발작 회복 후에도 이런 발작 사이의 기억이 전혀 없다. 부분발작이 진행되어 대발작으로 된다. 발작의 유형에 따라 사용되는 약물이 다르며 한 가지 약물로 발작이 멈추지 않으면 다른 약물을 추가하거나 원래의 약물을 중단하고 다른 약물을 사용한다.

■ **작용기전**

① GABA 전달의 저해작용을 증대(Cl^- 개구제)

② Na^+ 감소(활동전압의 발생을 억제)

③ 시상뉴런의 Ca^{++} channel 억제

표 2-3 항경련의 분류

간질발작형		항경련제
부분발작		Carbamazepine Phenytoin Phenobarbital Primidone Valproate
전신발작	방심발작	Clonazepam Ethosuximide Valproate
	근간대성 발작	Valproate
	강직–간대성 발작	Carbamazepine Phenytoin Phenobarbital Primidone Valproate

표 2-4 항경련제(anticonvulsant)의 종류

일반명	상품명	임상응용	부작용	상용량
Barbiturates				
phenobarbital	generic	경련중첩증, 대뇌피질국소발작, 강직-간대성 발작	졸음, 초조, 조화운동불능, 중추신경계 억제, 신경과민, 구역, 구토, 변비, 설사, 발진	30~200mg/d PO bid, tid
phenobarbital	Luminal sodium	경련중첩증, 대뇌피질국소발작, 강직-간대성 발작	졸음, 초조, 조화운동불능, 중추신경계 억제, 신경과민, 구역, 구토, 변비, 설사, 발진	30~320mg IM, IV, 6시간 내에 반복 가능
Mucolytic				
mephenytoin	Mesantion	강직-간대성 발작, 정신운동발작, 국소발작, 잭슨발작	조화운동불능, 중추신경계 억제, 저혈압, 안구진탕, 정신혼돈, 불명료한 언어, 현기증, 졸음, 잇몸증식증, 발진, 조혈기관 합병증	50~800mg/d PO 분복
phenytoin sodium	Dilantin	강직-간대성 발작, 정신운동발작, 경련중첩증	조화운동불능, 중추신경계 억제, 저혈압, 안구진탕, 정신혼돈, 불명료한 언어, 현기증, 졸음, 잇몸증식증, 발진, 조혈기관 합병증	10~15mg/kg IV
phenytoin Sodium	generic	강직-간대성 발작, 정신운동발작, 경련중첩증	조화운동불능, 중추신경계 억제, 저혈압, 안구진탕, 정신혼돈, 불명료한 언어, 현기증, 졸음, 잇몸증식증, 발진, 조혈기관 합병증	부하용량: 1g(400mg, 300mg, 300mg의 세 용량으로 나눔) PO q2h 24시간 후에 300~400mg/d PO
Succinimides				
ethosuximide	Zarontin	실신발작	졸음, 조화운동불능, 현기증, 과민성, 혈액학적 변화, 정신혼돈, 신경과민, 흐린시력, 구역, 구토, 위경련, 빈뇨, 식욕부진, 가려움증, 두드러기	최고 1.5g/d까지 PO 분복: 소아, 250mg/d PO
methsuximide	Celontin Kapseals	실신발작	졸음, 조화운동불능, 현기증, 과민성, 정신혼돈, 신경과민, 흐린시력, 구역,구토, 위경련, 빈뇨, 식욕부진, 가려움증, 두드러기	300mg/d~1.2g/d PO
phensuximide	Milontin Kapseals	실신발작	졸음, 조화운동불능, 현기증, 과민성, 정신혼돈, 신경과민, 흐린시력, 구역, 구토, 위경련, 빈뇨, 식욕부진, 가려움증, 두드러기	1~3g/d PO 분복

표 2-4 항경련제(anticonvulsant)의 종류 (계속)

일반명	상품명	임상응용	부작용	상용량
Oxazolidinedione				
trimethadione	Tridione	실신발작	강직-간대성 발작의 촉진, 복시, 졸음, 구토, 광감수성, 흐린시야, 인격변화, 과민성 증가, 두통, 피로, 탈락피부염, 피부발진, 콩팥증, 혈액학적 영향	0.9~2.4g/d PO 동량 분복
Benzodiazepines				
clonazepam	Klonopin generic	실신발작, 근간대성 및 무동성 전간발작	졸음, 우울증, 무감동, 설사, 변비, 입안건조, 서맥, 빈맥, 피로, 시각장애, 두드러기, 식욕부진, 발진, 가려움증	초기용량: 1.5mg/d PO 3회 분복: 3일마다 0.5~1mg씩 증량, 최대용량 20mg/d
clorazepate	Tranxene SD generic	부분발작, 불안장애	졸음, 우울증, 무감동, 설사, 변비, 입안건조, 서맥, 빈맥, 피로, 시각장애, 두드러기, 식욕부진, 발진, 가려움증	7.5mg PO tid: 매주 7.5mg 이하로 증량, 최대용량 90mg/d
diazepam	Valium generic	경련중첩증, 모든 경련성 질환, 불안장애	졸음, 우울증, 무감동, 설사, 변비, 입안건조, 서맥, 빈맥, 피로, 시각장애, 두드러기, 식욕부진, 발진, 가려움증	2~10mg/d PO bid-qid 경련중첩증/심한 재발성 경련발작: 초기 5~10mg, 최대용량 30mg까지 5~10분 간격으로 반복 IV
기타 제제				
carbamazepine	Tegretol, Tegretol-XR generic	강직-간대성 혼합 발작, 정신운동발작	현기증, 구역, 졸음, 구토, 재생불량빈혈, 기타 혈구이상	유지: 800~1200mg/d PO 분복
gabapentin	Neurontin	부분발작(성인)	졸음, 현기증, 조화운동불능, Stevens-Johnson 증후군, 안구진탕, 떨림, 비염, 복시	900~3600mg/d PO
lamotrigine	Lamictal (Lamictal Chewable Dispersible Tablets)	부분발작(성인)	현기증, 불면증, 발진, 졸음, 조화운동불능, 구역, 구토, 복시, 두통	50~500mg/d PO 2회 분복

표 2-4 항경련제(anticonvulsant)의 종류(계속)

일반명	상품명	임상응용	부작용	상용량
magnesium sulfate	Epsom Salt generic	저마그네슘혈증 독소혈증, 직장 및 장 검사를 위한 결장 배변	고마그네슘농도, 홍조, 발한, 반사억제, 저혈압, 심장 및 중추신경계 억제	IM: 50% 용액으로 4~5g q4h IV: 10~20% 용액으로 4g, 10% 용액으로 1.5mL/min를 초과하지 않도록; IV infusion 5% 포도당 250mL 내에 4~5g, 3mL/min를 초과하지 않도록
oxcarbazepine	Trileptal	간질	두통, 현기증, 졸음, 조화운동불능, 안구진탕, 비정상보행, 불면증, 복통, 설사, 소화불량, 구역, 구토	600~1200mg/d PO bid
primidone	Mysoline	대발작, 정신운동 혹은 국소 간질발작	졸음, 초조, 혼돈, 조화운동불능, 중추신경계 억제, 신경과민, 구역, 구토, 변비, 설사, 발진	500mg까지 PO qid
valproic acid	Depakene, generic	실신발작	구역, 구토, 발진, 진정효과, 소화불량, 안구진탕, 복시	10~60mg/kg/d PO: 만약 용량이 250mg/d를 초과하면 분복
zonisamide	Zonegran	간질	초조, 졸음, 식욕부진, 구역, 현기증, 두통, 복시, 피로, 복통	16세 이상 100~600mg/d PO

3 항경련제의 종류와 특성

1) Hydantoin 유도체

대발작과 정신운동 발작의 1차 치료제이며 Na^+ 통로에 결합하여 Na^+의 유입을 차단하여 불활성화 상태를 지속하는 작용이 있다.

① Phenytoin(hydantoin, Dilantin)

- **성인**: 1회 100mg을 1일 3회 경구투여, 유지량으로 300~400mg을 분할투여한다. 1일 600mg까지 증량 가능
- **소아**: 체중 kg당 5mg을 2~3회 분할투여, 유지량 1일 체중 kg당 4~8mg 분할투여한다. 1일 300mg까지 증량 가능

■ 부작용

- 정신신경계: 불수의운동, 신경병증, 어지러움, 운동실조증 등, 간질성 폐렴 유발, 드물게 피부점막 안증후군 유발, 혈구 감소, 빈혈, 간장애, 소화장애 등

2) Barbiturate 유도체

① Phenobarbital(Luminal)

항경련 작용기전이 명확히 밝혀지진 않았으나 신경세포 흥분의 역치를 상승시키고 특정 부위로의 신경충동을 억제한다. 즉, 대뇌피질의 자극전달을 감소시킨다. 성인의 대발작과 부분발작에 1일 100~200mg을 경구투여하며 소아에게는 학습장애를 일으킬 수 있으므로 사용하지 않는다.

② Primidone(Mysoline)

- **약리작용**: phenobarbital과 화학적으로 비슷하며 경구투여 후 흡수되어 간에서 활성을 가진 phenobarbital과 phenylethylmalonamide로 전환된다.
- **적응증**: 대발작, 정신운동성 발작, 국소성 발작

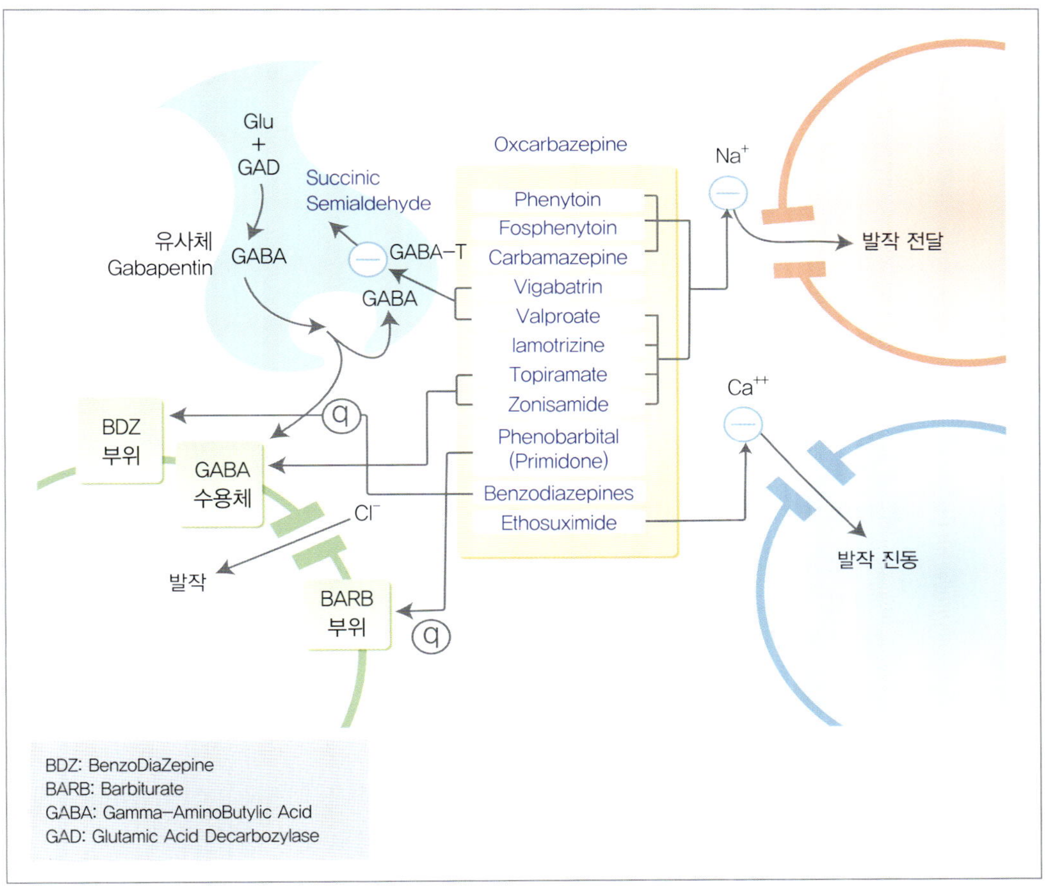

그림 2–2 항전간제의 작용기전

- **용법·용량**: 성인의 경우 초회량 250mg으로 원하는 결과를 얻을 때까지 매주 250mg씩 증량한다. 1일 평균 750~1500mg 투여하며, 최대량은 1일 2.0g이다.
- **부작용**: 운동실조, 어지러움증, 오심, 구토, 식욕부진, 피로, 거대적아구성 빈혈, 발진
- **약물 상호작용**: phenobarbital과 관련된 약물 상호작용이 적용된다.

3) Succinimide 유도체: Ethosuximide(Zarontin), Phensuximide(Milontin)

소발작의 1차 선택약이고, 유해작용은 약하며 신경세포에서 Na^+이 들어오는 것을 막고 전기적 역치를 증가시키며 활동전위를 생산하는 능력을 감소시킨다. 대발작에는 효과가 없다.

4) 삼환계 화합물

Na^+ channel를 차단하고 반복적인 활동전압의 발생을 억제하며 대발작과 복잡한 증상을 가진 부분발작에 유효하다.

① Carbamazepine(Tegretol)

- **초회량**: 1일 200~400mg을 1~2회 분할투여, 최적효과를 얻을 때까지 1일 600mg 천천히 증량, 1일 1200mg 증량 가능
- **부작용**: 용량이 높거나 처음 복용자 및 고령자에게 중추신경계 부작용 유발 가능, 위장관이상이 나타나지만 복용 중단 시 사라짐. 과민증, 피부알레르기, 간기능장애, 미각이상, 청각과민, 호흡곤란 등

② Oxcarbamazepine(Trileptal)

- **성인**
  - 단독요법: 개시용량은 1일 300mg, 1일 600~1200mg의 용량 범위에서 좋은 치료효과 나타남
  - 병용요법: 개시용량은 1일 300mg으로 하고 점진적으로 증량, 유지용량 범위는 900~3000mg
- **소아**: 소아에 대한 상용 경험은 제한적이며 3세 이하의 소아에 대한 임상경험은 없다.
- **부작용**: 알려진 부작용은 대개 일과성이며 주로 치료 초기에 일어나지만 치료를 계속하면 사라진다. 적정용량의 일반적인 부작용은 피로, 한기, 졸음, 두통 등의 중추신경계의 부작용이며 소화기계, 혈액계(혈구 감소), 심혈관계(저혈압) 등에서도 부작용이 나타난다.

5) 광역성 항경련제

뇌 내의 특정 부위에서 GABA의 작용을 증가시켜 발작을 억제하고(Cl^- channel 개구제), 방심발작에 주로 사용하며, 현재는 광역성 항경련제로 모든 전간발작에 쓴다.

① Divalproex sodium(Epival)

② Valproate(Orfil)

③ Valproic acid(Depakin) inj.

- **성인**: 체중에 따라 통상 400~800mg(최고 10mg/kg)을 지속적이거나 반복적으로 3~5분에 걸쳐 천천히 정맥주사한다. 정주 후 1일 최고 2500mg 범위 내에서 지속적이나 반복적으로 정맥 내 주입한다.

④ Valproic acid(Orfil)정

- **성인**: 초회량 체중 kg당 5~10mg을 경구투여하며 4~7일마다 5mg씩 증량한다. 유지량으로 성인 1일 용량은 체중 kg당 20mg, 소아 1일 용량은 체중 kg당 20~30mg으로 한다.
- **부작용**: 간에 치명적인 손상이 보고된 바 있고 투여기간 동안 의식혼미상태 우려, 식욕항진을 통한 체중 증가, 불규칙한 월경, 모발 손실의 일시적 증가, 청각손실 가능, 근무력증 등이다.

6) Benzodiazepine 유도체

대발작, 소발작, 간질중첩증(status epilepticus: 대발작이 완전히 회복하기 전에 다시 발작이 중첩되는 것으로 방치하면 회복하지 못하고 결국 심부전 또는 폐부종으로 사망한다)에 사용한다.

① Clonazepam

- **성인**: 초회량으로 1일 1.5mg을 초과하지 않으며 3회 동량으로 분할 경구투여한다. 동량 투여하지 않을 시 가장 많은 용량을 저녁에 투여한다. 3일 간격으로 0.5mg씩 증량하여 유지량으로 1일 3~6mg을 투여하며 유지용량에 도달하면 1일 1회 투여한다.
- **소아(10~16세)**: 초회량으로 1일 1~1.5mg을 2~3회 투여한다.
- **부작용**: 향정신성 의약품으로 의존성과 금단증상이 나타나는 벤조디아제핀계 약물이다.

7) 기타

① Vigabatrin(Sabril)

	제1~2주	제3~4주	유지용량
Valproic acid 투여받지 않는 환자	50mg (1일 1회)	100mg (2회로 분할)	200~400mg (2회로 분할)
Valproic acid 투여 중인 환자	12.5mg (25mg을 2일 1회 투여)	25mg (1일 1회)	100~200mg (1일 1회 혹은 2회로 분할투여)

- GABA 대사효소인 GABA aminotransferase를 비가역적으로 억제함으로써 시냅스에서 GABA의 활성을 증가시켜 신경활성을 항진시킨다(Cl^- channel 개구제).
- 다른 간질치료제로 조절되지 않는 발작에 사용되며 1일 1회 또는 1일 2회 식전이나 식후 경구투여한다. 1일 용량 2~3g 범위에서 최고의 치료율을 나타낸다(1정 500mg).
- **부작용**: 정신신경계(졸음, 피로, 어지러움, 신경과민, 두통, 주의력 · 집중력 감소 등), 시야장애, 부종 체중 증가, 위장장애, 발진, 두드러기 등이다.

② Lamotrigine(Lamictal)

- Carbamazepine과 작용기전이 유사하며 Na^+ channel 차단에 의한 glutamate 유리 감소로 세포막을 안정화시켜 중추억제작용을 나타낸다.
- 국소발작 및 전신긴장성 간대성 발작의 치료에 성인 초회량 1일 1회 50mg을 2주간 투여 후, 1일 100mg을 2회 분할하여 2주간 경구투여하며, 유지량은 1일 200~400mg을 2회 분할 투여한다.
- **부작용**: 피부발진, 발열, 안면부종, 혈액이상, 간이상 등이다.

③ Gabapentin(Neutrontin)

- GABA 유사체로서 GABA 합성과 회수율을 증가시킨다(Cl^- channel 개구제).
- 다른 간질 치료제로 조절되지 않는 발작(부분발작, 이차적인 전신발작)에 사용되며 통상 1일 900~1800mg을 1일 3회 분할투여(이 약은 12세 이상만 사용), 첫째 날 300mg을 1일 1회, 둘째날 300mg을 1일 2회, 셋째날 300mg을 1일 3회의 투약하는 방법을 통해 효과적인 점증 투약법을 선택할 수 있다. 필요 시 1일 1800mg을 3회 분할투여도 가능하다.
- **부작용**: 가장 일반적인 부작용은 졸음, 운동실조, 피로, 구역, 구토, 현기증 등

④ Pregabalin(Lyrika)

GABA 유사체로서 말초신경병증성 통증, 간질의 보조제로서 1일 총 150~600mg을 1일 2회 분복한다.

⑤ Topiramate(Topamax)

- Na^+ 채널차단과 GABA 증강작용이 있고 최소유효량은 1일 200mg이며 통상 1일 200~600mg을 2회로 나누어 투여한다. 환자에 따라 최대 권장용량인 1일 800mg까지 투여 가능하다.
- **부작용**: 피로, 신경과민, 집중/주의력 장애, 착란, 우울증, 식욕부진, 언어장애, 불안, 기분이상, 인식이상, 체중감소, 진전 간혹 신결석 발생 등이다.

⑥ Zolpidem(Stilnox)

Analgesics 05

진통제

학습목적

NSAIDs계 및 아편계 진통제의 약리작용과 작용기전을 그 약물이 작용하는 수용체와 연관시켜 이해하고 중독 시의 치료에 관하여 설명한다.

중추신경계에 작용하여 의식의 소실 없이 동통을 완화하거나 소실시키는 약물을 말하여 크게 마약성 진통제와 비마약성 진통제로 분류한다.

1 통증기전의 신경해부

1) 통증기전 및 진통제의 작용

통증은 조직 손상으로부터 신체를 보호하도록 도와주는 경고이며, 통증은 생존에 있어 가장 중요한 기능을 가진다. 통감(sensation of pain)은 강한 열이나 물리적 혹은 화학적 자극에 의해서 침해수용체(nociceptor)의 일차 구심신경(nociceptive primary afferent)이 활성화됨으로써 일어난다. 이런 침해수용체 부위는 신체의 수많은 조직에 있는 작은 독립된 신경말단이다. 통증의 감각을 전달하는 신경섬유는 A−α신경섬유와 무수 C신경섬유이고 수용체를 자극하는 화학적 매개물은 potassium, hydrogen ion,

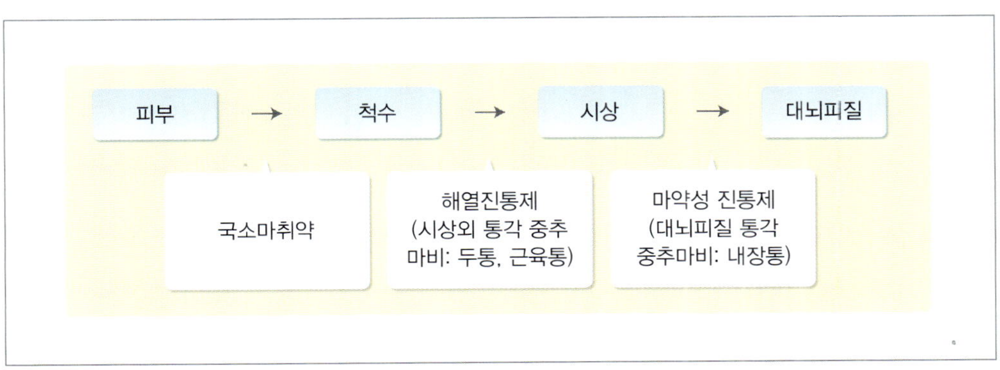

그림 2-3 진통제의 작용

histamine, bradykinin, substance P, prostaglandin 등이 있다. 화학적 매개물은 손상된 조직에서 분비되거나 합성되며 발통물질(alogenic substance)이라고 알려진 이러한 매개물이 적당한 양 축적되었을 때 침해수용체 부위를 활성화시킨다. 이런 화학적 매개물 중에는 인지질(phospholipid)이 있는데 이것은 arachidonic acid로 분해되어 prostaglandin E를 형성한다. Leukotrien이라고 하는 염증매개물도 외상을 입었을 때 유리된다. 이런 leukotrien은 phospholipid와 같은 분해과정을 거치지 않으므로 NSAIDs에 의해 영향을 받지 않는다.

2) 외상

외상은 혈소판의 파괴를 일으키며 이것으로 serotonin이 분비되고 serotonin은 혈관수축제로 작용하고 국소부종을 유발한다. 외상은 형태에 상관없이 손상 받은 조직의 phospholipid에서 arachidonic acid로 분해되며 최종적으로 prostaglandin으로 분해되는 물질을 유리시킨다. 또한 외상은 혈관에도 영향을 미쳐 경련과 부종, 혈소판 분비를 일으킨다. 혈소판은 파괴되어 serotonin과 substance P를 유리시키며 다른 kinin과 독성물질은 침해수용체 물질들로서 신경말단을 자극하여 최종적으로 통증을 일으킨다. 미세출혈이나 육안적 출혈은 serotonin을 분비시키는데 serotonin은 혈관수축과 비만세포를 분비한다. 비만세포의 과립은 histamine을 분비하는데 histamine은 모세혈관의 투과성의 항진에 의한 혈관확장을 일으키고 그 결과로 부종이 초래된다. 국소적으로 외상을 동반하여 결과적으로 일어나는 근경련의 발생은 신경형태를 통해 매개될 가능성이 있는 반면에 척수후근절(dorsal root ganglia, DRG)을 거쳐서 나오는 침해수용체 자극은 신경 연결을 통해 척수전각세포(anterior horn cell, AHC)로 자극을 보내어서 최종적으로 근수축을 일으킨다.

3) 침해수용체 자극

침해수용체 자극은 피부, 혈관, 관절낭, 인대, 근육 등에서 나올 수 있으며 침해수용체 반응의 수여자로 관여하게 된 근육은 침해수용체 작용의 유발자(initiator)가 되어 통증성 근경련이 결국 통증의 침해수용체가 되어 악순환을 하게 된다. Substance P는 통증을 전달하는 신경섬유의 흥분전달에서의 역할은 외상에 의한 통증성 손상에서 흔히 보이는 피부 팽진(wheal)과 발적(flare)을 일으킨다. Substance P의 전달억제와 말단 방출억제가 통증조절에 있어서 치료효과를 증대시킨다.

척수후각은 5층으로 나뉘며 침해수용체의 섬유는 I층에서 IV층까지 종말하며, 척수후각의 영역들은 체성감각신경섬유(somatosensory fiber)와 내장자율신경섬유(visceral autonomic fiber)에 의해 신경지배되며 V층은 피부와 내장신경 자극에 반응한다. 강력한 피부자극은 척수의 외각(lateral horn)에 있는 신경절전 자율신경 뉴런(preganglionic autonomic neuron)의 활성에 영향을 줄 수 있다. 체성과 교감신경계 사이의 이러한 연결은 통증의 신경학적 경로를 결정하는 데 있어서 임상적으로 중요하다.

4) 통감

최종적으로 통감을 일으키는 자극을 전달하는 구심성 신경의 약 80%가 무수신경(C 섬유)이며 이런 섬유들은 아주 느리게 전도한다. 통감은 A-δ 뉴런을 통해서도 전달되는데 이것은 척수의 후각에서 신경연접을 하고 척수시상로(spinothalamic tracts, STTs)를 거쳐 상행하여 시상쪽으로 진행한다. 몇 가지 감각들은 STTs를 통해 전달되는데 이들 중 54%는 통감이고 46%는 온감이다. 자극선택의 속도가 전달되는 통증의 형태를 결정하며 A-δ 신경섬유는 빨리 전도하며 날카로운 통증을 전달하는 반면에, C 신경섬유는 전도가 느리고 더 오래 지속하는 둔한 통증을 전달한다.

2 통증의 형태와 치료약물

1) 급성통증 Acute pain

갑작스럽게 일어나고 치료에 부응하는 통증(급성 심근경색, 급성 충수염, 신장결석, 치과 및 외과적 치료 과정)

- **치료약물**
  ① 경한 통증: AAP, NSAIDs
  ② 중간 통증: 마약과 비마약의 병용
  ③ 심한 통증: 마약

2) 만성통증 Chronic pain

치료 및 통제가 어렵거나 6개월 이상 지속되는 통증(관절염, 암, 요통, 말초신경병증)

- **치료약물**: 비마약성 약물이 사용되며 다음의 경우에는 마약이 사용된다.
  ① 경구투여 시
  ② 반감기가 길 때
  ③ 보조치료요법을 포함할 때
  ④ 호흡억제가 일어나지 않을 때

3) 천부통증 Superficial pain

점막, 피부와 같은 표면의 통증

- **치료약물**:
  ① 경한 통증: 비마약
  ② 중간 통증: 마약 및 비마약성 진통제의 병용

4) 내장통 Visceral pain(deep pain)

장기나 평활근 통증

- **치료약물**: 마약

5) 체성통 Somatic(bones, skeletal muscles, joints) pain

인대, 관절, 골격근의 통증

- **치료약물**: 비마약(NSAIDs, 근육이완제와 항염증제로 사용한다.)

3 마약성 진통제 Narcotic analgesics

마약성 진통제는 아편 alkaloid와 그에 관련된 합성품들로서 마약법의 규제를 받고 내성과 신체적 의존성을 일으키며 심한 통증, 내장통, 수술 후 통증, 말기암 환자 등에 쓰인다.

1) 아편 Alkaloid

아편은 양귀비의 미숙과일 상처에서 나오는 즙을 건조시킨 것으로서 2가지의 alkaloid를 함유하고 있다.

그 중 하나는 phenanthrene 유도체로서 morphine(9%), codeine(0.5%), thebaine(0.2%)을 함유하며 다른 하나는 isoquinoline 유도체로서 narcotine(6%), papaverine(1%)을 함유한다.

Isoquinoline alkaloid는 진통작용은 별로 없으며 평활근 이완작용을 갖는 비마약 성성분이다. 아편 alkaloid가 진통작용을 갖게 하는 공통적인 구조는 γ-phenyl-N-methyl piperidine 구조이다.

(1) Morphine sulfate

아편 alkaloid 중 대표적인 마약성 진통제로 수용체에 μ 효능제로 작용한다.

① 중추신경계 작용

거의 모든 동통에 대해 진통작용을 나타내며 대부분은 진정과 졸음을 유발한다. 통증을 느끼는 환자는 다행감(euphoria)을 느끼는 경우가 종종 있고 통증이 없는 경우는 쾌감이나 불쾌감을 느끼는 경우도 있다.

Morphine의 초기투여로 인해 오심을 유발하며 이는 연수의 CTZ(chemoreceptor trigger zone)을 자극하고 움직이는 환자의 경우 전정기관의 과민성이 증가하여 오심을 일으킨다. 또한, 진해작용이 있으며 동공수축작용이 있다. 축동작용은 atropine에 의해 억제되고 고용량의 morphine을 투여하면 심한 축동(pin point pupils)이 유발된다.

② 호흡기계 작용

Morphine은 뇌교와 연수의 호흡중추에 직접 작용하여 치료량에서 호흡억제를 일으킨다.

③ 소화기계 작용

Morphine은 소화관 평활근을 긴장시켜 위 내용물의 이동을 느리게 하고 경련을 일으키며 연동 수축운동을 억제한다. 따라서 변비를 유발한다.

④ 비뇨기계 작용

항이뇨호르몬의 유리를 증가시키고 평활근이 수축하여 뇨량을 감소시킨다.

통증이 있는 환자에서는 진통과 동시에 해방감이 다행감(euphoria)을 느끼지만, 건강인은 도리어 불쾌감(dysphoria)을 호소한다. 또한 해소중추를 억제하여 진해작용을 나타내며 의존성 때문에 심근경색과 암 말기의 격통 등 심한 증상에 한정해서 사용해야 한다. 중추작용으로 진정과 졸음을 유발하고 호흡억제와 위장관 운동억제로 변비가 생기고 ADH의 유리를 증가시켜 뇨량을 감소시킨다.

- **용량·용법**: 1회 30mg씩 1일 2회 경구투여한다.
  - 소아: 0.1~0.2mg/kg 피하주사하며, 1회 15mg을 초과하지 않는다.
  - 성인: 1회 10~15mg을 피하, 근육, 정맥 주사한다.
- **부작용**: 호흡억제, 오심, 구토, 현기증, 변비, 담관 경련
- **약물상호작용**: MAO억제제, 삼환계항우울제, phenothiazine, barbiturates, alcohol은 morphine의 중추 억제효과를 증가시킨다. Naltrexone의 투여로 금단증세가 나타날 수 있다.

(2) Codeine phosphate

μ 수용체 효능제로 진통작용은 morphine보다 약하며, 진해작용은 비교적 강하기 때문에 진해제로 1일 30~60mg을 경구투여 또는 피하주사한다. 경구적으로 투여 시 morphine보다 흡수가 잘 되어 효과적이다.

(3) Heroin(diacetyl morphine)

진통, 진해, 도취감, 진정, 호흡억제 작용이 강하나 의존성이 매우 강하기 때문에 현재는 임상에서의 사용이 금지되었다.

2) 합성 마약성 진통제

(1) Meperidine(Pethidine, Demerol)

Morphine과 유사한 작용이나 약하며 진통효과는 morphine의 1/10=codeine과 비슷한 정도이다. 심한 통증, 분만 시 진통제, 마취 전 투약을 목적으로 성인 50~100mg, 소아 0.5~0.8mg/kg, 수술 전 진정목적으로 성인 50~100mg, 마취보조제로 10mg씩 정맥주사를 반복하거나 1mg/mL을 지속 사용한다.

(2) Methadone

Morphine에 비해 작용 지속시간이 길고 내성 및 금단증세는 가볍다. Morphine 중독환자의 치료에 사용되며 경구적으로 10mg을 투여한다. Morphine, heroin에 의존성이 있는 환자의 금단증상 치료에 쓰인다.

(3) Dihydrocodeine

만성 통증과 암환자에 투여한다.

(4) Pentazocine(Talwin)

κ 수용체 효능약으로 morphine의 약 1/3 정도이며 의존성도 약하여 마약에서는 제외되고 향정신성 의약품으로 지정되어 있다. 마취 전 보조제 및 통증완화에 성인의 경우 초회 50mg씩 3~4시간마다 경구투여하며 1일 최대 600mg 이내로 투여한다.

(5) Nalbuphine(Nubaine)

연용할 때 금단증상을 나타내며 남용이 심하여 향정신성 의약품으로 지정되어 있다. 수술 전의 진정, 마취보조제, 진통, 분만 시 동통의 경감을 위해 10mg을 3~6시간마다 근육, 정맥 또는 피하주사한다. 1회에 20mg 이상, 1일 160mg 이상 투여하지 않도록 한다. 15분 후에 약효가 나타나서 3~6시간 지속된다.

(6) Oxycodone(Oxycontin)

마약성 진통제로서 opioid 수용체에 직접 결합하여 진통작용을 하며 10~30mg씩 초회 투여한다.

(7) Fentanyl citrate

Morphine과 유사한 합성 μ 수용체 효능 진통제로서 효력은 morphine에 비해 훨씬 강하며(약 80배) 작용시간은 짧다. 호흡 마취제의 유도와 지속성을 항진시키기 위해서 사용한다. 국소 · 척수 마취제의 보조제로 투여하며 부작용은 morphine과 유사하고 무호흡과 근강직을 일으킨다. 수술 전 투약은 50~100μg을 수술 30~60분 전에 근육주사한다.

(3) 마약길항제 Narcotic antagonists

(1) Naloxone(Narcan)

Morphine의 진통, 호흡 억제작용 등에 길항한다. Morphine의 급성 중독에 해독제로서 사용되고 morphine 의존성인 사람에게 투여하면 금단증상이 나타난다.

(2) Naltrexone Hydrochloride(Revia)

마약남용 치료 시 보조제로 쓰는 마약성 길항제로 마약해독제이며 단독 투여 시 효능이 없고, 진통제 투여 전 · 후에 사용하면 마약성 진통제의 작용을 억제한다. Heroin이나 다른 진통제 중독 시 장기적으로 사용하며 마약에 의한 다행감이나 신체적 의존성을 감소 또는 차단시킨다. 50mg씩 1일 투여하거나 100mg씩 격일로 투여한다.

(3) Nalorphine(Nalline)

Morphine에 대한 합성길항제로서 μ 수용체에 길항작용을 하며 κ, δ 수용체에는 약한 효능을 가져 부분적 길항작용을 하며 마약제제의 탐닉성 진단, 마약성 진통제에 의한 호흡억제 치료에 사용한다. 마약과잉 시 성인은 5~10mg, 10분 간격으로 3회까지 근육, 정맥, 피하주사한다.

(4) Butorphanol tartrate(Stadol)

κ 수용체와 수용체에 효능제로 작용하고 μ 수용체에는 약하게 길항작용을 한다. 진통작용은 morphine의 5배 정도이고 쾌감은 나타내지 않으며 혈압과 심박동수를 증가시킨다.

4 해열진통제

해열진통 작용기전 및 부작용이 aspirin과 비슷하므로 아스피린계 약물이라 한다. 진통작용은 morphine에 비해 약하고 마약성이 없어 비마약성 진통제라고도 하며 항염작용이 강한 부신피질스테로이드와 구별하여 비스테로이드성 소염진통제(non-steroidal anti-inflammatory drugs, NSAIDs)라고 부르기도 한다.

이에 해당하는 약물들은 구조적 특징에 따라 salicylic acid 유도체, pyrazolone 유도체, propionic acid 유도체, phenylbutazone 유도체, fenamic acid 유도체, indene 유도체로 구분하고 류머티스성 관절염치료제로 만성 염증성 질환에 사용한다.

■ **작용기전**

세포막의 인지질로부터 생성된 arachidonic acid는 cyclooxygenase(COX)에 의하여 PG, thromboxanes, prostacycline으로 전환되어 염증반응에 관여한다. 이 과정에서 NSAIDs는 COX를 억제, 이러한 물질들의 생성을 차단하여 소염작용을 나타낸다. COX에는 COX-1과 COX-2가 있는데 COX-1은 일상적으로 존재하는 형태로 위벽과 같은 생체조직을 보호하는 기능을 하고 있으며, COX-2는 염증세포나 면역세포 등에서 유도되는 형태로 염증반응을 매개하는 것으로 알려져 있다. 약물에 따라 COX-1과 COX-2에 대한 선택성에 약간의 차이가 있어 위장관계, 신장의 부작용 등에 차이가 있게 된다.

1) Salicylate 유도체

(1) Aspirin

- **진통작용**: salicylate는 cyclooxygenase를 억제하여 통증유발물질인 prostaglandin E, F 합성을 억제하여 진통작용을 나타낸다.
- **해열작용**: 시상하부의 체온조절 중추에 작용하여 해열작용을 나타내며 이는

cyclooxygenase를 억제하여 체온을 상승시키는 prostaglandin E_2(PGE2)의 생성을 저해하는 작용에 의한 것이다.

- **소염작용**: prostaglandin은 혈관 확장과 혈관투과성을 증가시키는데 salicylate류는 PG 합성을 억제하여 소염작용을 나타낸다.
- **요산 배설 작용**: 고용량 투여 시 세뇨관에서 요산의 재흡수를 억제하여 요산배설을 촉진시킨다.
- **위장관에 대한 작용**: PG이 위벽에 대한 보호물질이므로 PG 합성을 억제하는 salicylate류 약물은 위장을 자극하여 위궤양을 일으킬 수 있다.
- **혈소판 응집억제작용**: arachidonic acid 대사물인 thromboxane은 혈소판 응집작용이 강한 serotonin과 ADP를 유리한다. Salicylate류 약물은 cyclooxygenase를 저해하여 thromboxane의 생성을 억제하므로 혈소판 응집이 저해된다.
- **부작용**: 위장장애, 위장관출혈, 이명, 어지러움, 위궤양, 호흡과다(천식 환자의 기관 경련), prothrombin 생성억제로 인한 자반성 출혈, 때로는 소아에게 레이 증후군(Reye's syndrome), 신독성(신장의 PG 합성억제로 Na^+ 저류, 신부전, 고칼륨혈증 유발), PT, aPTT, bleeding time의 증가, 발진, 두드러기, 식욕부진 등이 있다.
- **상용량**: 감기로 인한 발열에 해열제, 두통, 근육통, 신경통 및 생리통 등에 진통제로, 급성 류머티스열, 류머티스양 관절염에 고용량을 사용하며 또한 통풍 치료제로 사용된다. 저용량(100mg)으로 관상동맥질환이나 수술 후 심부정맥, 혈전증 예방에 사용한다.
  - 소아: 해열진통 목적으로 1회 10~15mg/kg씩 1일 4~6회 경구투여하고, 항류머티스 목적으로는 15mg/kg씩 1일 6회 경구투여한다.
  - 성인: 해열진통 목적으로 1회 500mg씩 1일 4~6회 경구투여하고, 항류머티스 목적으로는 1회 1g씩 1일 4~6회 경구투여한다.

(2) Salsalate

소장에서 가수분해되어 두 분자의 salicylic acid로 된다.

2) Aniline 유도체

(1) Acetaminophen(Tylenol)

Aspirin에 비해 부작용이 적으므로 상비약으로 널리 이용된다(간독성 주의). 특히 aspirin에 금기인 환자에게 적용된다. Aspirin과 달리 중추성 PG 합성 억제작용으로 강한 해열, 진통작용을 나타내며 말초작용이 없으므로 소염작용은 없다. 소아는 1회 100mg씩 1일 3~4회 경구투여하고 성인은 1회 300~500mg씩 1일 3회 경구투여한다.

3) Indene 유도체

(1) Indomethacin

염증성 질환에만 주로 사용하며 류머티스양 관절염, 골관절염의 장기치료, 급성 통풍성 관절염 등에 사용한다.

(2) Sulindac

Indomethacin과 비슷한 약리작용을 가지고 있으며 효력은 약하고 부작용이 적다.

(3) Diclofenac(Valentac)

해열, 소염, 진통작용을 가져 요통이나 만성 류머티스성 관절염에 1회 100~200mg씩 1일 4회, 증상이 완화되면 75~100mg을 3회 분할하여 경구투여하며 plaster제로 1일 1회, 환부에 부착한다.

골관절염의 경우 1회 100~150mg을 2~3회 투여 후 감량하며 지속성 제제는 유지요법으로 100mg을 1일 1회 투여한다.

(4) Propionic acid 유도체

Aspirin, Indomethacin에 비해 부작용이 적고, 항염증작용이 우수하며 류머티스 관절염, 골관절염, 통풍성 관절염에 1차 선택약으로 사용되며 진통제로도 이용된다.

- Ibuprofen(Brufen)
- Naproxen(Naxen)
- Zaltoprofen(Soleton)
- Loxoprofen(Loxonin)
- Ketoprofen(Ketotop)

(5) 편두통약

Triptans계로 알려진 serotonin 선택 효능약으로 편두통으로 인한 통증과 염증을 감소시킨다. 증상이 시작된 후 일시적으로 도움이 되지만 두통의 재발을 유드할 수 있다.

- Sumatriptan
- Eletriptan
- Naratriptan
- Zolmitriptan
- Frovatriptan
- Rizatriptan
- Almotriptan

(6) 기타

- Piroxicam(Feldene)
- Tenoxicam(Tilcotil)
- Meloxicam(Mobic)

- Talniflumate(Somalgen)
- Nabumetone(Relafen)
- Nimesulide(Mesulid)
- Emorfazone(Emazon) – bradykinin의 합성억제 작용을 나타내며 1회 200mg을 1일 3회 복용한다.

그 외 ergotamine 제제를 사용하며 이는 자궁수축, 말초 및 뇌혈관을 수축하는 작용이 기인한다.

5 통풍 치료제

통풍(gout)은 혈액 중 요산의 농도(6~7mg/dL 이상)가 높아지는 고요산혈증(hyperuricemia)에 기인한 질환으로 주로 손가락 또는 발가락의 관절 주위 조직에 요산(uric acid)의 결정이 석출하여 조직손상과 통증을 간헐적으로 유발하는 급성 증상의 대사성 질환이다.

1) 요산 배출 촉진제

신뇨세관에서 요산의 재흡수를 억제하여 요산배설을 촉진하므로 만성 통증의 치료에 유효하다. 부작용으로 오심, 두통, 발진 및 발열을 일으킬 수 있다.

(1) Probenecid(Benemid)

Penicillin 분비억제로 지속효과를 나타내며, 1일 500mg씩 2회 투여한다.

요산의 배설을 촉진하기 위하여 다량의 물을 섭취하거나 소변을 alkali로 해주며 aspirin 병용 시 독성이 증가한다.

(2) Sulfinpyrazone(Anturane)

신세뇨관에서 뇨산의 재흡수를 억제함으로써 뇨산배설 촉진작용약으로 작용한다. 부작용으로는 위장장애, 소화성 궤양, 발진, 혈액이상 등을 일으킬 수 있으며, 간의 심한 장애, 신중독환자에게는 금기이다. 초회량으로 1일 100~200mg을 경구투여하고 점차 증가하여 100~400mg을 2~4회 나누어 복용한다.

(3) Benzbromarone(Narcaricin)

통풍, 고요산혈증을 수반한 고혈압증에 사용되며 초기 1일 1회 25~50mg(0.5~1정), 유지량으로 1회 50mg을 1일 1~3회 경구투여한다. 작용은 근위세뇨관에서 요산 재흡수를 억제시켜 혈중 요산 농도를 낮추고 요중 요산 배설을 증가시킨다. 간기능장애 부작용이 있다.

2) 과립구이동억제제

통풍 시 손상된 관절 부위로 이동되는 백혈구를 저지하여 염증개선과 통증완화를 나타낸다.

(1) Colchicines

백혈구의 운동성을 감소시켜 관절의 세포작용 및 젖산 생성이 감소되며 염증반응을 유발하는 요산 결정의 침착이 감소된다. 과량 시 세포분열 억제작용, 구토, 복통, 설사 등의 부작용이 있다. 급성 통풍에 응용된다.

급성 통풍 시 통증완화 목적으로 사용되고, 0.5~1mg을 징후가 소실될 때까지 경구투여한다. 통풍 발작에만 선택적으로 항염증작용과 진통작용이 있고 요산배출 촉진작용, 합성 저해작용은 없다. 경구투여 시 초기 축적으로 인해 용량 조절이 필요하며 간 손상의 위험도 있다.

3) 요산생성억제제

Xanthine oxidase 작용을 억제하여 요산의 생성을 억제함으로써 혈중 및 뇨중의 요산농도를 감소하게 한다. 부작용으로 위장장애, 피진 등의 과민증상이 일어날 수 있다.

(1) Allopurinol(Zyloric)

통풍 및 고요산혈증 치료제로 100~400mg을 1일 2회 경구투여한다. 장기간 치료 시 유효하나, 급성 통풍은 오히려 악화시킨다. 간손상의 우려가 있다.

6 근이완제

1) 중추성 근이완제

주로 척수와 뇌간에 작용하여 반사를 억제하고, 골격근이 이완을 일으키는 약물을 중추성 근이완제라고 한다. 중추성 이완약은 고위 중추에도 작용하므로 benzodiazepine류와 같은 약물은 항불안약으로 흔히 사용된다. 실험적으로 이들 약물이 수면이나 마취를 일으키지 않는 용량에서 척수를 억제하나, 임상적인 근이완 효과가 얼마만큼 항불안작용이나 진정작용에 의하는지는 명확하지 않다. 부작용으로 졸음, 기면(lethargy), 운동실조, 알레르기 증상을 일으키며 meprobamate와 benzodiazepine류는 정신적 의존성을 일으킨다. 골격근의 경련과 경련성 질환, 견통과 근육통에 사용된다. 종류는 다음과 같은 것이 있다.

① Diazepam(Valium)
② Baclofen(GABA 유도체)
③ Thiocochicoside(Muscoril)
④ Tolperisone

⑤ Eperisone(Myonal)
⑥ Orphenadrine(Slaxin)
⑦ Afloqualone(Sekaron)
⑧ Chlorphenesin(Rinaxer)
⑨ Cyclobenzaprine(Cyben)
⑩ Meprobamate

2) 골격근에 직접 작용하는 근이완약

(1) Dantrolene(Anorex)

골격근에 직접 작용하는 대표적인 근이완약인 dantrolene은 근소포체(sarcoplasmic reticulum)로부터 Ca^{++} 이온의 유리를 방해함으로써 흥분과 수축의 연결(excitation contraction coupling)을 차단하여 근이완을 일으킨다.

따라서 이 약물은 중추신경이나 근신경접합부에 작용하는 것이 아니라 골격근에 직접 작용하여 근이완을 일으킨다. 갑작스럽게 열이 발생하면서 전신마비 증상을 보이는 악성고열증에 사용하는 희귀성 약물이기도 하다. 일반적으로 척수손상, 다발성 경화증, 뇌졸중, 뇌성마비, 발작 등의 질환에서 경직된 근육을 이완시키는 약으로 사용된다.

Antiparkinsonian agents 06

파킨슨병 치료제

학습목적

파킨슨병과 퇴행성 신경질환의 치료에 쓰이는 약물의 작용기전, 부작용 및 임상적 이용에 대한 기술을 습득한다.

파킨슨병(Parkinson disease)은 근강직(rigidity), 운동실조(akinesia), 진전(tremor) 등 3대 증상으로 하는 퇴행성 질환의 하나로 뇌내 흑질에서 대뇌기저핵에 이르는 부위에 있어서 dopamine의 고갈로 인하여 나타나는 질환이다. 따라서 상대적으로 콜린성 신경의 활성이 증가되므로 치료를 위해서는 dopamine 효능을 증가하거나 Ach 효능을 억제하는 약제가 사용된다.

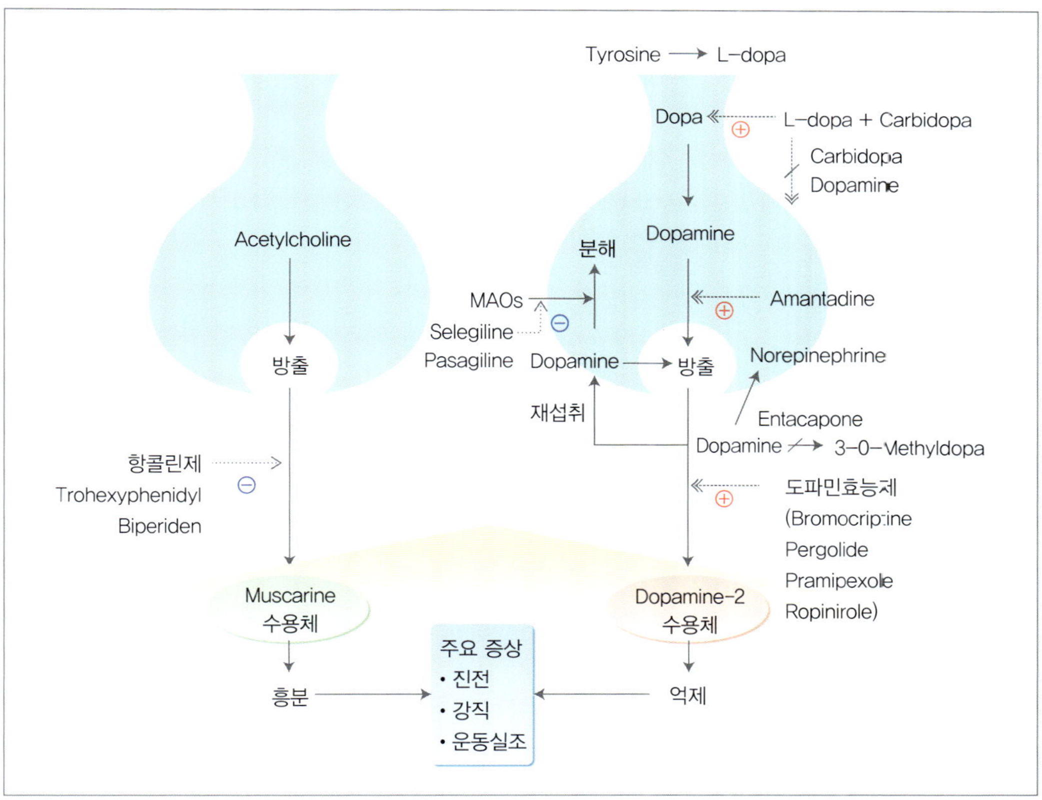

그림 2-4 파킨슨병 치료제

표 2-5 파킨슨병 치료제

일반명	상품명	임상응용	부작용	상용량
도파민성 약물				
amantadine	Symmetrel generic	파킨슨병/약물유발 추체외로반응, 인플루엔자 A 바이러스 감염의 예방과 치료	머리가 어찔어찔함, 현기증, 불면증, 혼돈, 구역, 변비, 입안건조, 기립성 저혈압, 우울증	100~400mg/d PO 분복
bromocriptine	Parlodel, Parlodel Snap Tabs	파킨슨병	졸음, 진정, 현기증, 실신, 명치불쾌감, 식욕부진	1.25~100mg/d PO
carbidopa	Lodosyn	파킨슨병 치료 시 levodopa와 함께 사용	단독 투여 시에는 부작용 없음: levodopa와 함께 투여 시 levodopa의 부작용 발생	200mg/d까지 PO
carbidopa/levodopa	Sinemet CR, Sinemet 10/100 Sinemet 25/100 Sinemet 25/250 generic	파킨슨병	levodopa와 같음	치료효과를 얻기 위한 용량 개별화: 평균 용량은 1정 PO tid
levodopa	Larodopa generic	파킨슨병	무도병 형태의 운동 혹은 근육긴장이상운동, 식욕부진, 구역, 구토, 복통, 삼킴곤란, 입안건조, 정신변화, 두통, 현기증, 손떨림 증가	0.5~8g/d
pergolide	Permax	파킨슨병의 levodopa/carbidopa에 대한 보조약	구역, 운동이상증, 현기증, 환각, 졸음, 불면증, 말초부종, 변비	0.05~3mg/d PO tid
selegiline	Carbex, Eldepryl generic	파킨슨병에 있서 levodopa/carbidopa에 대한 보조약	구역, 환각, 우울증, 평형상실, 현기증	10mg/d PO 분복
도파민 수용체 효현제(비맥각)				
pramipexole	Mirapex	파킨슨병	현기증, 졸음, 불면증, 환각, 혼돈, 구역, 소화불량, 실신	0.125~1.5mg PO tid
ropinirole HCL	Requip	파킨슨병	현기증, 졸음, 불면증, 환각, 혼돈, 구역, 소화불량, 실신	0.25~1mg PO tid: 최대 용량 24 mg/d

표 2-5 파킨슨병 치료제(계속)

일반명	상품명	임상응용	부작용	상용량
항콜린성 약물				
benztropine mesylate	Cogentin, generic	파킨슨병의 보조 요법	입안건조, 흐린시력, 현기증, 구역, 신경과민, 피부발진, 요정체, 배뇨곤란, 빈맥, 근무력, 지남력장애, 혼돈	0.5~6mg/d PO IM, IV
biperiden	Akineton	파킨슨병의 보조 요법	benztropine mesylate와 같음	2mg PO 3~4회/d: 최대용량, 16mg/24시간: 2mg IM 혹은 IV
diphenhydramine	Benadryl, generic	파킨슨병에서 약물 유발 추체외로반응, 알레르기	benztropine mesylate와 같음	25~50mg PO q4~6h: 10~400mg IM, IV
procyclidine	Kedadrin	파킨슨병	benztropine mesylate와 같음	2.5~5mg PO tid
trihexyphenidyl	Artane, Trihexy-2, generic	파킨슨병 치료의 보조약	benztropine mesylate와 같음	1~15mg/d PO 분복
COMT억제제				
entacapone	Comtan	파킨슨병의 levodopa/carbidopa에 대한 보조약	기립성 저혈압, 운동이상증, 수면장애, 근육긴장이상, 과도한 꿈, 졸음, 혼돈, 현기증, 구역, 식욕부진, 설사, 근경련	200~1600mg/d PO
tolcapone	Tasmar	파킨슨병의 levodopa/carbidopa에 대한 보조약	기립성 저혈압, 운동이상증, 수면장애, 근육긴장이상, 과도한 꿈, 졸음, 혼돈, 현기증, 구역, 식욕부진, 설사, 근경련	100~200mg PO tid

1) Levodopa(Larodopa)

L-dopa는 dopamine의 전구체로서 dopamine은 혈액뇌관문(Blood-Brain-Barrier, BBB)을 통과하지 못하지만 L-dopa는 BBB를 통과하여 뇌 내에서 방향족 L-amino acid decarboxylase를 억제(말초탈탄산 효소 억제)하여 중추 이외에서 L-dopa가 dopamine으로 되는 것을 막아 중추로 L-dopa가 더 많이 수송되도록 하는데 탈탄산효소 억제제로는 carbidopa와 benserazide가 있다. 초회량 1회 125mg씩 1일 2회 경구 투여하며 점차 증량하여 1일 4~6g 투여한다.

2) 탈탄산효소 억제약

이들 약물은 혈액뇌관문(BBB)을 통과하지 못하며, 탈탄산효소(decarboxylase)를 억제하여 중추 이외에서 L-dopa에서 dopamine이 되는 것을 저해하여 중추로 L-dopa가 더 많이 수송될 수 있도록 한다. 여기에 해당되는 약물로는 carbidopa와 benserazide가 있으며 L-dopa와 병용투여하고 있다. Vitamin B_6(pyridoxine)를 병용해서는 안 되며 병용하면 decarboxylase가 활성화되어 L-dopa가 BBB를 통과하지 못한다.

(1) L-dopa와 carbidopa(Sinemet)

(L-dopa/carbidopa=100mg/25mg, 250mg/25mg, 200mg/50mg)

(2) L-dopa와 benserazide(Madopar)

(L-dopa/benserazide=100mg/25mg)

초회 투여 시 1회 1/2정을 1일 3~4회 투여하며, 유지량은 1회 1정씩 1일 4~6회 경구투여한다.

3) 합성 항choline 효능약

CNS에서 Ach의 muscarine 효과 차단으로 운동실조보다는 경직이나 진전에 효과적이다.

- Trihexyphenidyl hydrochloride(Artane)
- Benztropine
- Procyclidine(Proimer)
- Biperiden

4) 기타

(1) Amantadine(PK-merz)

원래는 항virus약으로 개발되었으나 중주신경말단에서 norepinephrine과 dopamine 분비를 증가시키고 재흡수를 저해하여(dopamine 방출 촉진) 파킨슨병의 치료약으로 사용되고 있다.

1일 1회 100mg 경구투여하고 수 주 후 유지량으로 1회 100mg씩 1일 2회 투여하며 최대량은 1일 400mg이다(L-dopa의 고농도에 견디지 못하는 환자에 L-dopa와 병용가능).

(2) Bromocriptine(Bromidine, Parlodel)

Dopamine 수용체(D_2)에 대한 직접적인 효능약으로 1일 10~15mg 필요 시 30~40mg까지 경구투여한다.

(3) Selegiline(MAO-B inhibitor)

MAO-B를 선택적으로 억제하여 흑질, 선조체에서 dopamine의 분비를 차단하고 재흡수를 억제하여 dopamine 활성을 증가시킨다. 1일 5~10mg을 아침과 점심에 분할하여 복용하며 치료 도중 용량을 반감할 수 있으며 L-dopa와 병용투여 시 초기의 L-dopa 용량을 감량할 수 있다.

(4) Pergolide(Celance)

Dopamine 수용체를 직접 자극하여 dopamine(D_1, D_2) 활성을 증가시키는 약으로서 levodopa/carbidopa의 보조제로 사용하여 levodopa 투여로 인한 합병증을 줄일 수 있다.

처음 2일간 1일 0.05mg을 복용하고 매 3일마다 1일 0.1mg 또는 0.15mg씩 치료 12일까지 점증하며 그 후 최적 치료 용량 도달 시까지 매 3일마다 1일 0.25mg씩 증량한다.

(5) 항히스타민약

경한 증상에 사용하며 다른 강력한 약제를 사용할 수 없는 경우 병합요법 시 사용한다.

- Diphenhydramine(Benadryl): 항콜린작용도 있고 L-dopa dopamine 효능약에 견디지 못하는 노약자에 사용한다.
- Orphenadrine(Slaxin)

(6) Entacapone(Comtan)

COMT 억제약이며 levodopa/dopa 탈탄산효소억제제 용량과 투여, 1인 최대량 2회 200mg 1일 10회 투여한다.

(7) Ropinirole(Requip)

Dopamine 수용체($D_3 > D_2$)를 자극하여 효과를 나타내며 1일 3~9mg 투여한다.

07 Central nervous system stimulants

중추신경계 흥분제

학습목적

중추신경계 흥분제를 분류하고 약물의 작용기전, 부작용 및 임상적 응용에 대해 기술한다.

중추신경계에서 억제성 전달을 감소시키거나 뇌 내 다른 부위로의 흥분성 전달을 증가시켜 흥분을 유발하는 약물을 중추신경 흥분제라 하며, 주로 중추신경억제제의 과다 복용으로 인한 호흡억제 시에 사용한다.

표 2-6 중추신경계 흥분제

일반명	상품명	임상응용	부작용	상용량
흥분제				
caffeine	Caffedrin, Stay Awake, generic	피로, 졸음, 진통제의 보조제, 호흡억제	심계항진, 구역, 구토, 불면증, 빈맥, 안절부절못함	3~4시간마다 100~200mg PO caffeine과 sodium benzoate: 500mg~1g IM, IV
doxapram HCL	Dopram	약물유발 후 마취, 약물유발 호흡억제, 만성폐쇄폐질환에 겹친 급성 호흡기능 부족	어지러움, 두통, 불안, 지남력장애, 구역, 기침, 호흡곤란, 요축적	0.5~1mg/kg IV
modafinil	Provigil	기면증	불면증, 신경과민, 두통, 빈맥, 식욕부진, 어지러움, 흥분	200~400mg/d PO
암페타민계 약물				
amphetamine sulfate	generic	기면증, 주의력결핍 과다활동장애(ADHD), 외인성 비만	불면증, 신경과민, 두통, 빈맥, 식욕부진, 어지러움, 흥분	기면증: 5~6mg/d PO 분복 ADHD: 5mg bid, 원하는 효과가 나타날 때까지 10mg/wk까지 증량 비만: 5~30mg/d PO 분복

표 2-6 중추신경계 흥분제(계속)

일반명	상품명	임상응용	부작용	상용량
dexmethylphenidate	Focalin	ADHD	신경과민, 불면증, 식욕감퇴, 복통, 체중 감소, 빈맥, 피부발진	2.5~mg PO bid: 최대용량, 20mg/d
dextroamphetamine sulfate	Dexedrine generic	기면증, ADHD, 외인성 비만	불면증, 신경과민, 두통, 빈맥, 식욕부진, 어지러움, 흥분	기면증: 5~60mg/d PO 분복 ADHD: 40mg/d까지 PO 비만: 5~30mg/d PO 분복
methamphetamine	Desoxyn	ADHD	불면증, 신경과민, 두통, 빈맥, 식욕부진, 어지러움, 흥분	25mg/d까지 PO
methylphenidate HCL	Concerta, Metadate ER, Ritalin	ADHD, 기면증	신경과민, 불면증, 식욕부진, 어지러움, 두통	5~6mg/d PO
식욕억제제				
benzphetamine HCL	Didrex	비만	불면증, 신경과민, 두통, 입안건조, 심계항진, 빈맥, 식욕부진, 어지러움, 흥분	25~50mg PO 1~3회/일
diethylpropion HCL	Tenuate, generic	비만	불면증, 신경과민, 두통, 심계항진, 빈맥, 식욕부진, 어지러움, 흥분	즉효형: 25mg PO tid 지효형: 75mg qd
phentermine HCL	Ionamine Pro-Fast generic	비만	불면증, 신경과민, 두통, 빈맥, 식욕부진, 어지러움, 흥분	8mg PO tid 또는 15~37.5mg PO qd
sibutramine HCL	Meridia	비만	불면증, 신경과민, 두통, 입안건조, 심계항진, 빈맥, 식욕부진, 어지러움, 흥분	8~15mg PO qd

1 척수 작용약

Strychnine: 호미카 알칼로이드로서 척수에 작용하여 전신근육에 지속적 강직성 경련을 야기하며 호미카 엑스를 식욕증진제로 임상응용한다.

2 대뇌피질 작용약

(1) 정신흥분약(각성제)

- Xanthine 유도체(methylxanthine): caffeine, theophylline, theobromine

중추흥분작용, 심장작용(수축력 증강, 심박수 증가), 이뇨작용, 평활근 이완작용 등이 있다.

(2) Amphetamine류

- Amphetamine
- Methamphetamine

중추흥분작용이 강한 각성 아민으로 졸음과 피로감을 제거하고 사고력, 주의력을 증강시킨다. 반복투여하면 내성이 형성되며 정신적 의존이 강하여 향정신성 의약품으로 지정되어 있다.

(3) Cocaine(Crack)

Coca잎에서 추출한 alkaloid이며 다행감, 다변, 쾌활, 운동성 증가를 유발하며 과량에 의해 진전, 경련, 호흡억제, 혈관운동억제를 초래한다. 내성, 의존성이 강하여 마약으로 지정되어 있다.

Antipsychotics 08

항정신병약

학습목적

항정신병 약물을 분류하고 대표적인 약물의 중추신경계, 내분비계에 대한 작용 및 임상적 이용을 기술한다.

항정신병약(antipsychotics)은 심한 정신질환을 치료하기 위해 사용하는 것으로 현재는 도파민기능항진약이라고도 부른다.

정신병 환자에게 과도한 진정이나 탐닉을 일으키지 않고 정신병 환자의 기분과 행동을 개선함을 목적으로 하며 phenothiazine 유도체, thioxanthene 유도체, butyrophenone 유도체가 이에 속한다. 정신병을 생화학적으로 완전히 설명하기는 아직 어려우나 뇌의 각종 아민과의 관련성이 중요시되고 있으며, 정신신경기능이 뇌 내 활성물질인 NE, dopamine, serotonin 등의 특성 부위에서 농도 변화와 연관되어 있는 것으로 보인다. 정신병치료약은 정신 증상의 감퇴와 추체외로계 증상을 야기하는 성질이 있다. 이 약은 대뇌에서 감정 또는 구토를 통제하는 부분에 작용하여 신경이 과도하게 흥분하면 분비되는 물질(NE, dopamine, serotonin)의 생산과 분비를 통제함으로써 흥분을 억제하고 불안, 긴장, 걱정, 오심, 구토 등을 진정시키는 약이다.

심한 정신질환, 주로 정신분열증 치료에 쓰이는 약물이며 대정온제(major tranquilizer) 또는 신경이완제라고도 한다.

■ **정신분열증의 양성 · 음성 증상**

양성 증상	음성 증상
환각, 망상 사고의 무질서 공격성 분노, 편집증 과대망상, 착각, 불면증	사회적 위축, 동기결여, 감정적 위축 둔한 정서, 병 인식 부족 판단력 부족 언어부족, 무언증, 무기력 주의력결핍

표 2-7 정신병 치료제

일반명	상품명	임상응용	부작용	상용량
chlorpromazine	Thorazine	정신증장애, 구역, 구토, 난치딸꾹질	저혈압, 체위성 저혈압, 지연운동이상증, 눈부심, 두드러기, 비충혈, 입안건조, 정좌불능증, 근육긴장이상, 거짓파킨슨증, 행동변화, 두통	2000mg/d까지 PO 분복
clozapine	Clozaril	다른 치료에 반응을 보이지 않는 심한 조현병	졸음, 진정, 정좌불능증, 발작, 현기증, 실신, 빈맥, 저혈압, 오심, 구토	900mg/d까지 PO 분복
haloperidol	Haldol	정신증장애, 뚜렛증후군, 소아행동문제	추체외로증상, 정좌불능증, 근육긴장이상, 지연운동이상증, 졸음, 두통, 입안건조	0.5~5mg/d PO bid
lithium	Eskalith	양극성장애의 조증삽화	두통, 졸음, 떨림, 오심, 다뇨증	900~1800mg/d PO 분복
loxapine	Loxitane	정신증장애	추체외로증상, 정좌불능증, 근육긴장이상, 지연운동이상증, 졸음, 두통, 입안건조	60~250mg/d PO 분복
olanzapine	Zyprexa	조현병, 양극성장애 조증삽화의 단기치료	초조, 현기증, 신경과민, 정좌불능증, 변비, 발열, 체중 증가	5~20mg/d PO
perphenazine	Trilafon	정신증장애	저혈압, 체위성 저혈압, 지연운동이상증, 눈부심, 두드러기, 비충혈, 입안건조, 정좌불능증	4~16mg PO
pimozide	Orap	뚜렛증후군	파킨슨병 유사 증상, 안절부절못함, 근육긴장이상, 안구운동발작, 입안건조, 설사	1~2mg/d PO
quetiapine	Seroquel	정신증장애	기립성 저혈압, 어지러움, 현기증, 구역, 변비, 입안건조	800mg/d까지 PO 분복
risperidone	Risperdal	정신증장애	초조, 어지러움, 신경과민, 정좌불능증, 변비, 발열	60mg/d까지 PO 분복
ziprasidone	Geodon	조현병	졸음, 진정, 두통, 부정맥, 소화불량, 발열	80mg bid PO

1 Phenothiazine 유도체

Phenothiazine계 약물 중 chlorpromazine이 최초로 개발되었고 현재까지도 대표적으로 사용되고 있다.

Piperidine 유도체는 진정작용을 나타내나 piperazine 유도체는 진정작용이 약하고 추체외로계 부작용이 크다. 지방족화합물은 piperazine 유도체와 piperidine 유도체의 중간 정도에 해당된다.

기본적으로는 dopamine 수용체를 차단하나 치환기 종류에 따라 작용하는 수용체나 나타나는 부작용이 다양하다.

■ 약리작용

① 항정신병 효과: 뇌간과 대뇌변연계에서 dopamine 수용체를 차단하여 사고나 행동에 있어서 정신적 분열을 개선하고 온순해진다.

② 추체외로 효과: 다량 투여 시 경직, 운동장애, 전간, 가면양 얼굴과 같은 추체외로 효과가 나타난다.

③ 항choline 효능 및 항adrenaline 효과: 항choline 작용을 가져서 구갈, 위액분비억제, 변비, 땀이나 침분비 억제를 일으킨다. 또한 항adrenaline 효과가 있어서 체위성 저혈압을 일으킨다.

(1) Chlorpromazine(Sepamin)

Phenothiazine계 약물 중 대표적인 항정신병약으로 중추신경계의 dopamine 수용체를 차단하여 공격성이 저하되고 온순해진다. 연수의 CTZ에 작용하여 진토작용을 나타내며 질병이나 약물에 의한 구토를 억제한다. 체온 하강작용이 있으며 항choline 효능, 항adrenaline 효능, 항serotonin 효능, 항histamine 효능을 나타낸다.

1일 25~100mg 사용하고 정신과 영역에서는 50~450mg을 분할하여 경구투여하며 최대 투여량은 1g이다. 소아는 0.5mg/kg/day를 1일 3~4회 경구투여한다.

- **부작용**: 항choline 작용으로 인하여 구갈, 시력장애, 변비, 항adrenaline 작용으로 인한 기립성 저혈압, 사정억제, 내분비계 작용으로 식욕 증가, 체중 증가가 나타나며 긴장, 진전, 운동실조 등의 추체외로 효과가 나타난다. 또한 혈액질환, 황달, 광선과민증, 피부착색 등이 나타난다.

(2) Perphenazine(Trimin)

급·만성 정신분열증의 증상으로 나타나는 흥분 상태와 오심, 구토의 조절 및 Menier 증후군(현훈, 이명)에 쓰인다.

1일 8~16mg을 분할하여 경구투여하며, 성인 1회 2.5mg을 근육 또는 정맥주사한다.

- **부작용**: 발진, 쇠약, 인후통, 진전, 시야장애, 타박상, 비정상적 출혈 등이 있다.

2 Butyrophenone 유도체

(1) Haloperidol(Peridol)

Dopamine-2 수용체를 경쟁적으로 차단하여 효과를 나타내며 정신분열증, 조울증의 조증에 효과가 있고 phenothiazine에 효과가 없을 때 사용한다.

성인에 있어서 경증인 경우 1회 0.5~2mg씩 1일 2~3회, 중증이거나 저항성 환자인 경우 1회 3~5mg씩 1일 2~3회 경구투여하여 최고 100mg까지 투여하며 비경구투여로는 1일 6~15mg을 분할하여 근육주사한다.

- **부작용**: 유즙 분비, 월경불순, 남성의 여성형 유방, 추체외로 증상, 피부발진, 광선과민증 등이 있다.

3 Thioxanthene 유도체

여기에 해당하는 약물들은 phenothiazine 유도체와 구조가 비슷하며 작용은 butyrophenone과 비슷하나 다른 수용체와의 작용이나 부작용에 약간의 차이가 있다. 대체로 D_1, D_2, α-adrenergic 수용체에 결합하는데 특히 5-HT_2 수용체에 강하게 결합한다.

(1) Clopenthixol

급 · 만성 조현병, 노인성 치매에 사용된다. 급성 조현병 및 급성 정신병에 1일 10~50mg, 만성 조현병 및 만성 정신병에 유지량으로 1일 20~40mg, 노인의 정서불안 및 착란에 1일 2~6mg을 오후에 투여하여 필요 시 1일 10~20mg까지 증량한다.

(2) Flupenthixol

처음 0.5mg씩 1일 2회 투여 후 0.5~3mg으로 경구투여한다.

4 기타 최근 약물

(1) Lithium carbonate(Li_2CO_3)

조울증의 조증(mania) 치료에 사용하며 특히 급성 조증 치료 및 항우울제 작용 강화 등에 쓰인다. 급성 조증에 1회 600mg씩 1일 3회 경구투여하며 혈청 lithium치가 2mEq/L를 초과하지 않으며 유지량은 1회 300mg씩 1일 3~4회 투여한다.

(2) Sulpiride(Gommatil)

정신분열증, 우울증, 정신신경증에 사용하며 선택적으로 뇌의 도파민 D_2 수용체를 차단한다. 정신분열증에 1일 300~600mg을 2~3회 분할하여 경구투여하며 1일 최대량은 2,000mg이다. 우울증에 1일 150~300mg을 2~3회 분할하여 경구투여하며 1일 최대량은 600mg이다. 정신신경증에 1일 150~300mg을 3회 분할하여 경구투여한다. 크롬친화세포종환자, 조증환자, 간질환자, prolactin 의존성 종양환자에게는 금기이다.

(3) Loxapine(Loxitane)

강력한 전형적 항정신병약으로 현저한 도파민 수용체 길항작용을 나타낸다. 정신분열증에 사용하며 초기 1회 10mg씩 1일 2회 경구투여하며, 증상에 따라 증량하여 1일 60~100mg을 2~4회 분할 복용하며, 유지량은 1일 20~60mg이며 1일 최대량은 250mg이다.

(4) Molindone(Moban)

도파민 수용체를 차단하여 정신장애에 사용하며 초기 용량은 1일 50~75mg으로 시작하여 3~4일간에 걸쳐 1일 100mg까지 증량이 가능하다. 유지용량은 경증의 경우 1회 5~15mg씩 1일 3~4회, 중등증은 1회 10~25mg씩 1일 3~4회, 중증은 1일 225mg까지 가능하다.

(5) Nemonapride(Neponid)

Dopamine(D_2) 수용체를 차단하여 정신분열증에 사용하고 1일 9~36mg을 식후에 분할하여 경구투여하며 1일 60mg까지 증량이 가능하다.

(6) Clozapine(Clozaril)

도파민수용체를 차단하며 약제내성 정신분열증 환자, 심한 추체외로 부작용을 일으킨 환자에게 제1일 12.5mg 1~2회, 제2일 25mg 1~2회, 매일 2~50mg씩 증량하여 2~3주째 1일 300mg으로 증량 가능하다. 약제내성 조현병 또는 심한 추체외로 부작용을 일으키는 조현병 환자, 자살 행동 위험 감소에 사용한다. 다른 약제에 비해 추체외로 부작용이 적다.

(7) Olanzapine(Zyprexa)

Clozapine과 분자 구조가 유사한 약제로 조현병과 양극성 장애에 사용한다. 특히 양극성 장애 1형과 관련된 조증 및 혼재 삽화와 우울 삽화의 급성 치료에 사용하며, 본 약제 투여로 조증 삽화에 반응을 보인 환자들에 있어서 양극성 장애의 재발 방지에도 사용한다. 장기요법제로 적합하여 만성 조현병에 우선적으로 추천되나 histamine-1 수용체, muscarine 수용체를 차단하여 변비, 졸음, 체중 증가, 대사성 부작용 등이 나타날 수 있고 초회 1일 1회 10mg, 투여범위는 5~20mg를 식사와 관계없이 투여한다.

Dopamine 및 5-HT 수용체 차단작용의 비전형적 약물로 양성 증상(환각, 사고장애, 적개심, 불신감, 착란)과 음성 증상(감정의 단순화, 사회적 위축, 언어결핍)에 효과가 있다.

(8) Pimozide(Orap)

강력한 전형적 항정신병약으로 도파민 수용체 길항작용을 나타내며 작용지속시간이 긴 것이 특징이다. 초회량은 1일 1~3mg으로 경구투여하고 증상에 따라 1일 4~6mg까지 점차 증량하며 필요 시 2~3회 분할하여 경구투여하고 유지량은 6mg 이하이며 1일 최대량은 9mg이다.

(9) Amisulpride(Solian)

급·만성 조현병의 양성 증상 또는 음성 증상 조절과 D_2/D_3 차단작용이 있으며 기타 자폐증, 기분저하증 등 정신질환에 400mg/day 이하인 경우 1일 1회, 400mg/day 초과인 경우 1일 2회 분복한다.

Serotonin 수용체에 대한 작용 없이도 비정형 항정신병약제의 임상적 특징을 가진다. 즉, serotonin 수용체에 친화성이 없는 반면, D_2/D_3 수용체에 매우 선택적인 dopamine 길항제이다. 또한, 추체외로 부작용 발생이 적다.

(10) Risperidone(Risperdal)

Haloperidol과 비교하였을 때 dopamine 수용체에 대한 친화도는 비슷하다. 5-HT 수용체에 대한 친화도는 약 200배 높다. 낮은 용량에서는 추체외로 증상을 나타내지 않는다. 조현병 및 중증도 알츠하이머형 치매 환자의 공격성, 정신병 증상의 단기치료(6주까지)로 사용하고, 양극성 장애와 관련된 조증 삽화(병적인 상태가 지속되는 시기, 에피소드)의 치료를 위한 기분안정제의 부가요법으로 사용한다.

(11) Aripiprazole(Abilify)

2, 5, 10, 15mg의 제형이 있으며 조현병과 양극성 장애와 관련된 급성 조증 및 혼재 삽화의 치료에 사용하며, 주요 우울장애 치료의 부가요법제로 사용한다. 또한 자폐장애와 관련된 과민증과 뚜렛장애에도 사용한다. 이 약제는 D_2, D_3 수용체의 부분 작용제로 대부분의 약제와는 다른 작용 기전을 가지고 있다. D_2 수용체에 대한 작용은 정신병적 증상이나 조증 증상에 대한 효과와 관련되며 D_3 수용체에 대한 작용은 인지기능 개선과 항우울효과와 관계되어 있을 것으로 생각된다. 또한 5-HT_{2A}, 5-HT_{1A}에 대한 작용도 있어서 인지기능 개선, 항우울효과와 더불어 추체외로 부작용의 감소 효과를 보일 것으로 알려져 있다. 부작용으로는 두통, 불면증, 불안, 정좌불능증 등이 있다.

(12) Quetiapine(Seroquet)

조현병과 양극성 장애에 사용된다. 특히 양극성 장애 1형과 관련된 조증 및 혼재 삽화와 우울 삽화의 급성 치료에 사용되는데, 약제 투여로 조증 삽화에 반응을 보인 환자들에 있어서 양극성 장애의 재발방지에도 사용된다. D_2 수용체에 낮은 친화도를 보이며 5-HT_{2A}, 5-HT_{2C}에도 높은 친화도를 보여 추체외로 부작용이 상대적으로 적고, 인지기능을 개선하는 효과가 있다. 또한 본 약제의 대사체인 norquetiapine은 항불안제인 buspirone과 유사한 5-HT_{1A} 수용체 작용 효과와 항우울제인

venlafazine, duloxetine 등과 유사한 norepinephrine 재흡수 억제 효과를 보여 항우울 및 항불안 효과가 있는 것으로 알려져 있다.

(13) Paliperidone(Invega)

Risperidone의 활성대사체로 조현병과 정동 장애의 급성 치료에 사용된다. Risperidone과 거의 유사하며 D_2와 5-HT_{2A} 수용체를 차단한다.

09 Antianxiety drugs

항불안약

학습목적

항불안약의 작용기전, 부작용 및 임상적 응용에 대해 기술한다.

항불안약(antianxiety drugs)은 주로 긴장이나 흥분, 불안을 제거하기 위해서 사용하며 진정수면제에 비해 내성과 신체의존성이 약하며 자율신경 차단작용과 추체외로 부작용이 없다.

1 Benzodiazepine 유도체

항불안작용으로 가장 널리 사용되며 근육이완작용, 항경련작용, 수면작용이 있으며, 작용기전으로는 중추신경에서 GABA의 활성을 증가시킨다고 알려져 있다.

(1) Diazepam(Valium)

불안, 긴장의 치료, 경련성 장애(간질중첩증) 치료, 골격근이완 보조약, 급성 알코올 중독 금단증상, 수술 전에 사용한다.

항불안 · 항경련약으로 1회 2~10mg씩 1일 2~4회 경구투여하며, 수면과 진정(알코올 금단증상) 목적으로 첫째 날 10mg씩 3~4회, 필요 시 1일 5mg씩 3~4회 투여하고, 정신신경증과 근경축에 5~10mg을 근육 또는 정맥주사한다.

(2) Lorazepam(Ativan)

1회 1~4mg씩 1일 2~3회 경구투여한다.

(3) Chlordiazepoxide

1회 5~20mg씩 1일 3~4회 경구투여, 알코올 중독 시 50~100mg을 근육 또는 정맥주사한다.

(4) Alprazolam(Zanax)

신경성 우울증, 우울증을 수반하는 불안증이나 불안증의 단기적 완화를 위해 사용되며 diazepam에 비해 부작용이나 내성과 금단현상이 약하게 나타난다. 초회 0.25~0.5mg, 1일 3회 경구투여하며 필요 시 1일 4mg까지 사용한다.

표 2-8 항불안약의 종류

일반명	상품명	임상응용	부작용	상용량
Benzodiazipine계 약물				
alprazolam	Xanax	불안장애, 불안의 단기 완화	일시적으로 가벼운 졸음, 진정, 구역, 우울증, 무감동, 혼돈, 변비, 설사, 입안건조, 실금, 시각장애	0.25~0.5mg PO tid
chlordiazepoxide	Librium, Libritabs	불안장애, 불안의 단기 완화, 급성 알코올금단	일시적으로 가벼운 졸음, 진정, 구역, 우울증, 무감동, 혼돈, 변비, 설사, 입안건조, 실금, 시각장애	불안: 5~25mg PO 3~4회/일, 50~100mg IM, IV
clorazepate	Tranxene SD, Tranxene T	불안장애, 불안의 단기 완화, 급성 알코올금단	일시적으로 가벼운 졸음, 진정, 구역, 우울증, 무감동, 혼돈, 변비, 설사, 입안건조, 실금, 시각장애	7.5~60mg PO 분복
diazepam	Valium	불안장애, 불안의 단기 완화, 급성 알코올금단, 항경련제, 수술 전 근육 이완제	일시적으로 가벼운 졸음, 진정, 구역, 우울증, 무감동, 혼돈, 변비, 설사, 입안건조, 실금, 시각장애	개별화된 용량: 2~10mg PO 2~4회/d
lorazepam	Ativan	불안장애, 불안의 단기 완화	일시적으로 가벼운 졸음, 진정, 구역, 우울증, 무감동, 혼돈, 변비, 설사, 입안건조, 실금, 시각장애	1~10mg/d PO
비Benzodiazepine계 약물				
buspirone hydrochlroride	Buspar	불안장애, 불안의 단기 완화	어지러움, 구역, 두통, 신경과민, 흥분	10~15mg/d PO
hydroxyzine	Atarax, Vistaril	정신신경증과 관련된 불안 및 긴장의 증상 완화, 가려움증, 전투약 진정	입안건조, 일시적인 졸음, 불수의적 운동활동	25~100mg PO qid
meprobamate	Equanil, Miltown	불안장애, 불안의 단기 완화	졸음, 조화운동불능, 구역, 어지러움, 불명료언어, 두통, 허약, 구토	1.2~1.6g/d PO

(5) Triazolam(Halcion)

단시간형 benzodiazepine 유도체로 불면증에 수면 유도 목적으로 사용되며 통상 0.125~0.25mg을 취침 전에 복용한다.

(6) Clorazepate dipotassium(Tranxene)

불안증에 1일 30mg을 경구투여하고 격렬한 불안, 초조, 발작, 공격성에 1일 20~200mg을 정맥 또는 근육주사한다.

(7) Clonazepam(Rivotril)

1회 0.5mg씩 1일 3회, 1일 20mg까지 경구투여한다.

(8) Flurazepam(Dalmadorm)

1일 45~60mg씩 경구투여한다.

(9) Nitrazepam(Mogadon)

수면유도작용이 강하며 간대성 경련에 사용하고 5~10mg씩 취침 전에 경그투여한다.

(10) Bromazepam(Lectopam)

신경증 및 정신신체장애자의 불안, 긴장, 우울에 사용하며 1회 1.5~3mg을 1일 1~3회 경구투여하고 1일 12mg까지 사용할 수 있다.

(11) Temazepam

1일 5~10mg 경구투여한다.

(12) Tofisopam(Tofim)

두통, 심계항진, 발한 등의 자율신경증상, 갱년기 장애에 쓰이며 1회 50mg씩 1일 3회 경구투여한다.

(13) Clobazam(Sentil)

1일 2회, 10mg씩 경구투여한다.

(14) Ethyl loflazepate(Bigson)

불안, 긴장, 우울, 수면장애에 1일 1~3mg을 1~2회 분복한다.

(15) Midazolam(Dormicum)

수면장애 시 성인 7.5~15mg을 취침 전 복용한다.

2 Carbamate계 항불안약

(1) Meprobamate

대뇌변연계, 시상하부, 척수에서 중간 뉴런(신경원)을 차단하며, 중추성 근이완작용, 진정 및 정온 작용을 나타낸다. 현재는 임상에 거의 쓰지 않는다.

표 2-9 항불안약의 작용 특성 비교

구분	일반명	작용 특성					혈중 반감기	작용지속 시간
		항불안	진정수면	근이완	항경련	항우울		
가벼운 불안, 긴장	chlordiazepoxide	++	++	++	±	−	6.6~28h	장
	clotiazepam	++	+	±	±	+	4~5h	단
중증도 불안, 긴장	alprazolam	++	++	±	−	++	약 14h	중
	diazepam	++	+++	+++	+++	+	27~28h	장
	loflazepate	+++	++	+	−	+	122h	장
	mexazolam	++	++	±	−	+	60~150h	장
	fludiazepam	++	++	++	±	−	약 23h	장
강한 불안, 긴장	bromazepam	+++	++	+++	+++	+	8~9h	중
	lorazepam	+++	++	+	−	+	12h	단
	etizolam	+++	+++	++	−	++	6h	단

3 기타 항불안약

(1) Hydroxyzine(Centilax, Vistaril)

불안성 흥분을 수반하는 신경증 치료하며 항histamine과 항구토 작용을 가진 항불안약이다. 1회 25~100mg씩 1일 3회 경구투여한다.

(2) Buspirone(Buspar)

중추신경계에서 감정을 조절하는 물질인 serotonin의 활성을 정상화시킴으로써(5-HT_{1A} receptor agonist) 불안성 장애의 치료, 불안증상의 단기 완화, 자율신경계 과민에 사용되고 1회 5mg씩 1일 3회 경구투여하며, 1일 최대 60mg까지 사용할 수 있다. 진정작용이 없는 항불안약으로 serotonin의 활성을 증가시켜 치료한다.

(3) Ondansetron(Zofran)

Serotonin 수용체에 작용하는 항불안과 항구토 작용을 나타낸다.

10 Antidepressants

항우울제

학습목적

항우울제를 작용기전에 따라 분류하고, 각 약물의 적응증과 사용 시의 부작용 및 임상적 이용을 기술한다.

우울증이란 이유없이 불행해 하고 처참하고 실망이나 절망감에 빠져 있는 상태를 말하며 우울증은 원인에 따라 내인성 또는 외인성 우울증(endogeneous or exogeneous depression)으로 분류된다. 병적인 우울증 상태의 병인에 관하여 다음 3가지 학설로 설명되고 있는데

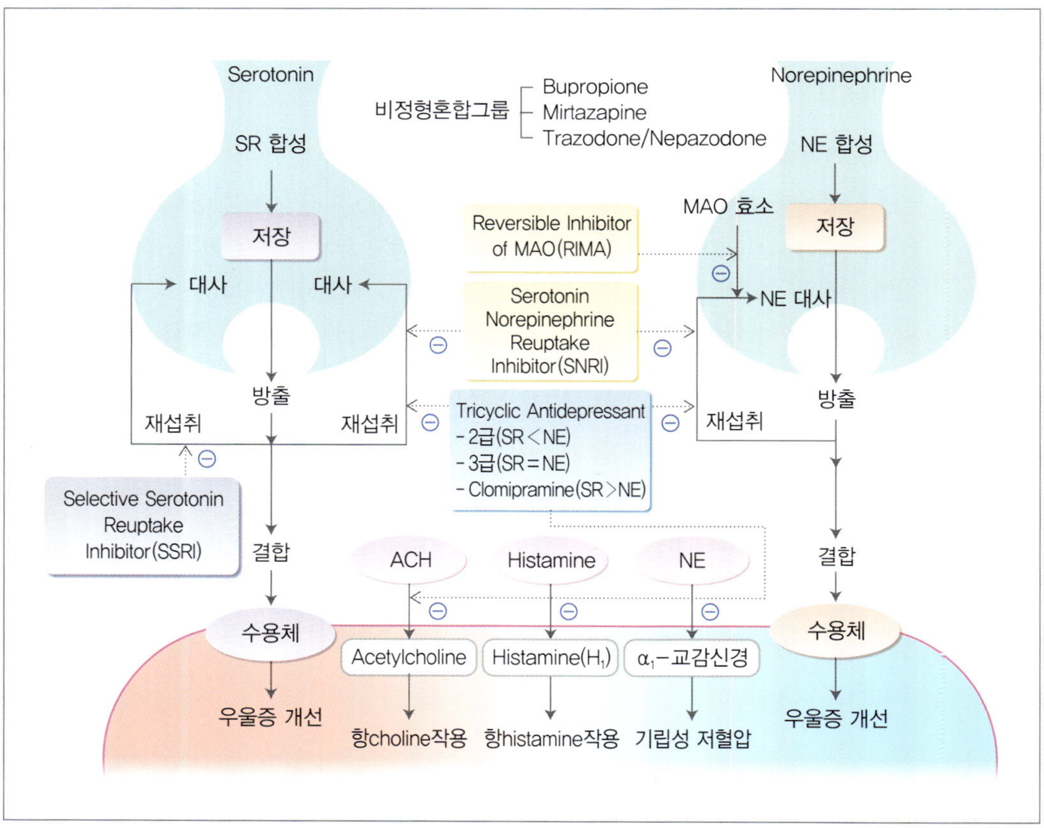

그림 2-5 항우울제

내인성우울증은 유전적이고 주기적으로 뇌 내의 serotonin과 norepinephrine이 감소되기 때문이며 성격발달에 원인이 있다는 학설이 있다. 우울증은 현대사회가 복잡해지면 복잡해질수록 인간의 충동을 억제해야 되고 타협해야 될 일이 많으면 많을수록 증가하게 될 것이다.

우울증은 자기 자신이 갖고 있는 질병에 대하여 과잉으로 걱정하는 건강염려증으로서 소위 심기증(hypochondriasis)을 갖는 사람에게 우울증이 많다.

정신기능의 억제상태에 대한 부활작용이기 때문에 정신부활제(psychotonic)라고도 하며 작용기전별 항우울제를 분류하면 다음과 같다.

표 2-10 항우울제의 종류

일반명	상품명	임상응용	부작용	상용량
삼환계 항우울제(tricyclics)				
amitriptyline	Elavil	우울증	진정, 항콜린성 효과 (입안건조, 눈마름증, 요정체), 구역, 비충혈, 흐린시력, 기립성 저혈압, 기면, 혼돈, 변비, 설사	300mg/d까지 PO 분복
amoxapine	Asendin	불안을 동반한 우울증	진정, 항콜린성 효과 (입안건조, 눈마름증, 요정체), 구역, 비충혈, 흐린시력, 기립성 저혈압, 기면, 혼돈, 변비, 설사	600mg/d까지 PO 분복
clomipramine	Anafranil	강박장애	진정, 항콜린성 효과 (입안건조, 눈마름증, 요정체), 구역, 비충혈, 흐린시력, 기립성 저혈압, 기면, 혼돈, 변비, 설사	25~250mg/d까지 PO 분복
desipramine	Norpramin	우울증	진정, 항콜린성 효과 (입안건조, 눈마름증, 요정체), 구역, 비충혈, 흐린시력, 기립성 저혈압, 기면, 혼돈, 변비, 설사	100~300mg/d까지 PO
doxepin	Sinequan	불안, 우울증, 기질적 질환에 동반된 감정 증상	진정, 항콜린성 효과 (입안건조, 눈마름증, 요정체), 구역, 비충혈, 흐린시력, 기립성 저혈압, 기면, 혼돈, 변비, 설사	25~300mg/d까지 PO 분복
imipramine	Tofranil	우울증	진정, 항콜린성 효과 (입안건조, 눈마름증, 요정체), 구역, 비충혈, 흐린시력, 기립성 저혈압, 기면, 혼돈, 변비, 설사	75~300mg/d까지 PO 분복
nortriptyline	Aventyl	우울증	진정, 항콜린성 효과 (입안건조, 눈마름증, 요정체), 구역, 비충혈, 흐린시력, 기립성 저혈압, 기면, 혼돈, 변비, 설사	25mg PO tid

표 2-10 항우울제의 종류(계속)

일반명	상품명	임상응용	부작용	상용량
MAO억제제				
phenelzine	Nardil	신경성 혹은 비정형 우울증	기립성 저혈압, 현기, 어지러움, 구역, 변비, 입안건조, 설사, 두통, 초조, 흐린시력, 고혈압 위기	90mg/d까지 PO 분복
선택적 세로토닌 재흡수 억제제				
citalopram	Celexa	우울증	구역, 입안건조, 체위성 저혈압, 발한, 졸음, 어지러움, 불면증, 떨림, 사정장애	20~40mg/d PO
fluoxetine	Prozac	우울증, 다식증, 강박장애, 월경전 불쾌장애	불안, 신경과민, 불면증, 졸음, 피로감, 무력증, 떨림, 발한, 어지러움, 두통, 성기능장애, 구역, 설사, 변비, 식욕부진	아침에 20mg/d PO 또는 40~80mg/d PO
fluvoxamine	Luvox	강박장애, 우울증	두통, 신경과민, 불면증, 졸음, 불안, 떨림, 어지러움, 구역, 구토, 설사, 입안건조, 식욕 부진, 변비, 소화불량, 발한, 발진	50~300mg/d 분복
paroxetine	Paxil	우울증, 강박장애, 공황장애, 범불안장애, 사회불안장애, 외상후 스트레스증후군	두통, 떨림, 신경과민, 어지러움, 불면증, 구역, 설사, 발한	25~50mg/d PO
Sertraline	Zoloft	우울증, 강박장애, 공황장애, 외상후 스트레스증후군	두통, 신경과민, 졸음, 불안, 떨림, 어지러움, 불면증, 시력변화, 피로감, 구역, 설사, 입안건조, 비염	50~200mg/d PO
기타 항우울제				
bupropion HCL	Wellbutrin	우울증, 금연	초조, 입안건조, 불면증, 두통, 구역, 구토, 떨림, 변비, 체중 감소, 경련	100~450mg/d PO
maprotiline	Ludiomil	우울증	진정, 항콜린성 효과, 혼돈, 집중장애, 입안건조, 변비, 기립성 저혈압	75~225mg/d PO
mirtazapine	Remeron	우울증	진정, 항콜린성 효과, 혼돈, 집중장애, 입안건조, 변비, 기립성 저혈압	15~45mg/d PO
nefazodone	Serzone	우울증	졸음, 불면증, 어지러움, 구역, 입안건조, 변비	200~600mg/d PO
trazodone	Desyrel	우울증	졸음, 피부질환, 이명, 분노, 적개심, 빈혈, 지속발기증, 고혈압, 흐린시력, 저혈압, 구역	150~600mg/d PO
venlafaxine	Effexor	우울증, 불안장애	두통, 비정상적인 꿈, 어지러움, 불안, 신경과민, 허약, 시력장애, 비염, 식욕부진	75~225mg/d PO

1 삼환계 및 사환계 항우울제 Tricyclic & tetracyclic antidepressants, TCAs

TCAs는 시냅스에서 단가아민의 재흡수를 차단하여 연접부위 내의 단가아딘 농도를 증가시켜 항우울작용을 한다. 우울증 환자의 70% 정도가 TCAs에 의해 호전되지만 구갈, 변비, 배뇨곤란, 시력장애, 체중 증가, 체위성 저혈압, 기면 등 여러 부작용으로 인해 순응도를 떨어뜨리는 단점이 있다. 이들 부작용이 β-아드레날린성 및 세로토닌 수용체 이외의 여러 수용체에 작용한다고 알려지면서 단일 수용체에 선택적으로 작용하는 약물 개발이 촉진되었다. 3급 아민약들은 대체로 NE, 5-HT의 재도입 차단효과가 있는 반면에 dopamine의 재도입 차단효과는 거의 없고 항choline 작용 등의 자율신경계 및 심혈관계 부작용이 크게 나타난다. 2급 아민약들은 비교적 선택적으로 NE 재도입 차단효과를 강하게 나타내며 항choline 작용 등의 자율신경계 작용이 3급 아민약물보다 약하게 나타낸다. 사환계 항우울제는 신경절전 α-아드레날린성 수용체 차단효과와 항histamine 작용을 나타내며 진정작용은 있으나 항choline 작용은 거의 없다.

■ 종류

tertiary amine tricyclics	amitriptyline, clomipramine, doxepin, dothiepin, imipramine, quinupramine, trimipramine
secondary amine tricyclics	nortriptyline, amoxapine, desipramine, maprotiline, protriptyline
tetracyclics	mianserin

2 단가아민 산화효소 억제제 Monoamine oxidase inhibitors, MAOIs

MAOIs는 단가아민의 파괴를 억제하여 연접부위 내의 단가아민 농도(NE, 5-HT)를 증가시킨다. Phenelzine, tranylcypromine 등의 비가역적 MAOIs는 tyramine을 함유한 식품을 먹으면 심한 고혈압 발작의 위험이 있어 널리 사용되지 않는다. 비고적 선택적이고 가역적인 MAO-A 억제제인 moclobemide는 비전형우울증이나 사회공포증에 효과적이고 식이제한이 필요하지 않으며 기면이나 체중 증가 등이 거의 없지만 불면, 불안, 어지러움, 경련 등을 일으킬 수 있다.

■ 종류

reversible monoamine oxidase inhibitor: moclobemide(Aurorix)

3 선택적 세로토닌 재흡수 억제제 Selective serotonin reuptake inhibitors, SSRIs

SSRIs는 TCAs와 비슷한 효과를 나타내면서 부작용이 훨씬 적어 순응도를 높인다는 점에서 우울증 치료에 전기를 가져온 약물이다. 비전형 우울증에 보다 효과적이고 TCAs에 반응하지 않던 일부 환자의 치료에도 유용하지만 심한 우울증에 대한 효과는 TCAs에 미치지 못한다는 보고가 있다. 대부분의 우울증 환자들은 초기 용량만으로도 회복되고 하루 한 번 복용이 가능한 장점도 있다. 오심, 구토, 불면, 성기능장애 등이 흔히 나타나고 드물게는 급격한 혼돈, 근간대(myoclonus), 반사항진, 고열 등을 특징으로 하는 세로토닌증후군을 일으킨다.

- **종류**

fluoxetine(Prozac)
paroxetine(Seroxat)
sertraline(Zoloft)
fluvoxamine(Luvox)
citalopram(Cipram)
escitalopram(Lexapro)

4 세로토닌 길항제/재흡수 억제제 Serotonin antagonist/reuptake inhibitors, SARIs

Nefazodone은 TCAs, SSRIs 등과 비슷한 항우울효과가 있지만 불안, 수면장애, 성기능장애가 적고 서파수면을 향상시킨다. Cytochrome P450의 강력한 억제제로서 cisapride, astemizole, terfenadine 등과 병용할 경우 치명적인 심장독성을 초래할 수 있고 alprazolam, triazolam 등의 혈중농도를 증가시키므로 주의해야 한다. 초기에 두통, 오심, 체중 증가, 식욕증가, 불면증, 구갈, 현기증의 부작용이 있을 수 있으나 곧 내성이 생긴다고 알려져 있다. 심장의 전도계에 미치는 영향이 삼환, 사환계 항우울제보다 훨씬 약하고 MAOI에서는 빈번한 CNS 흥분작용이 없다.

- **종류**

nefazodone(Serzone)
trazodone

5 세로토닌/노르에피네프린 재흡수 억제제

Serotonin/norepinephrine reuptake inhibitors, SNRI

Venlafaxine과 그 활성형 대사체 o-desmethylvenlafaxine(ODV)는 신경계의 5-HT

와 NE의 재도입을 선택적으로 차단하며 dopamine의 재도입도 약하게 차단하여 1~2주만에 약효가 나타나며 고용량에서는 dopamine의 재흡수도 차단하는 등 여러 신경전달물질계에 작용하여 심한 우울증에도 효과적인 것으로 알려져 있으며 항choline 작용 등의 자율신경계 및 심혈관계 작용 등이 거의 나타나지 않아 심한 우울증에도 효과적인 것으로 알려져 있으며 노인환자에게도 비교적 안전하게 사용할 수 있다. Cytochrome P450에 대한 억제작용이 미미하여 약물상호작용이 낮다는 장점도 있지만 불안, 불면, 오심, 성기능장애, 고혈압, 발한, 빈맥 등의 부작용이 있다.

■ **종류**

venlafaxine(Effexor)

6 노르에피네프린 및 세로토닌 조절제

Noradrenergic and specific serotonergic antidepressant, NaSSA

Mirtazapine은 NE신경말단에 존재하는 α_2-자가수용체 및 이종수용체에 작용하여 NE 및 5-HT의 방출을 증가시킴으로써 $5\text{-}HT_{1A}$ 수용체를 간접적으로 자극하여 항우울효과가 강화된다. 진정효과가 강하기 때문에 불면증이 심한 환자에게 도움이 되지만 특히 치료 초기에는 기면이 문제가 될 수 있고 오심, 구토, 불안, 수면장애, 성기능장애 등의 부작용은 매우 적지만 체중 증가, 어지러움 등이 흔하다.

■ **종류**

mirtazapine(Remeron)

7 선택적 세로토닌 재흡수 촉진제 Selective 5-HT reuptake enhancer, SSRE

Tianeptine은 선택적으로 세로토닌의 재흡수를 촉진하여 SSRIs와는 정반대의 기전을 가지면서 항우울작용을 한다는 점에서 우울증의 원인에 대한 기존 가설에 더 큰 혼선을 초래한 약물이다. TCAs나 SSRIs와 동등한 항우울효과가 있고 기분부전장애나 알코올 금단 후의 우울증에도 효과적이라고 알려져 있고 노인우울증 환자는 인지증상이 개선된다는 보고도 있으며 입마름, 변비, 진정 등의 부작용이 있다.

■ **종류**

tianeptine(Stablon)

8 Dopamine 재흡수 억제약 Dopamine reuptake inhibitors, DRI

Dopamine 재흡수를 억제하며 부작용 발현빈도가 낮아 노인을 포함한 모든 연령층에 사용하며 항콜린작용과 심장에 대한 부작용이 거의 없고 삼환계 항우울약에 비하 체위성 저혈압 유발 가능성이 낮고 금연을 위해 보조 작용약으로도 사용한다. 내인성 으울병에 특히 유효하다.

■ **종류**

bupropion(Wellbutrin)

9 Lithium제제

조현병 환자의 불안 및 흥분 증상을 감소시키고 조증과 울증을 모두 개선하는 작용(양극성 정동장애 작용)을 나타낸다. 1회 600mg씩 1일 3회 경구투여하며 유지량은 300mg씩 1일 3~4회 투여한다. 급성 중독으로는 혼수, 저혈압, 구토, 경련 증세를 나타낸다.

■ **종류**

lithium carbonate

10 주요 항우울제의 종류 및 용법

① Imipramine(Tofranil)

아드레날린 효능 신경말단에서 norepinephrine의 재흡수를 억제하여 norepinephrine의 농도를 증가시킨다. 항choline작용이 나타나 변비, 빈맥, 뇨저류, 구갈 등이 나타난다. 집중력과 사고력 저하가 나타나며, 투여 후 대사되어 desipramine으로 된다.

- **적응증**: 내인성 우울증, 조울증, 퇴행성 정신병
- **용법·용량**: 성인 75~200mg을 분할하여 경구투여한다.
- **부작용**: 항choline작용으로 인한 구갈, 변비, 빈맥, 심계항진, 뇨폐, 안압 상승, 체중 증가, 체위성 저혈압, 유즙분비과다, 남성의 여성형 유방, 황달, 무과립세포증, 호산구증가증, 혈소판감소증, 망상, 환각, 섬망

② Amitriptyline(Elavil, Etravil)

교감신경 말단에서 norepinephrine의 재흡수를 억제하여 norepinephrine의 농도를 증가시킨다. 항choline작용과 진정작용도 나타낸다.

- **적응증**: 우울증, 불안, 긴장 상태, 야뇨증

- **용법 · 용량**: 1일 30~75mg을 2~3회 분할하여 경구투여하고 필요 시 150mg까지 증량하며 드물게는 1일 300mg까지 증량이 가능하다.

③ Clomipramine

우울증, 강박상태, 공포상태에 성인 초회량 1일 10mg씩 투여하고 점차 1일 30~150mg까지 증량하여 분복 또는 취침 시 1회 복용한다.

④ Mianserine(Tolvon)

퇴행성 반응성 우울증, 불안으로 인한 우울증에 사용하며 초회량 1일 30~40mg, 유지요법으로 1일 60mg을 수회 분복하거나 1일 1회 취침 전 투여한다.

⑤ Venlafaxine(Effexor)

초회량 75mg으로 1일 2회 분복, SNRI(serotonin/NE reuptake inhibitor)로서 심한 우울증과 노인 환자에 비교적 안전한 약이다 .

⑥ Mirtazapine(Remeron)

NE 신경말단에 존재하는 자가수용체 및 이종수용체에 작용하여 NE 및 5-HT의 방출을 증가시킴으로써 5-HT_{1A} 수용체를 간접적으로 자극하여 항우울효과를 가져다 주는 NaSSA(Noradrenergic and specific serotonergic antidepressants)로서 불면증이 심한 환자에게 1일 15mg으로 시작한다.

⑦ Tianeptine(Stablon)

SSRI와 정반대기전을 가지면서 항우울작용을 하는 SSRE(selective serotonin reuptake enhancer)로서 1회 12.5mg을 1일 3회 투여한다.

⑧ Fluoxetine(Prozac)

1980년대 후반에 등장하여 항우울약으로 사용되었으며, 신경말단에서 선택적으로 serotonin 재흡수를 억제하여 중추신경계 내의 serotonin의 농도를 증가시킨다(항muscarine, 항histamine, 항α-adrenaline 작용의 부작용을 최소화한다).

- **적응증**: 우울증, 신경성 식욕과항진증, 강박반응성 질환
- **용법 · 용량**: 우울증 - 초회량 1일 1회 20mg을 오전에 경구투여, 1일 20mg 초과 시 1일 2회(아침, 낮) 투여하며, 1일 최대 80mg까지 투여한다. 신경성 식욕과항진증은 1일 60mg, 최대 80mg까지 경구투여한다. 강박반응성 질환은 1일 20~60mg, 최대 80mg까지 경구투여한다.

⑨ Paroxetine(Seroxat)

우울성 질환, 강박장애, 공황장애에 사용되며 우울성 질환에 1일 20mg, 필요 시 단계적으로 10mg씩 증량하여 1일 최대량 50mg까지 투여한다.

⑩ Trazodone(Trittico)

우울증, 정신장애에 사용되며 초기에 1일 150mg 경구투여하며 3~4일마다 50mg씩 증량한다.

⑪ Bupropion(Wellbutrin)

Dopamine 재흡수를 억제하며(DRI) 부작용 발현 빈도가 낮아 노인을 포함한 모든 연령층에 사용한다. 항choline작용과 심장에 대한 부작용이 거의 없고 삼환계 항우울약에 비해 체위성 저혈압을 유발할 가능성이 낮으며 부작용으로는 신경과민, 불면이 나타난다. 주로 금연보조약으로 사용한다.

⑫ Moclobemide(Aurorix)

MAO-A inhibitor로서 norepinephrine과 serotonin의 대사를 억제하여 항우울효과를 나타낸다.

- **적응증**: 우울증, 사회공포증
- **용법·용량**: 초회 1일 300mg을 식사 직후 2~3회 분할하여 경구투여하며, 중증 시 1일 600mg까지 분할하여 경구투여하고 최소한 8주간 계속 치료한다.

03 자율신경계에 작용하는 약물

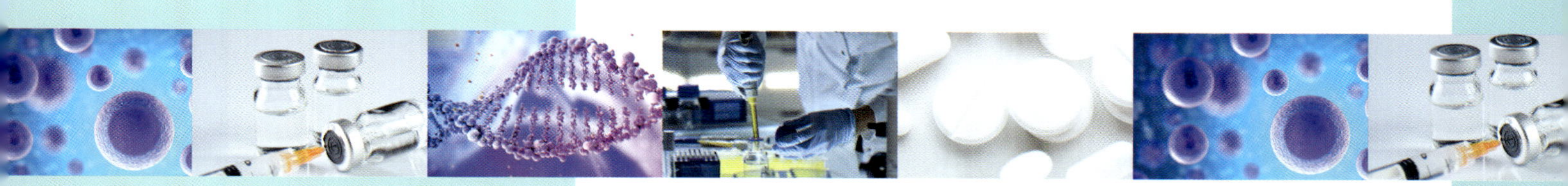

01 자율신경계

02 교감신경흥분약

03 교감신경차단제, 항아드레날린성약물

04 부교감신경작용약물, 콜린성 약물

05 부교감신경차단제, 항콜린성 약물

Autonomic nervous system 01

자율신경계

학습목적

자율신경계의 기능을 단계별로 이해하고, 이것의 기능을 증가시키거나 억제시킬 수 있는 약물을 숙지한 후 자율신경계의 이상이 있는 질환 시 약물을 쓸 수 있는 근거와 이때의 부작용을 설명한다.

자율신경계(autonomic nervous system)는 원심신경이지만 그 속에 구심신경섬유를 갖고 있으며 해부학적으로는 교감신경과 부교감신경으로 구분한다. 자율신경계는 신체의 내부기능, 즉 혈압, 위장관, 방광, 땀의 분비, 체온조절과 같은 기능을 담당하는 신경계이며, 자율신경계의 약리를 잘 이해하려면 자율신경계의 구조와 병태생리에 대한 정확한 이해가 필요하다.

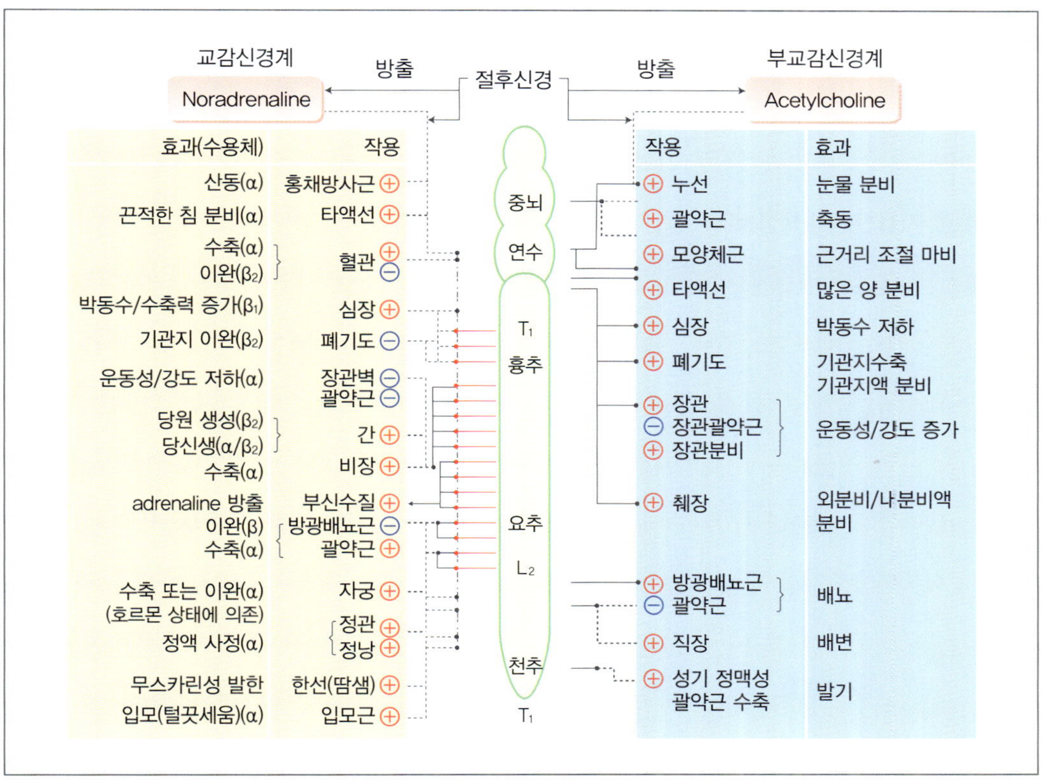

그림 3-1 자율신경계의 기능

1 자율신경계의 분류

1) 해부학적인 분류

자율신경계는 원심신경이지만 그 속에 구심신경섬유를 갖고 있으며 해부학적으로 교감신경(sympathetic nerve)과 부교감신경(parasympathetic nerve)으로 구분한다. 자율신경계의 신경섬유는 중추신경계에서 자율신경절이라고 부르는 지점에서 교대하여 다양한 신체의 표적기관으로 연결된다. 중추신경계에서 신경절까지를 연결하는 신경섬유를 절전섬유라 하고 신경절에서 표적기관까지 연결되는 신경섬유를 절후신경섬유라고 한다(표 3-1).

2) 기능적인 분류

자율신경을 기능적으로 분류하면 콜린 작동성 뉴런과 아드레날린 작동성 뉴런으로 나누어진다. 콜린 작동성 뉴런은 자율신경계의 모든 절전섬유와 말단에서는 이 섬유들의 흥분에 의하여 Ach을 유리하기 때문에 콜린작동섬유라 부른다. 유리된 Ach는 acetyl-CoA와 choline의 합성에 의해 생성되어 콜린섬유의 vesicle 내에 저장되고 Ach은 acetylcholinestrase에 의해 빠른 시간 내에 분해되므로 그 작용시간은 수 초이다. 또한 대부분의 교감신경절후섬유는 그 말단에서 NE를 유리하므로 아드레날린 작동성 뉴런이라고 부른다.

(1) 교감신경계의 기능

외상이나 공포, 저혈당, 추위 또는 운동과 같은 스트레스 상태에 대한 반응을 조절한다.

표 3-1 자율신경의 특성 비교

특성		부교감신경	교감신경
기시		뇌(III, VI, IX, X뇌신경) 천수(S_2 ~ S_4)	흉수(T_1 ~ T_{12}), 요추(L_1 ~ L_2)
신경절		종신경절	추골옆 혹은 중간신경절
절전섬유	길이	길다	짧다
	전달물질	Ach	Ach
신경절수용체		Nicotinic	Nicotinic
절후섬유	길이	짧다	길다
	전달물질	Ach	Norepinephrine(한선 제외)
효과기		평활근, 심장근, 선	평활근, 심장근, 선
효과기 수용체		Muscarinic	α, β

① 교감계의 자극: 심박동수와 혈압 증가, 몸에 저장된 에너지 사용, 골격근 및 심장으로 혈류를 증가시킴, 동공 및 세기관지 확장

② 격투 또는 도주 반응: 응급시의 신체의 변화를 격투 또는 도주 반응(fight of flight response)이라 한다.

(2) 부교감신경계의 기능

소화과정과 노폐물 제거 기능, 교감신경계와 반대로 작용하거나 균형을 맞추는 작용을 하고 일반적으로 휴식상태와 소화상태(rest and digest)에서 교감신경계보다 우세

표 3-2 신체 장기와 구조물에 대한 자율신경계의 작용

장기 혹은 구조물	교감신경(아드레날린성) 효과	교감신경(아드레날린성) 수용체의 종류	부교감신경(콜린성) 효과
심장	심장박동수 증가, 심장근 수축 증가, 방실전도속도 증가	β	심장박동수 감소, 심장근 수축력 감소
혈관			
1. 피부, 점막	수축	α	
2. 골격근	주로 이완	콜린성, β	
기관지근	이완	β	수축
위장관계통			
1. 근육운동, 긴장도 감소		β	증가
2. 조임근	주로 수축	α	주로 이완
3. 담낭	이완		수축
방광			
1. 방광배뇨근	이완	β	수축
2. 삼각, 조임근	수축	α	이완
눈			
1. 홍채방사근			
2. 홍채조임근	수축(동공확대)	α	수축(동공수축)
3. 섬모체근			수축
피부			
1. 한선	국부 지역에서 활동증가	콜린성	
2. 털운동근	수축(소름)	α	
자궁	이완	β	
타액선	진한 분비물	α	대량의 물과 같은 분비물
간	글리코겐 분해	β	
누선 및 코인두선			분비 증가
남성 성기	사정	α	발기

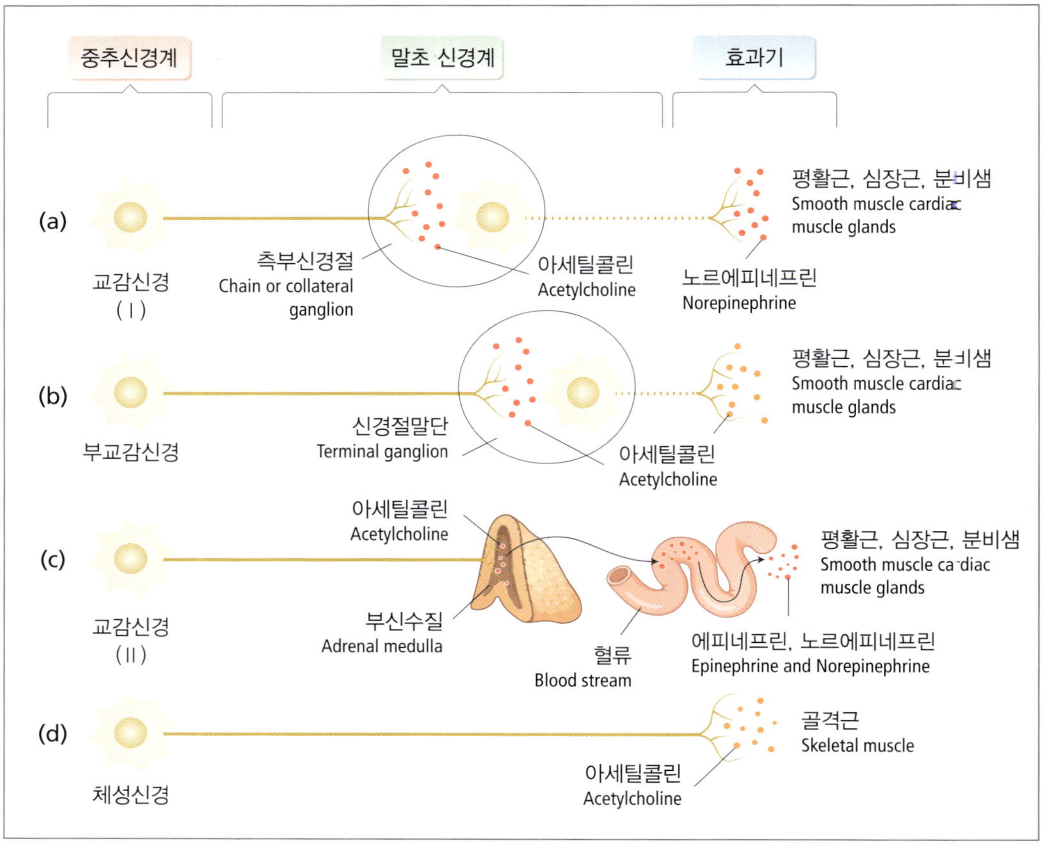

그림 3-2 아드레날린섬유와 콜린섬유

표 3-3 아드레날린 α 및 β 수용체 효과

지배기관		수용체	반응
심장	SA결절	β_1	빈맥
	AV결절	β_1	전도속도 증가 및 불응기 단축
	심방과 심실	β_1	수축력 증가
혈관	골격근	α_1, β_2	수축 혹은 이완
	피부	α_1	수축
기관지 평활근		β_2	이완
위장계 평활근	위	β_2	운동저하
	장	α_1, β_2	운동저하
방광	배뇨근	β_2	이완
	괄약근	α_1	수축
눈	홍채	α_1	수축(산동)
	모양근	β_2	이완
생식기	음경	α_1	사정
	자궁	α_1, β_2	수축 혹은 이완

하다. 부교감신경계와 교감신경계는 각각 기능적인 독립체가 아니라 상호경쟁과 조화의 관계에 있다.

표 3-4 자율신경 자극에 의한 각 효과기관의 반응

기관	교감신경 흥분	부교감신경 흥분
심장	박동수 증가	감소
	수축력 증대	저하
혈관	수축	확장
기관지	이완	수축
위장운동	억제	수축
담낭, 담관	이완	수축
간장	Glycogen 분해 촉진	–
동공	산대	축소
타액선	분비 촉진(농후)	분비 촉진(희석)

3) 자율신경의 신경전달물질

신경섬유 내에서의 흥분전도는 전기적으로 이루어지나 신경섬유와 신경섬유의 접합부(신경절) 및 신경섬유와 그에 의해 지배되는 효과기관 사이의 흥분전도는 화학적으로 이루어지고 있다. 신경종말에 자극이 전달되면 특정 화학물질이 신경종말에 방출되어 synapse 간격을 확산하고 다음 신경세포의 막 내지는 효과기관의 세포막에 있는 수용체와 결합하여 흥분을 일으킨다.

표 3-5 신경전달물질

Acetylcholine(Ach)		
biogenic amines	catecholamines	dopamine(DA) norepinephrine epinephrine(Epi)
	serotonin	
	histamine	
amino acids	흥분성	glutamate, aspartate
	억제성	GABA, glycine
neuropeptides	substance P, endorphine, enkephalin 등	

2 수용체의 개념 Receptor concept

1) Choline 효능 수용체

Acetylcholine은 두 가지 수용체를 활성화시키는데 이는 muscarine 수용체(M_1-뇌와 위벽세포, M_2-심장, M_3-평활근 외분비선)와 nicotine 수용체이다.

Muscarine 수용체는 각종 평활근, 심근, 외분비선(한선, 타액선, 췌장, 간) 등의 부교감신경말단에 존재하며, Ach과 유사한 효과를 나타내므로 이를 muscarine 효과라 하고, nicotine 수용체는 자율신경절, 골격근의 근신경접합부에 존재하며, nicotine과 유사한 효과를 나타내므로 nicotine 수용체라 한다.

Muscarine 수용체는 atropine 및 관련 약물로 차단되고, nicotine 수용체는 자율신경절에서는 hexamethonium으로 차단되며 근신경접합부에서는 α-tubocurarine으로 차단된다.

2) Adrenaline 효능 수용체

Adrenaline 수용체에는 α 수용체 및 β 수용체가 있고, β 수용체에는 $β_1$과 $β_2$로 나뉘고

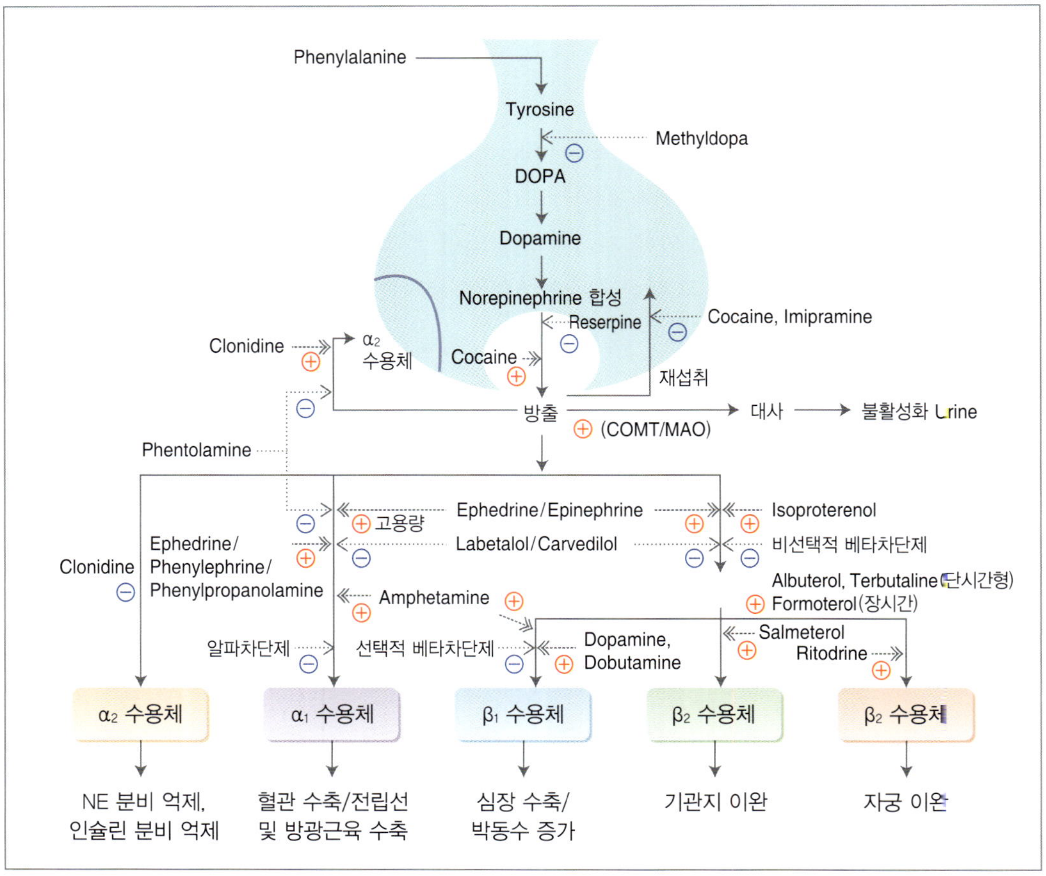

그림 3-3 교감신경 작용약물

α 수용체는 α_1(시냅스 후막존재)과 α_2(시냅스 전막존재)로 나뉜다. Norepinephrine은 주로 α 수용체를 자극하고 β 수용체에는 작용이 약하다(특히 β_2). Norepinephrine은 α 수용체에 대해서는 작용이 강하지만 그 효력은 epinephrine과 같거나 약간 약하다. Epinephrine은 α 및 β 수용체를 동일하게 자극한다. 즉 수용체에 대한 작용은 epinephrine이 주로 담당한다.

02 Sympathomimetic drugs

교감신경흥분약

학습목적

아드레날린성 약물의 약리작용을 이해하고, 임상적 이용을 설명한다.

교감신경은 신체의 급변하는 상황에 대처하는 스트레스 반응을 일으키며 심박동을 촉진시키고 혈압을 높이며 혈류량을 증가시킨다. 육체적인 운동이나 정신적인 긴장과 같은 외부의 자극이 가해지면 교감신경이 흥분되고 그 교감신경말단에서 norepinephrine(NE)이 유리되어 신체의 적절한 기능을 조절하게 된다. 또한 부신수질에서도 특수한 교감신경성 절전섬유가 분포되어 있어 epinephrine을 분비한다.

신체에서 교감신경이 흥분했을 때 나타나는 대표적인 효과는 동공산대, 혈압 상승, 심박동수와 심수축력의 증가, 위장관 운동과 선분비 억제, 방광이완, 기관지 평활근 이완, 골격근으로의 혈류 증가 등이다. 부신수질에서 생성되는 catecholamine의 80~90%는 epinephrine이고 약 10~20%는 norepinephrine이다.

교감신경흥분약(sympathomimetic drugs)은 α 수용체나 β 수용체를 자극하여 교감신경이 흥분했을 때와 같은 신체반응을 나타내며 이들 약물의 작용기전은 직접 수용체와 결합하여 교감신경 흥분작용을 나타내는 것과 신경말단에 저장된 norepinephrine을 유리시켜 간접적으로 작용하는 교감신경흥분약으로 구분할 수 있다.

1 아드레날린성 수용체에 직접 작용하는 약(catecholamine류)

Catechol이란 benzen 핵의 3, 4번 위치에 두 개의 OH기가 있는 화합물을 말하며, catecholamine의 대표적인 것은 epinephrine, norepinephrine, dopamine, 합성 catecholamine인 isoproterenol이며, 이 중 norepinephrine은 순환기계에 관련된 중요한 역할을 하고 있다.

1) Epinephrine

α, β 수용체에 모두 작용하지만 α 수용체에 대한 작용보다 β 수용체에 대한 작용효과가 훨씬 강하다.

■ 용도
- 혈관수축: 지혈작용
- 심장흥분: 심장박동이 정지됐을 때
- 기관지 확장: 기관지 천식, 약물 알레르기
- 동공산대: atropine보다 지속시간 짧음

2) Norepinephrine

α, β 수용체에 모두 작용하지만 α 수용체에 대한 작용이 훨씬 강하다. Epinephrine과 비슷한 효과이나 혈압 상승작용이 현저하여 심인성 쇼크나 저혈압 증후에서 혈압 상승 목적으로 사용한다.

3) Dopamine

α 수용체나 β_1 수용체 및 dopamine 수용체에 작용하며 심장에 작용함으로써 수축력 증강, 다량으로 혈관수축, 소량으로 신동맥 혈관 확장으로 심근경색, 신부전증에 의한 쇼크에 사용한다. α 수용체에 작용하여 말초혈관 수축을 유발하고 β_1 수용체에 작용하여 심장의 수축력과 박동수를 증가시킨다.

4) Dobutamine

합성 dopamine 유도체로 급성 심근경색증 환자의 심박출량을 증가시킨다.

2 α-adrenaline 효능약

1) 수용체에 직접 작용하는 약

약물의 임상적인 응용은 저혈압 치료제로 methoxamine, phenylephrine, 산동약으로 phenylephrine, naphazoline, 비중혈제거약(nasal vasoconstrictors)으로 phenylephrine, phenylpropanolamine, propylhexedrine, naphazoline 등이 사용되고 있다.

(1) Phenylephrine(Neosynephrine)

α_1 수용체에 작용하고 화학적으로 epinephrine과 유사하며, 심근, 중추신경계에는 효과가 약하다. Phenylephrine은 강력한 혈관수축작용이 있어 수축기 및 이완기 혈압을 상승시킨다. 임상적 용도로는 각종 저혈압 상태의 개선, 척수마취 시 혈압유지, 체위성 저혈압의 치료에 사용되며, 비충혈 제거 및 산동제, 발기지속치료제로 사용한다. 두통, 흥분, 고혈압, 서맥 등의 부작용이 있다.

(2) Methoxamine(Vasoxyl)

말초혈관을 수축시켜 지속적으로 혈압을 상승시킨다. 이로 인해 반사적으로 미주신경이 흥분되기 때문에 서맥이 나타나고 이 효과를 이용하여 발작성 심방성 빈맥(paroxysmal atrial tachycardia)에도 사용된다.

2) 선택성 α_2-adrenaline 효능약(중추성 교감신경 억제약)

중추의 α_2 수용체에 작용하여 NE 유리를 억제하므로 말초의 교감신경 억제, 혈압강하작용을 나타낸다. 고혈압 환자에 대해 혈압강하의 목적으로 사용되고 있다.

(1) Clonidine(Catapress)

혈압하강과 서맥작용을 나타낸다. 부작용으로는 진정, 졸음, 구강건조이다.

(2) Methyldopa(Aldomet)

NE의 전구물질인 dopa methyl 유도체로서 중추신경계 및 adrenaline 효능 섬유에서 catecholamine 고갈제로 작용한다.

3 β-adrenaline 효능약

1) Isoproterenol(Isuprel)

Isoproterenol은 β_1, β_2 수용체에 비선택적으로 작용하는 교감신경 효능제이다. α 수용체는 거의 작용하지 않으므로 isoproterenol은 주로 심근과 기관지평활근, 골격근 내 혈관 등에 강하게 작용한다.

임상적으로 천식, 기관지염, 심정지, 심인성 쇼크 증상에 사용한다. 부작용으로는 고혈압, 협심증, 두통, 진전, 안면홍조, 창백, 신경과민, 발한, 심계항진 등이 있으며, 과량 계속 사용하거나 epinephrine 주사와 병용 시 부정맥, 심정지를 일으킬 우려가 있으므로 주의해야 한다.

2) β_1-adrenaline 효능약

β_1 효능작용으로는 심장촉진, β_2 효능작용으로는 기관지 확장을 나타낸다.

Dobutamine은 울혈성 심부전에 사용되고, isoproterenol은 방실차단, 천식에 임상적으로 사용된다.

3) β_2-adrenaline 효능약

① Metaproterenol(Orciprenaline)
② Terbutaline(Brethine)
③ Albuterol(Salbutamol)

④ Isoetharine(Bronkosol)
⑤ Clenbuterol(Copan)
⑥ Fenoterol(Berotec)
⑦ Formoterol(Atock)
⑧ Bambuterol(Bambec)
⑨ Ritodrine(Yutopar)

4 Adrenaline성 신경종말에 작용하는 약물

교감신경절후섬유에서 전달물질인 norepinephrine을 유리시킴으로써 간접적으로 교감신경을 자극한 것과 유사한 작용을 나타내는 것으로 수용체에 대한 직접작용은 없다.

1) Tyramine

임상 시에는 쓰이지 않으나 일부 음식물(치즈, 초콜릿, 요구르트, 맥주, 청어, 계란)에 다량 함유하므로 MAO 억제제 사용 시 이들 음식을 먹으면 고혈압발작 위험

2) Amphetamine, Methamphetamine

Ephedrine과 화학구조나 약리작용이 유사하며 중추신경흥분작용이 있어 각성제로 사용(향정신성 의약품)하고 정신과에서 우울증에 처방한다.

5 양자의 작용을 병용하고 있는 것(직접작용+간접작용)

1) Ephedrine

Adrenaline 수용체와 결합하여 흥분을 일으키는 직접작용과 noradrenaline을 방출시키는 간접작용을 병행하고 있으며 기관지 천식 치료제, 비점막 충혈 제거에 사용한다.

표 3-6 아드레날린성 약물

일반명	상품명	임상응용	부작용	상용량
dobutamine HCL	Dobutrex, generic	기질적 심장병 또는 심장 외과적 시술에 의하여 초래된 수축력 억제로 인한 심장대상 부전	두통, 구역, 심장 박동수 증가, 수축기 혈압 증가, 두근거림, 협심증통 및 비특이 흉통	2.5~15μg/kg/min IV (40μg/kg/min) 환자의 혈류역학 및 신장 상태에 적정함

표 3-6 아드레날린성 약물(계속)

일반명	상품명	임상응용	부작용	상용량
dopamine	Intropin, generic	심근경색증, 외상, 개심술, 신부전, 울혈성 심부전 시의 만성 심대상부전으로 인한 쇼크	구역, 구토, 이소성 박동, 협심증통, 두근거림, 저혈압, 호흡곤란	20~50μg/kg/min IV (주입속도는 환자의 반응에 의하여 결정)
ephedrine sulfate	generic	저혈압, 급성기관지 연축, 알레르기성 질환, 코점막 및 코인두점막의 충혈, 중이감염의 보조치료	불안, 불면증, 긴장, 안절부절못함, 두통, 머리가 어찔어찔함, 어지러움, 구역, 배뇨곤란, 창백	저혈압, 알레르기성 질환 천식: 25~50mg IM, SC, IV 국소비충혈제거제: 4시간마다 각 콧구멍에 한 방울씩 떨어뜨림
epinephrine	Adrenalin chloride, AsthmaHaler, Bronkaid, generic	심실정지: 심장정지나 심장차단의 치료 및 예방: 건초열, 비염 및 급성 부비동염의 점막 충혈: 기관지천식 발작: 단순 개방각녹내장	불안, 불면증, 긴장, 안절부절못함, 두통, 머리가 어찔어찔함, 어지러움, 구역, 배뇨곤란, 창백	심장정지: 0.5~1.0mg IV 호흡곤란(예: 천식, 아나필락시스): 1:1000 용액 0.3~0.5mL를 4시간 동안 20분마다 SC 또는 IM, 혹은 1:200 부유액 0.1~0.3mL를 SC 3시간마다 1회 흡입, 4~6회/일 분무기를 사용하여 1~3회 깊게 흡입 안약: 매일 1~2회 한 방울
isoproterenol	Isuprel, Medihaler-Iso	주사: 쇼크, 마취 중 기관지연축, 심장정지, 부정맥 흡입: 급성 기관지천식, 공기증, 기관지염, 기관지확장증	불안, 불면증, 긴장, 안절부절못함, 두통, 머리가 어찔어찔함, 어지러움, 구역, 배뇨곤란, 창백, 폐부종	주사 쇼크: 2μg/mL 희석 용액 IV 마취 중 기관지 연축: 희석 용액으로 0.01~0.02mg IV 심장부정맥, 심장정지: 희석 용액으로 0.02~0.06mg IV, 5μg/min IV 주입, 비희석 1:5000 용액으로 0.2mg IM, SC 흡입 기관지연축: hand bulb 분무기로 1:200 용액을 5~15번 깊게 흡입 또는 1:100 용액을 3~7번 흡입, metered-dose inhaler: 하루 4~6회 1~2번씩 흡입
norepinephrine	Levophed	쇼크, 저혈압, 심장정지	안절부절못함, 두통, 어지러움, 서맥, 고혈압	5% dextrose 1000mL에 1mg의 농도로 된 용액, 2~3mL/min IV, 원하는 혈압을 유지하도록 속도를 조정: 평균용량, 2~4μg/min

Sympathetic blocking drugs, antiadrenergic drugs 03

교감신경차단제, 항아드레날린성약물

학습목적

항아드레날린성 약물의 작용기전과 임상적 이용을 설명한다.

교감신경을 흥분시키거나 교감신경흥분약(sympathomimetic drug)을 투여했을 때 나타나는 반응을 차단 내지는 억제하는 약물을 총칭하여 교감신경억제제(sympathetic blocking drugs) 또는 차단제라 한다. 이 중 adrenaline 수용체에서 noradrenaline 또는 adrenaline 효능약의 작용을 상경적으로 차단하는 약물을 adrenaline 수용체 길항제/차단제(adrenoreceptor antagonist/blocking agent) 또는 adrenaline 효능차단약(adrenergic blcoking agents)이라 하며, 간접적으로 adrenaline 효능 neuron에 작용하여 catecholamine이 유리되는 것을 억제하는 약물을 adrenaline성 neuron 차단제(adrenergic neuron blocking agent)라 한다.

1 α-adrenaline 효능차단약

아드레날린성 α 수용체를 선택적으로 차단하는 약물을 말한다. 이들 α 수용체 차단약물은 내인성(catecholamine)에 의한 혈관수축을 억제하여 혈관확장작용을 일으켜 혈압을 낮추는 작용을 한다. 이들은 고혈압, 심장부정맥 및 협심증, 말초혈관질환의 치료에 유용하다.

1) 맥각 alkaloids Ergot alkaloids

α 차단작용으로 교감신경을 차단하여 epinephrine의 혈압 상승을 억제하여 혈압을 하강시키고 혈관평활근에 대한 직접흥분작용으로 자궁수축 및 뇌혈관수축에 관여한다. 편두통치료약으로도 사용한다.

- Ergometrine – 자궁수축제
- Ergotamine – 편두통치료제
- Dihydroergotoxine(Hydergine) – 동맥경화증, 말초순환장애, 고혈압치료제

2) Imidazoline 유도체

주로 α_1 수용체를 차단하여 NE에 의한 혈관수축작용을 억제하며 혈관을 확장시켜 혈압을 낮춘다.

(1) Tolazoline

주로 α_1 수용체를 차단하여 NE에 의한 혈관수축작용을 억제하며, 혈관을 확장시켜 혈압을 낮춘다. 또한 심장에 대한 직접적인 흥분작용으로 가끔 심박급속을 일으킨다. 독성은 소름, 심박급속, 연동운동항진, 염산분비 증진 등이다. 혈관경축(vasospasm)을 완화시켜 말초혈관질환(Raynaud씨병, 괴저, 작열병, 참호족염)에 혈관확장제로 25mg씩 1일 4회 경구투여한다.

(2) Phentolamine

α_1 및 α_2 수용체 차단작용과 5-HT(serotomin) 수용체 차단 효과가 있다. 약물의 임상응용은 크롬친화세포종의 진단, 종양제거수술 중 야기되는 고혈압의 방지 목적으로 50mg씩 1일 4회 경구투여한다. β 수용체에 대한 흥분작용으로 심박급속, 부정맥, 협심증을 일으키고, 부교감신경 유사작용으로 장운동항진, 오심, 구토, 설사를 일으키며, histamine 유사작용으로 위액 분비작용, 말초혈관 확장작용을 나타낸다. 또한 평상시에 이 아드레날린성 신경전달물질에 의해 음경해면체 평활근과 나선 동맥이 수축 상태에 있으므로 이들을 차단할 경우 음경해면체 평활근과 나선 동맥의 이완 확장으로 발기를 유발할 수 있다. 독성은 체위성 저혈압, 심박급속, 비폐, 오심, 구토, 설사 등의 위장장애를 일으킨다.

(3) Prazosin(Minipress)

Quinazoline 유도체로 선택적으로 α_1 수용체를 차단하여 혈관확장 작용, 동맥압을 낮추는 작용이 있으므로 고혈압 치료약으로 사용된다.

성인의 초기용량은 1일 2~3회이고, 1일 최대용량은 20mg이다. 초회 투여 후 1시간 내에 실신하는 first dose 현상이 부작용이다. 실신하는 이유는 저혈압과 Na^+의 고갈 때문이다.

2 β-adrenaline 효능차단약

NE은 α 수용체에 강력한 효과가 있고 epinephrine은 두 수용체에 작용하며 isoproterenol은 β 수용체에 작용한다. β 차단제는 교감신경흥분 및 교감신경 유사약물에 의한 β 수용체 차단작용을 한다. β 차단제의 가장 중요한 작용은 심혈관에 대한 작용이다. β 차단약물은 심박동수, 심근수축력, 심박출량 및 심장 내 전도 속도를 저하시키며 갑상선기능항진증, 녹내장, 불안상태, 편두통 등에 응용된다.

1) Propranolol (Inderal)

Propranolol은 비선택적으로 β($β_1$, $β_2$) 수용체를 차단하여 심박동률과 수축력을 감소, 혈압의 저하 및 심근의 산소 요구량을 감소시킨다. 그러므로 심실성 빈맥과 재발성 심실 세동의 치료에 유용하다. 서맥, 천식 경력, COPD 및 울혈성 심부전증이 있는 환자에게는 금기이다.

서맥, 저혈압, 울혈성 심부전증, 호흡곤란, 천명(wheezing) 및 쇠약을 일으키는 부작용이 있다. 서맥, 저혈압 시에는 atropine 1mg을 주사한다.

Propranolol의 임상적 응용은 수용체 차단작용과 심근에 대한 직접작용으로 digitalis 중독 시의 부정맥을 억제하고, 비후성 대동맥변협착증(hypertrophic subaortic stenosis)의 증상 개선, 크롬친화세포증의 수술 전 또는 수술 중 혈압의 과도한 상승을 방지, 협심증의 예방약, 갑상선 중독증의 치료 및 수술 시에 효과적인 작용을 나타낸다. 1일 40mg으로 시작하고 효과가 불충분 시 80~120mg으로 증량하여 1일 2~4회 분할투여한다.

2) Atenolol (Tenormin)

심장의 $β_1$ 수용체에 선택적 차단작용을 한다. 그러나 고용량에서는 선택적 작용이 확실치 않으며 기관지와 혈관의 $β_2$ 수용체를 차단하기도 한다.

1일 1회 50mg으로 시작하여 1~2주 내에 효과가 없으면 100mg을 증량한다. 서맥, 저혈압, 기관지경축, 저혈당증 등의 중독치료에는 위세척이나 hemodialysis(HD)로 약물을 제거하고 서맥은 atropine이나 다른 콜린효능차단약으로 조절한다. 심장정지는 isoproterenol, 저혈압은 epinephrine을 digitalis, atropine과 함께 투여하고 기관지경축은 aminophylline을 투여한다.

사지냉감, 근육피로, 서맥, 피부 발적, 안구건조증, 천식의 경우 기도장애와 같은 부작용이 일어날 수 있다.

3) Metoprolol (Lepressor)

Metoprolol은 $β_1$과 $β_2$ 수용체를 모두 차단하는 길항제이다. 그러나 propranolol과 달리 $β_1$ 수용체에 대하여 선택성이 있어, metoprolol은 심박동수, 수축기 혈압 및 심박출량의 감소를 일으킨다. 또한 metoprolol은 특히 심근경색 후 수반되는 빈맥을 억제한다. 이러한 효과 때문에 metoprolol은 급성 심근경색 후의 환자에게 잠재적인 합병증을 감소시키기 위하여 사용된다. 부작용으로는 서맥, 저혈압, 기면, 울혈성 심부전증, 호흡곤란, 천명 및 쇠약을 일으킬 수 있다.

4) Labetalol (Trandate)

$α_1$, $β_1$, $β_2$를 차단하여 고혈압 위기에 혈압을 낮추는 강력한 약물이다.

표 3-7 β-아드레날린성 차단제

일반명	상품명	임상응용	부작용	상용량
acebutolol	Sectral	고혈압, 심실부정맥	서맥, 어지러움, 쇠약, 저혈압, 구역, 구토, 설사, 신경과민	고혈압: 400mg PO 1~2회 분복 부정맥: 400~1200mg/d PO 분복
atenolol	Tenormin	고혈압, 협심증, 급성 심근경색증	서맥, 어지러움, 피로, 쇠약, 저혈압, 구역, 구토, 설사, 신경과민	50~200mg/d PO: 5mg IV
betaxolol HCL	Kerlone	고혈압	서맥, 어지러움, 저혈압, 기관지연축, 구역, 구토, 설사, 신경과민	5~20mg/d PO
betaxolol HCL	Betopic	녹내장	짧은 기간의 안구불쾌, 눈물	1gtt bid
bisoprolol	Zebeta	고혈압	서맥, 어지러움, 쇠약, 저혈압, 구역, 구토, 설사, 신경과민	2.5~10mg/d PO
esmolol HCL	Brevibloc	심실위 빈맥, 비보상성 빈맥	저혈압, 쇠약, 머리가 어찔어찔함, 요축적	25~500μg/kg/min IV
metoprolol	Corgard	협심증, 고혈압	어지러움, 저혈압, 구역, 구토, 설사, 울혈성 심부전증, 심부정맥	40~320mg/d PO
nadolol	Corgard	협심증, 고혈압	어지러움, 저혈압, 구역, 구토, 설사, 울혈성 심부전증, 심장부정맥	40~320mg/d PO
penbutolol	Levatol	고혈압	서맥, 어지러움, 저혈압, 구역, 구토, 설사	20mg PO qd
pindolol	Visken	고혈압	서맥, 어지러움, 저혈압, 구역, 구토, 설사	5~60mg/d PO 분복
propranolol	Inderal	심장부정맥, 심근경색증, 협심증, 고혈압, 편두통 예방	서맥, 어지러움, 저혈압, 구역, 구토, 설사, 기관지 연축, 고혈당증, 폐부종	부정맥: 10~30mg PO tic, qid 고혈압: 40~640mg/d PO 분복 생명을 위협하는 부정맥: 1~3mg 까지 IV 편두통: 80~240mg/d PO 분복
sotalol HCL	Betapace	심실부정맥	어지러움, 저혈압, 구역, 구토, 설사, 호흡곤란	80~320mg/d PO 분복
timolol maleate	Biocadren	고혈압, 심근경색증, 편두통 예방	어지러움, 저혈압, 구역, 구토, 설사, 폐부종	고혈압: 10~60mg/d PO 분복 심근경색증: 10mg PO bid 편두통: 10~30mg/d PO
timolol maleate (안약)	Timoptic	녹내장	안구자극, 눈물	1gtt bid

표 3-8 α/β-아드레날린 차단제

일반명	상품명	임상응용	부작용	상용량
carvedilol	Coreg	고혈압, 울혈성 심부전증	서맥, 저혈압, 심부전, 피로, 어지러움, 설사	고혈압: 6.25~50mg PO bid, 울혈성 심부전증: 환자반응에 근거하여 용량 개별화: 초기용량 3.125mg PO bid, 점차 증량하여 최대용량 50mg PO bid
labetalol	Normodyne, Trandate	고혈압	피로, 졸음, 불면증, 저혈압, 발기부전, 설사	100~400mg/d PO 쿤복: 20~300mg IV

5) 기타 β 수용체 차단약물

① Practolol: 심장에 대해 선택적인 β_1 차단약
② Butoxamine: β_2 차단약으로 epinephrine의 대사효과를 길항한다.
③ Timolol maleate: 녹내장 치료에 사용
④ Bisoprolol: 선택적 β_1 차단약으로 고혈압, 협심증, 심부전에 사용
⑤ Carvedilol: α_1, β_1, β_2 차단약

3 Adrenaline성 neuron 차단제

Adrenaline 효능은 신경말단에서 NE의 저장을 고갈시키거나 합성 및 유리를 억제하는 작용으로 주로 고혈압 치료에 쓰인다.

1) Reserpine

인도사목(*Rauwolfia serpentina*)에서 얻은 alkaloid로서 뇌와 말초동맥벽의 결합 부위로부터 NE, dopamine, serotonin을 유리하여 이들 catecholamine의 과립 내 uptake를 차단, 합성을 억제하여 NE의 고갈을 초래한다. 임상작용은 항고혈압작용, 항정신병약으로 사용된다.

2) Guanethidine

항고혈압약으로 말초 교감신경말단에서 NE을 고갈시키는 작용과 유리를 억제하는 작용이 있다.

04 Parasympathomimetic agents, cholinergic drugs

부교감신경작용약물, 콜린성 약물

학습목적

자율신경계 중 콜린성 신경계에 작용하는 약물의 주요 약리작용을 이해하여 임상에 응용한다.

Acetylcholine(Ach)에 의해 나타나는 작용의 전부 또는 일부를 일으키는 약물들을 말하며 콜린효능약(cholinergic agonists), 부교감신경 유사약물(parasympathomimetics) 또는 콜린유사약물(cholinominetics)이라고도 한다.

콜린수용체에 직접작용하여 Ach와 유사한 작용을 하는 것(agonist)과 Ach 분해효소인 cholinesterase의 작용을 저해함으로써 결국 Ach 분해를 억제하여 간접적으로 Ach의 작용을 증강시키는 것이 있다.

1 부교감신경 흥분제, 콜린성 약물 Cholinergic drugs

부교감신경계에 작용하는 약물은 부교감신경의 지배를 받고 있는 여러 장기의 기능 장애를 치료할 목적으로 널리 사용되고 있으며 대표적인 약물인 Ach은 중추 및 말초 신경계의 중요한 신경전달물질의 하나로서 그 작용은 nicotine 및 muscarine 수용체와의 상호작용에 의하여 나타난다.

Ach의 작용은 근접합부와 부신수질 및 자율신경절에 대한 nicotine 수용체를 통해서 나타나는 것과 부교감신경말단의 효과기에서는 muscarine 수용체를 통해서 나타난다.

부교감신경효능약의 작용은 동공수축, 심박동수억제, 기관지수축, 혈관이완, 의장분비 및 운동항진, 선분비촉진 등이 나타나고, 방광의 배뇨근(detrusor muscle) 수축, 삼각부(trigone)와 외괄약근(external sphincter muscle) 이완을 통하여 배뇨를 촉진시킨다.

표 3-9 콜린성 약물

콜린성 약물				
일반명	상품명	임상응용	부작용	상용량
ambenonium	Mytelase	중증근무력증	기관지 분비의 증가, 심장부정맥, 근무력, 빈뇨	5~75mg/d PO tid, qid
bethanechol chloride	Duvoid, Urecholine	급성 비폐쇄성 요정체를 동반한 방광의 신경성 이완증	복부불쾌감, 설사, 구역, 구토, 침분비, 긴박성, 홍조, 발한	10~50mg PC bid–qid; 2.5~5mg SC tid–qid
carbachol, topical	Isopto Carbachol, Miostat	녹내장	시력의 일시적 감소, 두통	1일 3회까지 눈에 1~2방울
edrophonium	Enlon, Tensilon	중증근무력증의 진단	기관지 분비의 증가, 심장부정맥, 근무력, 빈뇨	2~10mg IV, 클린성 반응을 관찰
neostigmine	Prostigmine	중증근무력증, 요정체	심장부정맥, 구토, 장경련, 연동운동의 증가, 빈뇨, 홍조, 쇠약, 발한, 구역, 설사, 침분비	중증근무력증: 유지용량 15~375mg/d PO; 0.5~1mg IM, SC q4~6h prn
pilocarpine hydrocholide	Isopto Carpine, Pilocar	녹내장	시력의 일시적 감소, 두통	눈에 1~2방울씩 3회, 1일 1~6회
pilocarpine ocular therapeutic system	Ocusert	안압증가	시력의 일시적 감소, 두통, 홍조, 작열감, 홍채낭포	1U를 결막주머니에 넣는다. 의사의 지시에 따라 교환(대개 7일마다)
pyridostigmine bromide	Mestinon, Regonol	중증근무력증	기관지 분비의 증가, 심장부정맥, 근무력	평균용량은 일정한 간격으로 600mg/d PO, 최소 60mg/d부터 최고 1,500mg/d까지 조절 가능

1) 직접 수용체에 작용하는 콜린효능약

(1) Acetylcholine

- Ach는 순환기계에 대한 작용이 현저하다.
- 저용량의 Ach: 혈관평활근의 이완, 혈압 강하
- 고용량의 Ach: 심박완화
- 호흡기계: 기관지수축, 분비증가
- 소화기계: 타액, 위산분비 촉진, 장관 수축력과 연동운동의 증가
- 안과계: 동공수축

(2) Carbachol

Muscarine양 작용(muscarinic action)과 nicotine양 작용(nicotinic action) 모두 가지고 있다. 녹내장(glaucoma)의 치료에만 사용한다. 0.5~1.0% 용액을 결막에 점안한다. 해독약은 atropine이다. Carbachol의 약리작용은 피부혈관의 확장, 발한, 유연(salivation), 기관지천식의 악화, 혈압하강 등인데 혈압은 반사작용으로 곧 회복되나 기관지근육 수축작용은 천식환자에 치명적일 수도 있다.

(3) Methacholine

Ach 분자의 β 탄소 위치에 methyl기가 추가된 구조를 가지고 있어 muscarine 수용체에 대한 선택성을 갖는다. 순환기계에 대한 작용이 현저하여 서맥, 혈관이완, 혈압강하 등을 나타낸다. 1일 50~60mg을 3~4회 경구투여하며 10~25mg을 피하주사하여 발작성 심방심박급속의 치료에 사용한다.

(4) Bethanechol

Bethanechol은 methacholine과 carbachol의 특징을 모두 가지고 있는 화합물로 muscarine 효능효과가 강력하며 위장관 및 뇨관에 선택작용이 있어 수술 후 장마비 및 요저류에 사용한다. 경구로도 유효하며 cholinesterase에 완전한 저항성을 가지고 있어 지속시간이 길다. 1일 5~30mg을 3~4회 경구투여한다.

(5) 콜린유사 천연 alkaloids

Pilocarpine은 앞서 설명한 약물들과는 다르게 alkaloid계 약물이며 3급 아민 화합물로서 평활근과 각종의 분비선에 대해 Ach와 같은 작용을 나타낸다.

따라서 눈 점안 시 안구 평활근(intraocular smooth muscle)에 흡수가 잘 된다. 또한 콜린에스터라제(cholinesterase)에 의해 영향받지 않으며 니코틴성 수용체에 작용하지 않는 순수한 무스카린성 수용체 효능제이다. 임상적 응용은 녹내장의 안내압 하강 목적으로 사용되고, 신경절 차단약으로 인한 구갈을 방지할 목적으로 타액분비 촉진약으로 사용(5mg 경구투여 또는 피하주사)한다.

동공을 축소하기 위하여 0.5~1% 용액을 1회 1~2방울, 1일 3~5회 점안한다.

2) Cholinesterase 억제약

(1) 가역적 AchE 억제약

① Physostigmine(eserine)

*Physostigma venenoum*이라는 콩에서 얻은 alkaloid로서 가역적인 cholinesterase 억제작용을 나타낸다. 내인성 유리 Ach의 파괴를 억제하는 3급 아민류로서 혈액뇌관문을 잘 통과하므로 중추신경계 침투가 쉽다. 임상응용은 녹내장 치료, atropine 유사약물에 의한 중독의 해독제로 사용되고 있다. 제제로는 physostigmine saliculate 0.1~1% 점안액을 이용한다.

② Neostigmine(Neostigmine)

제4급 암모늄 화합물로서 중추신경에 침투력이 없다. 작용은 cholinesterase를 억제하여 피부온도의 상승, 발한, 장관, 방광, 평활근의 운동항진, 근육경축(muscle fasciculation)의 muscarine 효능 · 효과를 나타내고, 근신경접합부의 수용체에 대한 nicotine 효능 · 효과를 나타낸다.

임상적 응용은 중증 근무력증, 마비성 장관폐색증, 연동운동 및 뇨관수축약으로 유효하고, methacholine과 병용하여 심박급속에 이용하거나 녹내장 치료에 국소 적용하며, 제제로는 neostigmine methylsulfate(prostigmine methylsulfate), neostigmine bromide(prostigmine) 등이 있다.

(2) 비가역적 AchE 억제약

■ **유기인 화합물제제** Organophosphorus compound

불소인산디이소프로필(diisopropyl fluorophosphate, DFP) 및 기타 alkyl-phosphate는 cholinesterase를 비가역적으로 억제하고, 강한 독성이 있어 살충제로 많이 사용된다. 이들 약물은 주사나 흡입에 의해 말초의 choline 효능 · 효과 및 중추신경작용을 나타낸다. Muscarine 효과로는 축동, 기관지수축, 분비증가, 발한, 서맥, 저혈압, 빈뇨, 복통, 시야몽롱 등이 나타나고, nicotine 효과로는 근육연축, 빈박, 고혈압이 나타나며, 중추신경계 중독 증상으로는 불안, 전간, 운동실조, 경련, 호흡억제, 순환기허탈 등을 일으킨다. 임상응용으로는 DFP, echothiophate(phospholine iodide)는 녹내장치료에 국소 적용 시 1주 동안 안내압의 지속적 저하를 나타내며, 제제로는 isofluorophate(DFP, Floropryl) 0.1% 점안액이 있다.

유기인 화합물 중독의 치료에는 증상이 나타나면 atropine sulfate 1~2mg을 투여하며 1일 매시간 25~50mg씩 투여한다. Atropine으로 무효하면 PAM(pralidoxime) 1g을 점액으로 서서히 주사한다.

표 3-10 Muscarine 수용체와 nicotine 수용체에 작용하는 약물

구분	Muscarine 수용체 M_1 M_2 M_3	Nicotine 수용체 자율신경절	골격근
존재 부위	자율신경절, 심근, 평활근, 중추, 위벽세포, 분비선, 한선	자율신경절, 골격근, 부신수질	
생화학적 변화	K^+ 유출	Na^+ 유입 → 탈분극	
효능약	(녹내장 치료장) 1. M수용체 흥분(직접) acetylcholine muscarine methacholine carbachol bethanechol pilocarpine 2. AchE 억제(간접) physostigmine(가역적) neostigmine demecarium edrophonium isofluorophate(비가역적) echothiophate	(근무력증 치료약) acethylcholine nicotine(소량) neostigmine edrophonium AchE 억제약(약함)	
길항약	1. 천연물질 atropine scopolamine 2. 합성물질 cyclopentolate(산동약) tropicamide (3급) dicyclomine(진경제) oxyphencyclimine (4급) propantheline isopropamide benactyzine scopolamine N-buthyl bromide pirenzepine(위궤양) telenzepine trihexylphenidyl(항파킨슨병) benztropine ipratropium(천식) oxitropium	**고혈압약** 1. Ach 상경적 길항 hexamethonium pempidine mecamylamine trimethaphan pentolinium 2. 지속적 탈분극 nicotine(다량) decamethonium	**근이완약** 1. Ach 상경적 길항 tubocurarine gallamine curare pancuronium 2. 지속적 탈분극 succinylcholine

Parasympatholytic agents, muscarinic antagonist 05

부교감신경차단제, 항콜린성 약물

학습목적

항콜린성 약물(muscarinic antagonist)을 콜린성 약물 수용체와 연관시켜 이해하고, 임상적 이용을 설명한다.

Ach의 작용을 차단하는 약물이며 muscarine성 수용체와 결합하여 작용을 차단하므로 항muscarine성 약물이라 한다. 부교감신경계 또는 콜린성 신경계는 항상성 유지에 주요한 기능을 한다. 부교감신경 자극은 연동운동을 일으키고 동공축소를 일으키며 심박동수를 감소시킨다.

이 약물은 평활근, 심근 및 각종 선세포에 있는 무스카린성 수용체에 대해 Ach와 상경적으로 결합하여 Ach의 효과를 차단하는 작용을 한다.

무스카린성 차단제에 대한 반응의 특성은 또한 반응기관의 신경지배 특성에 따라 다르다. 많은 조직들이 흥분되었을 때 서로 반대되는 작용을 나타내는 아드레날린성 신경과 콜린성 신경을 함께 가지고 있다.

이들 약물의 임상적 응용은 산동약, 심장 및 위장관질환, 중추신경에 대한 작용으로는 Parkinson병, cholinesterase 억제약의 해독제로 사용된다.

1 천연 Alkaloid Belladonna alkaloid

1) Atropine

(1) 말초작용

Muscarine성 수용체에서 Ach와 상경적으로 길항하며 기관지, 소화관 평활근 등 이완이 있다.

(2) 중추작용

치료량으로 중추작용이 거의 없으나 대량인 경우에는 중추흥분작용을 나타내고 환각, 착란, 섬망이 오며, 최후에는 흥분상태에서 중추억제로 이행되어 혼수상태에 이르고 호흡마비로 사망한다.

표 3-11 콜린성 차단제

콜린성 차단제				
일반명	상품명	임상응용	부작용	상용량
atropine	generic	유문연축, 기관지와 구강 분비물 감소, 과도한 미주신경 유도 서맥 차단, 요관급통증과 슬개급통증의 완화	졸음, 흐려보임, 빈맥, 입안건조, 배뇨지연	0.4~0.6mg PO IM, SC, IV
belladonna alkaloid	generic	소화성 궤양, 소화기 질환, 게실염, 췌장염, 설사의 보조치료	졸음, 흐려보임, 빈맥, 입안건조, 배뇨지연	0.25~0.5mg PO tid
dicyclomine HCl	Bentyl, Di-Spasz, generic	기능성 장질환, 과민대장 증후군	졸음, 흐려보임, 빈맥, 입안건조, 배뇨지연	80~160mg PO qid
flavoxate	Urispas	배뇨곤란, 긴박성, 빈뇨 완화, 방광염과 전립샘염 완화	구역, 구토, 입안건조, 불안, 어지러움, 두통, 졸음, 흐려보임	100~200mg PO 3~4times/d
glycopyrrolate	Robinul	경구투여: 소화궤양 비경구투여: 기관지, 구강 분비물 감소와 마취, 삽관 중 심장의 미주신경 억제반사를 차단하기 위해 마취제와 함께 씀; 콜린성 약물들의 말초 무스카린 효과로부터 보호를 위해 사용함	흐려보임, 입안건조, 미각인지변화, 구역, 구토, 삼킴곤란, 배뇨지연, 요축적	1~2mg PO, bid, tid 비경구투여: 소화궤양, 0.1~0.2mg IM, IV tid, qid; 마취 전, 0.002mg/lb IM 수술 중: 0.1mg IV
l-hyoscyamine sulfate	Anaspasz, Donnamar, Levbid	위액 분비, 내장연축, 연축결장염의 과운동성, 자동방광, 유문연축 등의 조절에 도움을 주고, 기능성 장질환, 쓸개급통증, 요관급통증, 소화성 궤양, 과민성 대장증후군, 신경성 결장, 췌장염의 증상 완화에 도움을 줌	졸음, 흐려보임, 빈맥, 입안건조, 배뇨지연	0.125~0.25mg PO 또는 설하투여 3~4times/d; 0.375~0.75mg 지속분비형 q12h 0.25~0.5mg SC, IM, IV 2~4times/d
methantheline bromide	Banthine	소화성 궤양, 과다긴장 신경성 방광의 보조치료	졸음, 흐려보임, 빈맥, 입안건조, 배뇨지연	50~100mg PO q6h
methscopolamine	Pamine	소화성 궤양의 보조치료	졸음, 흐려보임, 빈맥, 입안건조, 배뇨지연	2.5mg 30분 AC 2.5~5mg PO q6h
propantheline bromide	Pro-Banthine, generic	소화성 궤양의 보조치료	혼돈, 입안건조, 변비, 배뇨지연, 요축적, 흐려보임	15mg PO 30분 AC and HS

표 3-11 콜린성 차단제(계속)

콜린성 차단제				
일반명	상품명	임상응용	부작용	상용량
scopolamine hydrobromide	generic	수술 전 진정, 멀미	입안건조, 변비, 배뇨지연, 요축적, 흐려보임	0.32~0.65mg IM, SQ, IV 멸균수에 희석하여 주사; 3일마다 여행가기 4시간 전에 1패치
trihexphenidyl	Artane	파킨슨병, 항정신병제에 의해 야기되는 추체외로 효과에 사용	지남력장애, 혼돈, 어지러움, 현기증, 흐려보임, 동공확대, 입안건조, 요축적, 홍조	1~2mg/d; 3일에서 5일마다 2mg씩 증량하여 전체 6~10mg/d이 되도록 한다. 용량을 하루에 3~4회로 나누어 투여

2) Scopolamine(Hyoscine)

(1) 말초작용

분비선에 특히 잘 작용한다.

(2) 중추작용

Atropine에서는 중추흥분작용을 나타내는 데 반하여, scopolamine은 중추신경 억제작용을 하며 치료량으로 졸음, 기억상실, 피로 등을 일으킨다. Barbital, morphine과 병용하여 마취보조약으로 쓰이며 중추신경 억제작용으로 진정, 정온작용이 있어 morphine 등과 병용한다.

■ Atropine, Scopolamine의 임상응용

광범위하게 사용하나 효과기관에 따른 신택성이 없어 많은 부작용이 따른다.

- 안과 영역에서 산동제, 조절마취제로 사용한다(안압 상승이 일어나기 때문에 녹내장 환자에게는 금기이다).
- 소화관, 방광, 요도 등의 진경제로 사용한다.
- 각종의 선 분비를 억제하기 때문에 마취 전 투여(기도의 분비억제)와 소화성 궤양(위액 분비 억제)에 사용한다.
- 그 밖에 atropine은 Parkinson병, 유기인제중독, scopolamine은 멀미약으로 사용

2 Atropine 대용약 Atropine substitutes

Atropine은 강력하고 지속적인 산동작용과 조절마비작용이 있으나 작용지속기간이 길기 때문에 안저 검사에는 대용약을 사용한다.

Atropine 대용약의 작용 지속시간은 다음과 같다.
Homatropine > Eucatropine > Cyclopentolate > Tropicamide

1) 산동약 Mydriatics

(1) Homatropine. HBr

Mandelic acid의 ester로 신속한 산동작용과 작용지속기간이 1~2일간이며 사용제제로는 2% 용액을 점안한다.

(2) Eucatropine(Euphthalmine)

Homatropine보다 작용이 약하고, 2~5% 용액을 점안 후 30분 내 산동이 일어나고 12시간 지속된다.

(3) Cyclopentolate. HCl(Cyciogyi)

0.5~1% 용액을 점안한 후 30~60분 내에 산동이 일어나고, 24시간 안에 정상적으로 회복된다.

(4) Tropicamide(Mydriacyl)

작용발현이 빠른 산동 및 조절마비약이다.

2) 진경약 Antispasmodics

Atropine의 작용 중 주로 위장관에 선택작용이 있는 합성품으로 임상용도는 소화성 궤양, 평활근경축, 위산분비 과다의 치료제로 사용된다.

(1) 제4급 아민 항choline 효능약

신경절에 대한 억제작용이 있고, 중추작용은 나타나지 않는다.

사용제제는 atropine methylbromide(atropine sulfate에 비해 중추작용이 약하다), methantheline. Br(Barnthine)은 경구로 1회 50~100mg 이상을 사용하고, propantheline. Br(ProBanthine)은 경구로 1회 2~15mg을 사용한다.

(2) 제3급 아민 항choline 효능약

평활근에 대한 직접작용은 강력하나 신경절작용은 약하다. 사용제제로는 dicyclomine (Bentyl)이 부교감신경차단작용(위산분비억제, 진정작용)에 사용되고, oxyphen-cyclimine이 장관평활근에 대한 직접 억제작용에 이용된다.

04 심혈관계에 작용하는 약물

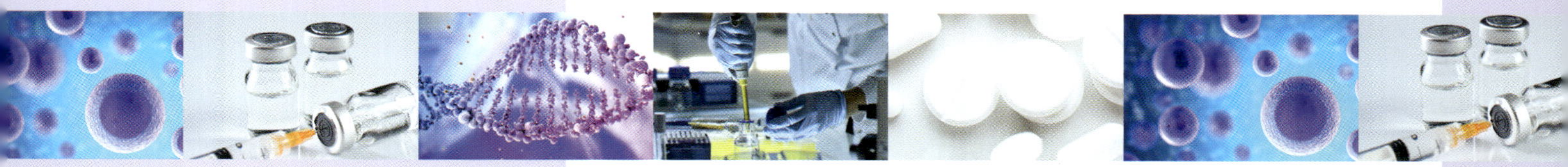

01 심혈관계

02 강심배당체 및 심부전 치료제

03 항부정맥약

04 고혈압 치료제

05 항협심증약

06 고지혈증약

Circulatory system 01

심혈관계

학습목적

심혈관계에 작용하는 약물의 작용기전을 이해한다.

1 심장생리

심장은 수축과 이완의 주기적인 운동을 통해 혈액을 전신으로 순환시키는 기관이며, 이러한 혈액순환을 통해서 신체의 각 조직은 끊임없이 산소와 영양 공급을 받고 이산화탄소와 노폐물을 배설하여 정상적인 생리기능을 유지한다.

정상인에 있어 심장은 1회 박동 시에 약 70mL의 혈액을 박출하며 1분간 약 70회 박동한다. 따라서 심장은 1분간 약 5L 정도의 혈액을 전신으로 보내며 이것은 심장이 하는 일의 양으로서 심박출량(cardiac output)이라 부른다.

2 심장의 수축과 이완

심장은 끊임없이 전기적인 흥분에 의해 스스로 운동할 수 있는 자동성(automaticity)을 나타낸다. 이러한 심장의 전기적 흥분을 탈분극(depolarization)이라고 하며, 이때 심근세포에서 수축이 일어난다. 반면에 심근세포가 분극상태 또는 안정전위(resting potential)일 때는 확장이 일어난다. 이러한 전기적 신호의 출발은 우심방이 상대정맥과 만나는 부위에 위치한 동방결절(SA node, 우심방과 상대정맥이 만나는 곳에 존재하고 활동전압의 발생빈도가 가장 높은 곳)에서 생기며, 따라서 이곳을 pacemaker라 부른다.

이곳의 세포막에서는 Na^+가 자동적으로 서서히 유입될 수 있으며, 또한 안정막 전압이 약 −50mV로서 다른 심근세포(−90mV)보다 역치(−40mV)에 쉽게 도달할 수 있어 전기적 흥분상태인 탈분극이 발생된다. 이 전기적 자극은 SA node > AV node > His 속 > Purkinje 섬유의 자극전도계를 거쳐 각 심근세포에 도달한다.

3 흥분전도계

SA node 흥분 시작 → 흥분이 좌우심방으로 퍼짐 → 좌우심방수축 → AV node → 방실줄기 → 방실가지 → Purkinje fiber → 좌우심실수축으로 진행된다.

이와 같이 심장의 수축은 동방결절에서 발생된 전기적 흥분이 심근세포막에 도달하여 초래되며, 특히 수축력의 크기는 세포질 내 Ca^{++} 농도에 의해 좌우된다. 이러한 수축력의 크기는 혈압에 있어 수축기 혈압(최대혈압)의 크기에 직접적으로 관련된다.

4 심장의 주기

(심방수축 0.11초, 심실수축 0.27초, 심실이완 0.42초)

(1) 심방수축기 Atrial systolic period

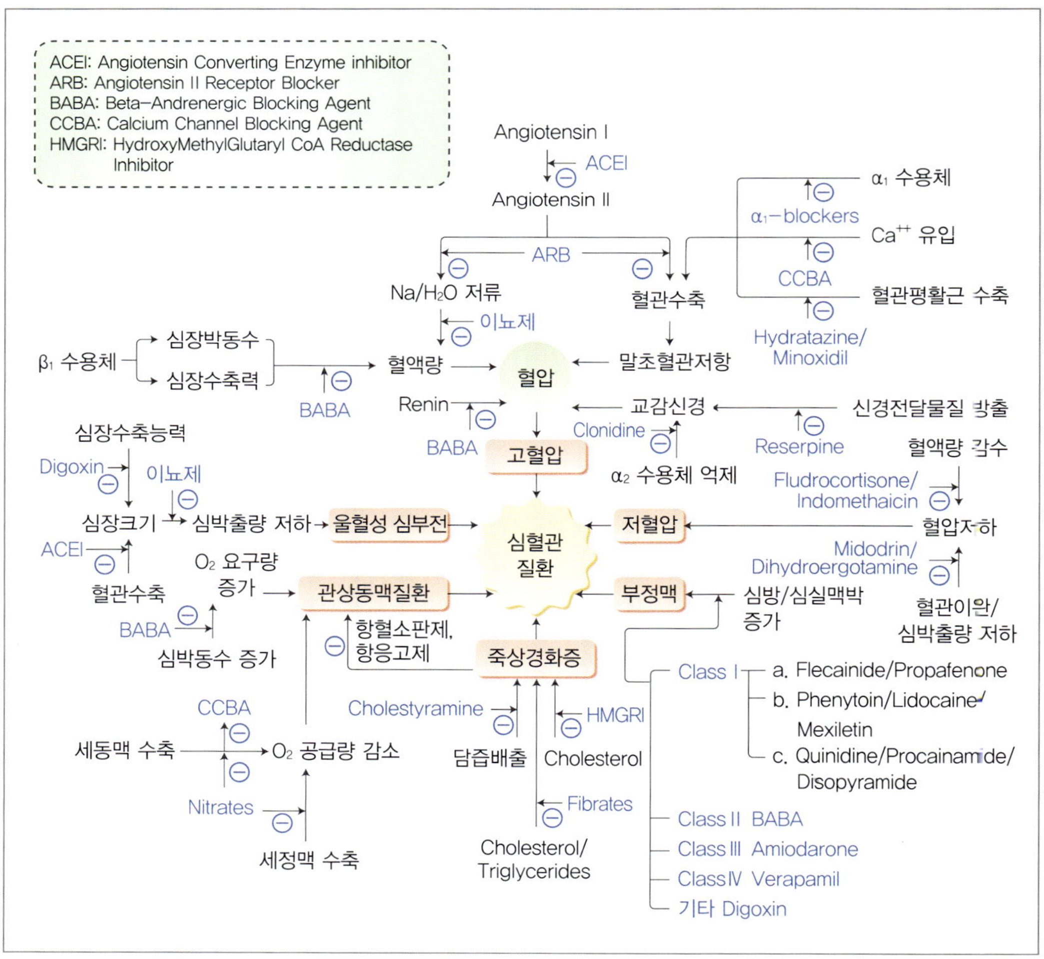

그림 4-1 심혈관 질환 약물의 작용 기전

표 4-1 심장의 흥분전도계

단계	세포 내 전해질 이동	전위차 변화	기계적 변화
0 phase	Na^+ 유입(fast channel)	탈분극(활동전위)	심근수축 시작
1 phase	Cl^- 유입		
2 phase	Ca^{++} 유입(slow channel)	탈분극지속	수축
3 phase	K^+ 유출	재분극	심근이완 시작
4 phase	Na^+ 유출/K^+ 유입 (Na^+/K^+ ATPase = Na pump) Ca^{++} 유출 (Na^+/Ca^{++} exchange)	분극(정지전위)	이완

(2) 심실수축기 Ventricular systolic period

① 등척성 수축기(isometric contraction)
반월상(대동맥) 판막을 여는 데 필요한 압력 형성기

② 사출기(ejection)
심실 내 혈액의 50~70% 빠져나감 → 심박출; 120mmHg

③ 이완전기(prediastolic period): 나머지 1/4이 빠져나감

(3) 심실이완기 Ventricular diastolic period ; 심실근 세포의 재분극기

① 등척성 이완기(isometric relaxation): 반월상 판막을 닫는 데 걸리는 시간

② 심실근의 이완(relaxation of ventricle)

02 Cardiotonics

강심배당체 및 심부전 치료제

학습목적

Digitalis의 약리작용과 기전을 이해하고, 임상적 응용과 부작용을 설명한다.

1 강심배당체

강심제(cardiotonics)는 심근수축력을 증강하여 심장의 기능부전을 회복하는 약물르서 강심배당체(digoxin, digitoxin, strophanthin), xanthine 유도체(caffeine, theophyline 등), catecholamine(dopamine, epinephrine, norepinephrine, isoproterenol), phosphodiesterase 억제약(amrinone, milrinone) 등이 있고 ACE 억제약도 심부전증 치료에 사용된다. Phospho-diesterase 억제약은 세포 내 c-AMP의 분해를 억제함으르써 간접적으로 c-AMP를 증가시키며 그 결과 세포 내 Ca^{++} 농도의 증가를 초래하여 강심작용을 나타낸다.

현재 임상에서 사용되고 있는 강심배당체는 식물성 유래의 것으로 디기톡신(digitoxin), 디곡신(digoxin), 스트로판투스 G(strophanthus G), 라나토시드 C(lanatoside C), 프로실라리딘(proscillaridin) 등이 대표적이다.

강심배당체에 의한 심근수축력 증강에는 심장에서 산소 소비의 증가를 별로 수반하지 않는 것이 특징이며 에너지의 기계적 수축으로의 전환효율을 증가시켜 주고 있다.

강심배당체는 심방세동과 같은 심방성 부정맥에도 유효하지만 강심배당체의 투여이 있어서는 강심작용을 야기하는 데 필요한 양과 부작용인 부정맥(arrhythmia)을 유발하는 양과의 차이가 매우 적은 점이 치료제로서의 약점이다.

강심배당체의 심장에 대한 부작용으로서는 각종 부정맥, 특히 심실성 부정맥의 유발이 위험하며 이외에 구역질, 구토 등의 위장 증상, 두통, 피로감, 신경통, 시력장애, 정신 증상, 경련 등을 유발하기도 한다.

■ 중독치료

Digitalis 투여 중단이 가장 중요하며 KCl의 경구 혹은 서서히 정맥주입하여 심실성 부정맥을 중단시킨다. 혈청 K^+ 저하 시 이를 개선하더라도 K^+ 농도가 상승되면 낭실차단을 악화시킬 수 있으므로 유의해야 한다. 또한 digitalis 중독으로 인한 부정맥에는 phenytoin, lidocaine, quinidine, propranolol 등이 사용된다.

표 4-2 Digitalis의 약물작용 비교

제제	위장내 흡수	작용 발현(분)	반감기	최고효과	대사 및 배설	용량(mg)		
						시작		유지
						경구	정맥	
Digoxin	75%	15~30	36시간	90분~5시간	간, 신장	1.25~1.5	0.75~1.0	0.125~0.5
Digitoxin	95%	25~120	7일	4~6일	간	0.7~1.2	1.0	0.05~0.2
Ouabain	부정	5~10	21시간	30분~2시간	간, 신장	–	0.3~0.5	
Deslanoside	부정	10~30	33시간	1~2시간	신장	–	0.8	

표 4-3 Digoxin의 체내 흡수 및 배설

약물	흡수(%)	단백결합(%)	소실	반감기
Digoxin	75	20~0	일부는 간대사되고 50~70%는 변화 없이 신배설된다.	32~48시간
Methyldigoxin	경구용 정제	30~40	일부는 간대사되고 50~60%는 변화 없이 신배설된다.	1.5~2.5일

Digitalis는 반감기가 길어 독성 증상이 일어날 가능성이 있으므로 TDM(Therapeutic Drug Monitoring)이 반드시 필요하다. Digoxin의 치료 혈중농도는 0.5~1.0ng/mL이며 독성농도는 2.0ng/mL 이상이다.

2 Digitalis 약리 작용

1) 심장에 대한 작용

심근에 직접 작용하여 수축력을 강화(양성변력작용: positive inotropic action)하고 박출량을 증가시킨다. 변력작용(inotropic action)이란 근수축력에 영향을 주는 것으로 특히 심근의 수축력을 말한다.

2) 이뇨 작용

Digitalis를 투여하면 심박출량이 증가되므로 신장혈류량이 개선되고 그 결과 뇨량이 증가한다. 이러한 이뇨작용은 digitalis의 강심작용으로 인한 간접작용이며 신부전 시 부종을 효과적으로 제거할 수 있게 된다.

3 임상 응용

1) 심방성 부정맥 Auricular arrhythmia

(1) Digitalis의 작용기전

① 심근의 수축력 증강(positive inotropic action, 양성변력작용)
- 심방세동에서 심실박동을 완만하게 하는 효과
- CHF에서 심박출량 증가 효과

② 심근막의 Na^+ pump를 억제하여 Na^+ 증가, K^+ 점차 감소

③ Na^+ 증가 시 세포 외 Na^+과 세포 내 Ca^{++}의 교환이 억제되어 근절 내 Ca^{++}이 증가되어 심근수축력 항진

④ 이뇨작용

(2) Digitalis의 약물상호작용

① digitalis 흡수는 장운동항진제(metoclopramide, Cisapride)에 의하여 억제되고 장운동억제제(항choline제)에 의하여 증가된다.

② Mg 등 제산제는 digitalis 흡수를 저하시킨다.

③ 강심배당체는 이뇨제와 병용 시 저칼륨혈증 유발로 독성을 증가시킨다.

(3) Digitalis 복용 시 독성이 증가하는 임상질환

COPD, 신장기능저하증, 저칼륨혈증, 갑상선기능저하증, 저마그네슘혈증, 고칼슘혈증

(4) Digoxin의 용량

- 유지요법 – 경구: 0.125~0.5mg씩 1일 2회
  정맥: 0.25mg씩 1일 2회
- 포화요법 – 경구: 0.75~1.25mg
  정맥: 0.5~1.0mg

2) 울혈성 심부전 Congestive heart failure

(1) 울혈성 심부전증의 원인

울혈성 심부전을 발생시키는 원인에는 고혈압, 심장근육의 이상(심근병변), 관상동맥질환(특히 이전에 심장마비의 경험이 있는 환자), 심장판막의 병변, 비정상적인 심장박동, 독성물질(알코올 등)이 있으며 심근의 수축력이 감소되거나 과도한 압력이나 양적인 부담이 심장에 부과될 때 생기며 전부하, 후부하가 증가된다.

① 전부하(preload): 심장의 확장기말의 심실용적 – 증가 시 심박출량 저하, 탄력성 감소

② 후부하(afterload): 심실의 수축기 중에 심실 내에 발생하는 힘 – 증가 시 심근이 비후되어 탄력성 감소, 수축력 저하

(2) 울혈성 심부전증의 Braunwald 3단계 치료법

■ **제1단계 – ③, ④가 중요한 치료법**

① 육체적 활동을 제한한다.
② 식염섭취를 억제한다.
③ Digitoxin, digoxin을 투여 – 심근의 수축력의 증가 목적
④ 이뇨제 사용(hydrochlorthiazide, furosemide)

■ **제2단계 – 1단계에 추가**

① Spironolactone(앞 단계의 이뇨제로 부족할 때)
② 혈관확장약
Hydralazine(심박출량이 떨어질 경우)
Isosorbide nitrate(정맥계 울혈이 있는 경우)
Prazosin or hydralazine + isosorbide nitrate(앞의 두 증세가 다 있는 경우)

■ **제3단계 – 1단계 + 2단계 + captopril(ACE 억제약)**

심부전의 가장 중요한 약물은 digitalis와 이뇨약
ACE 억제약의 사용 이유 – 심장의 후부하를 감소시켜 줌

3) 심부전의 응급치료 MOST DAMP

① M: Morphine IV, IM – 환자안정(교감신경흥분으로 인한 혈관수축억제)
② O: oxygen(고농도 산소 흡입)
③ S: sit up(환자를 앉혀 정맥혈의 심장 내 유입을 감소)
④ T: tourniquets(지혈대) – 폐압력 부종의 감소
⑤ D: digoxin을 정맥주사
⑥ A: aminophylline 250mg IV – 기관지수축 감소
⑦ M: mercurial diuretics(Lasix 40~100mg IV)
⑧ P: phlebotomy(정맥절제술) – 혈류량 감소로 정맥순환, 폐압력, 부종을 제거

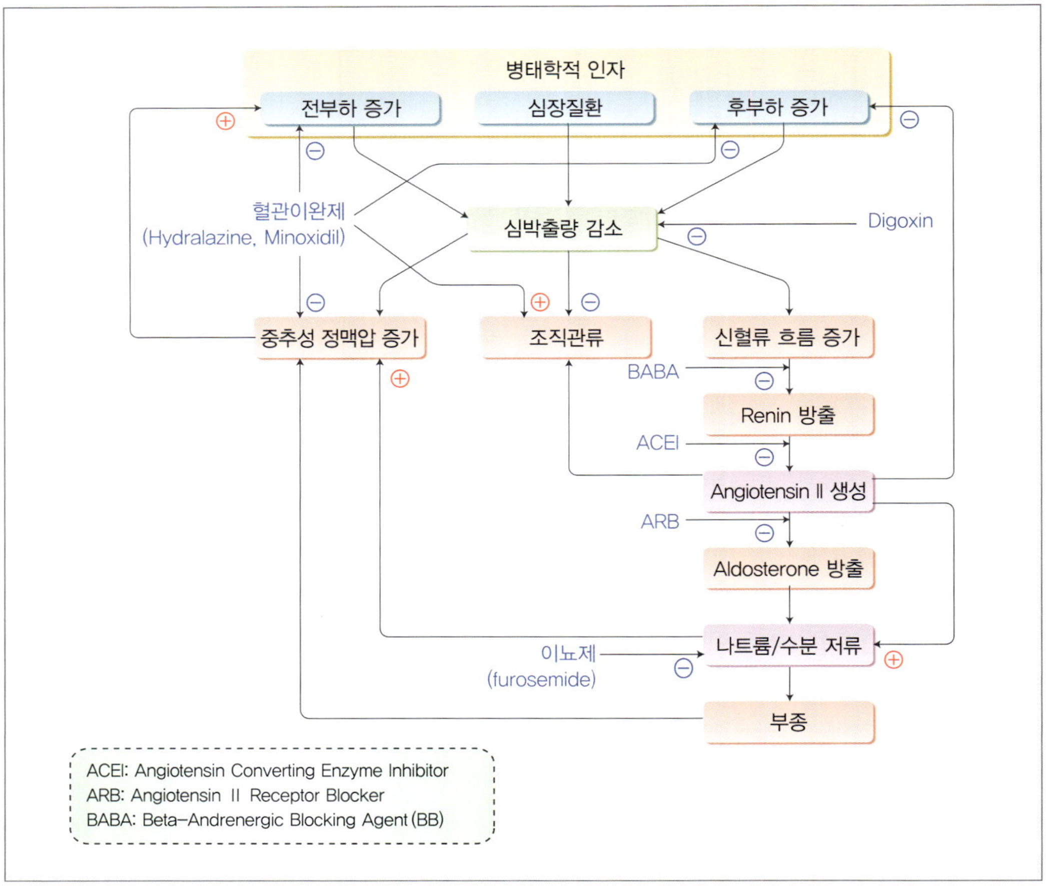

그림 4-2 울혈성 심부전 치료제

Antiarrhythmic drugs 03

항부정맥약

학습목적

항부정맥 약물을 작용기전별로 이해하고, 부정맥의 유형에 따른 적절한 이용을 설명한다.

1 부정맥이란

부정맥(arrythmia)이란 맥박이 갑자기 빨랐다 느렸다(불규칙)하는 증상으로 동방결절에서 발생한 자극에 이상이 있거나 자극전도에 장애가 있는 질환이다. 일반적으로 교감신경의 힘이 강해지면 맥박이 빨라지고 부교감신경의 힘이 강해지면 맥박이 느려진다.

- 정상적인 심박동은 60~100회/min
- tachycardia 100회 이상
- bradycardia 60 이하(Adams stroke증 유발)
- 발작성 빈맥은 발작적으로 일어남(150회)
- flutter(조동)은 다소 규칙적인 수축으로 200~300회
- fibrillation(세동)은 다소 불규칙적인 수축으로 300~400회

(1) 부정맥의 종류

동빈맥, 발작성 빈박증, 심방세조동, 심실세조동, 기외수축, 전도장애, 서맥

(2) 부정맥의 기전

① 자극전도계의 장애(기외수축, 빈맥, 조동, 세동)

② 자율성의 이상

(3) 원인

기질성 심장질환, 대사장애, 전해질이상, 각종 감염, 과로, 스트레스, 음주, 흡연, 약물중독

(4) 발생부위에 따른 종류

① 동(동방결절)성(sinus arrythmia): 우심방과 상대정맥 사이(동빈맥, 동서맥, 심방조세동, 심실조세동)

② 상심실성(supraventricular arrythmia): 심방과 방실결절

③ 심실성(ventricular arrythmia): 심실에서 발생

(5) 증상

실신, 어지러움, 가슴 두근거림

(6) 관련 질환

(저)고칼륨혈증, 갑상선기능항진증, 심근경색증, 고마그네슘혈증, 대사성 알칼리증, 대사성 산증, 호흡성 알칼리증, WPW 증후군, 악성고열증 등

(7) 작용기전에 따른 부정맥치료약 (전기 생리학적 자료에 의한 Vaughan-Williams system의 분류)

I 군	Na channel blocker IA군: Na 유입 방해(중), phase 0 탈분극의 속도를 느리게 하고 phase 4 탈분극 방해 disopyramide, quinidine, procainamide IB군: Na 유입 방해(약), phase 3의 재분극을 단축으로 지속시간(불응기)을 단축시킴 lidocaine, mexiletine, tocainide IC군: Na 유입 방해(강), phase 0 탈분극의 속도를 느리게 함 flecainide, moricirizine, propafenone
II군	β blocker (phase 4 탈분극을 약화시켜 자율성을 억제하고 방실전도를 지연시켜 심박동수와 심근수축력을 저하시킴) propranolol, metoprolol, pindolol, esmolol
III군	K channel blocker (불응기 연장약 K^+ 통로를 봉쇄하여 재분극 시의 유출을 억제) amiodarone, sotalol
IV군	Ca channel blocker(Ca^{++} 통로 봉쇄) verapamil, nifedipine, diltiazem
V군	digoxin, adenosine(방실결절에 작용, PR 연장)

2 부정맥 치료약의 선택기준

① 부정맥 발생 원인으로 방실결절이 원인인 경우 차단제(BB), Ca^{++} 길항제(CCB)를 사용한다.

② 다른 원인 질환이 있는 경우

- 고혈압: 같이 치료할 수 있는 약제를 선택한다.
- 녹내장, 전립선증: 강한 항콜린작용을 가진 disopyramide는 금기이다.

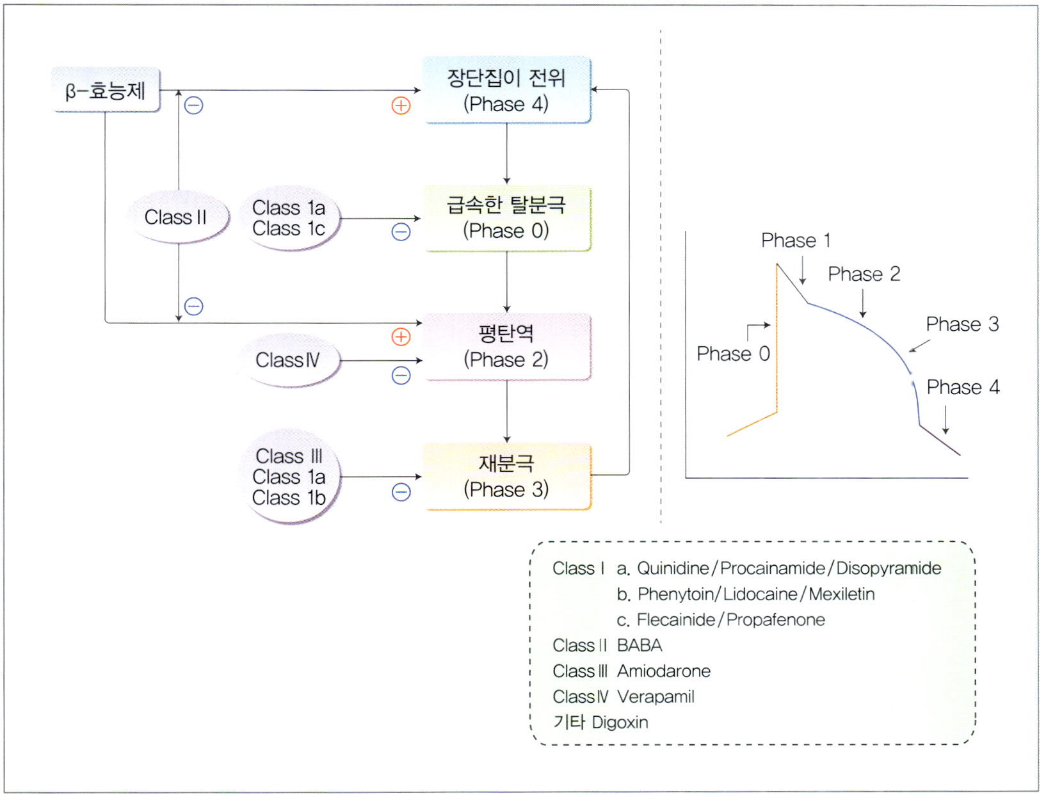

그림 4-3 부정맥 치료약

- COPD 심장선택성 β 차단제(BB)일지라도 약용량에 선택성을 나타내지 않으므로 주지 않는 것이 더 좋다.

③ 약물 상호작용: 환자가 기존에 복용하고 있는 약제, 병용하는 항부정맥 약물

④ 항부정맥 약물은 부정맥을 치료하는 데 도움되기도 하지만 부정맥을 야기하는 약물도 있다는 것을 주의하여야 한다.

3 기전별 약물의 특징

1) Class I

모든 약물이 심실성 부정빈맥에 유용하다.

① class Ia: 이들 약물에 대한 반응은 환자상태에 따라 다양하므로 1차 사용약물에 효과가 없다면 다른 약물을 바꾸어 사용할 수 있다.

② class Ib: 잘 관류하는 조직보다 허혈 조직에서 더 활성이 있어서 심근경색 후의 부정

맥에 특히 유효하다. 그러나 심장 내 자극 전도속도를 현저히 억제하지 않으므로 심방성 또는 방실결절에서 유래하는 부정맥에서는 별로 효과가 없다.

③ class Ic: 심방 및 심실성 부정빈맥에 유효하나 많은 환자에서 부정맥을 초래한다. 그러므로 다른 약물에 효과가 없는 심실성 부정맥의 처치에만 제한하여 사용한다.

2) Class II(beta blocker)

교감신경자극이나 catecholamine에 의한 부정맥(불안, 스트레스, 운동에 의해 동방 또는 방실결절에서 생겨난 부정맥), 크롬친화세포종으로 인한 부정맥에 유용하며 작용기전이 거의 같으므로 효과가 없을 때 다른 β blocker로 바꾸어도 거의 효과가 없다. Atenolol, metoprolol, esmolol은 정맥 내 투여로 쓸 수 있으며 esmolol은 짧은 반감기를 가지고 있어서 동방, 심방, 방실성 부정맥에 긴급하게 사용할 때 가장 적당하다.

일반적으로 말초혈관질환 악화, 악몽, 우울증 초래의 부작용을 일으키며, 근억제작용 때문에 심부전, 경색, 빈맥과 서맥이 같이 나타나는 증상(sick sinus syndrome)에는 금기이고 다른 약에 효과가 없으면 심장선택성(β blocker)을 저용량으로 사용할 수 있다.

심장선택성(β_1 수용체 선택 차단)이란 상대적인 작용으로 전혀 호흡기 효과가 없다는 것은 아니라는 것을 알아야 한다.

3) Class III

강력한 항부정맥 약물로 다른 부작용이 있고 다른 전기생리학적 성질을 갖는다.

그러나 모두 QT 간격을 연장시키고 특히 저칼륨혈증 환자나 class Ia 약물과 같은 서맥성 약물과 사용 시 다형성 심실빈맥의 위험을 증가시킨다.

4) Class IV

발작성 심실상성 빈맥을 억제하거나 심방조동 또는 심방세동 시 심실의 박동을 늦추는데 유용하다.

다른 항부정맥약과 병용에서 β blocker는 과다한 방실차단의 위험이 있고 digoxin과는 만성 심방성 세동, 조동 치료에 유용하며 음성변력작용을 나타내므로 심근수축이 저하된 환자에게는 금기이다.

5) Class V(기타)

① Digoxin

심방과 심실세포의 불응기를 단축시키거나 Purkinje 섬유에서 불응기를 연장시키면서 전도속도를 감소시켜서 빠른 심방성 리듬으로부터 심실을 보호한다.

그러나 심방 및 심실의 이소성 박동 ectopic beat을 초래하여 부정맥의 원인이 되기도 한다. 간과 신장(정상 신기능에서는 70%가 신장소실)에 의하여 배설되므로 신장애 환자에서는 감량해야 한다.

② Adenosine

칼륨채널을 여는 adenosine과 그 전구체인 ATP는 간접적인 칼슘길항제로 verapamil과 비슷하다. 작용지속시간은 15초 정도이다.

04 Antihypertensive drugs

고혈압 치료제

학습목적

혈압조절 기능에 영향을 미쳐 고혈압의 치료에 쓰이는 약물의 약리작용과 기전, 부작용 및 약동학적 특성과 임상적 응용을 설명한다.

1 고혈압이란

고혈압은 일반적으로 수축기혈압(systolic pressure) 140mmHg 이상, 확장기혈압(diastolic pressure) 90mmHg 이상인 경우를 말하며 고혈압은 원인불명의 본태성(일차성) 고혈압 [essential(primary) hypertension]이 그중 95% 이상을 점유하며 증후성(이차성) 고혈압 [symptomatic(secondary) hypertension]이라 한다.

고혈압의 치료는 약물요법이 주체가 되며 장기간에 걸친 혈압억제로 고혈압에 의한 사망률이 저하되고 합병증이 감소되며 만성질환으로서 장기간의 치료를 필요로 한다. 심장의 혈압조절은 2가지 방식에 의해서 이루어지며 기전별 약물을 소개하고자 한다.

1) 신경성 조절(단기간)

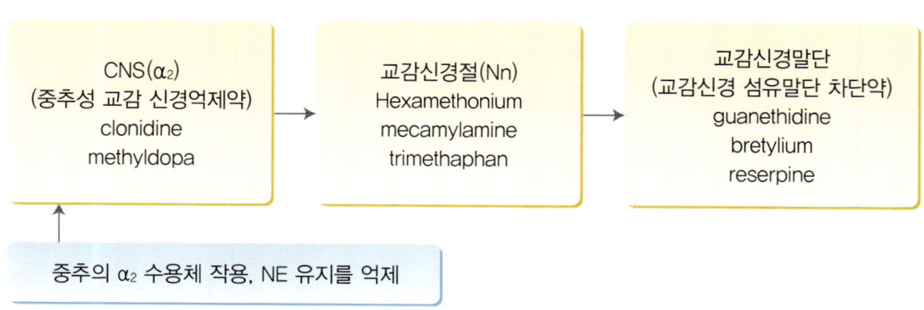

a. 심장촉진(β_1):

① β 차단약(심장억제)

propranolol(Inderal 10, 40, 80, 160mg) β_1, β_2

atenolol(Tenormin 50mg) β_1

nadolol(Corgard 40mg) β_1, β_2

labetalol(Trandate 100mg) α_1, β_1, β_2

carvedilol(Dilatrend 12.5, 25mg) α_1, β_1, β_2

bevantolol(Calvan 50, 100mg) β_1

bisoprolol(Concor 5, 10mg) β_1, β_2

② Ca^{++} 길항약

1세대	verapamil(Isoptin 180, 240mg) diltiazem(Dilteran 90, 180mg) adalat-oros(Nifedipine 20, 30, 60mg)
2세대	barnidipine(Oldeca 5, 10, 15mg) felodipine(Munobal, splendil 5mg) amlodipine(Norvasc 5mg) nicardipine(Ferdipine 20mg)
3세대	lercanidipine(Zanidip 10mg)

b. 혈관수축(α_1):

① α_1 차단약(혈관 확장)

prazosin(Minipress 1, 2, 5mg)

terazosin(Hytrin 1, 2mg)

doxazosin(Cardura 1, 2mg)

tamsulosin(Harnal 0.5mg) – BPH 치료에도 사용한다.

② Ca^{++} 길항약

③ 직접 혈관 확장약

i) 동맥: Hydralazine, Minoxidil
(후부하 감소, 심박출량 증가)

ii) 정맥: Nitroglcerin 10mg/10mL, ISDN 10mg, ISMO 20mg
(전부하 감소, 폐울혈 감소)

iii) 동정맥: Nitroprusside(Nitropress 50mg/2mL주), Prazosin, ACE 억제약
(심박출량 증가, 폐울혈 감소)

2) 체액성 조절(장기간): 신장

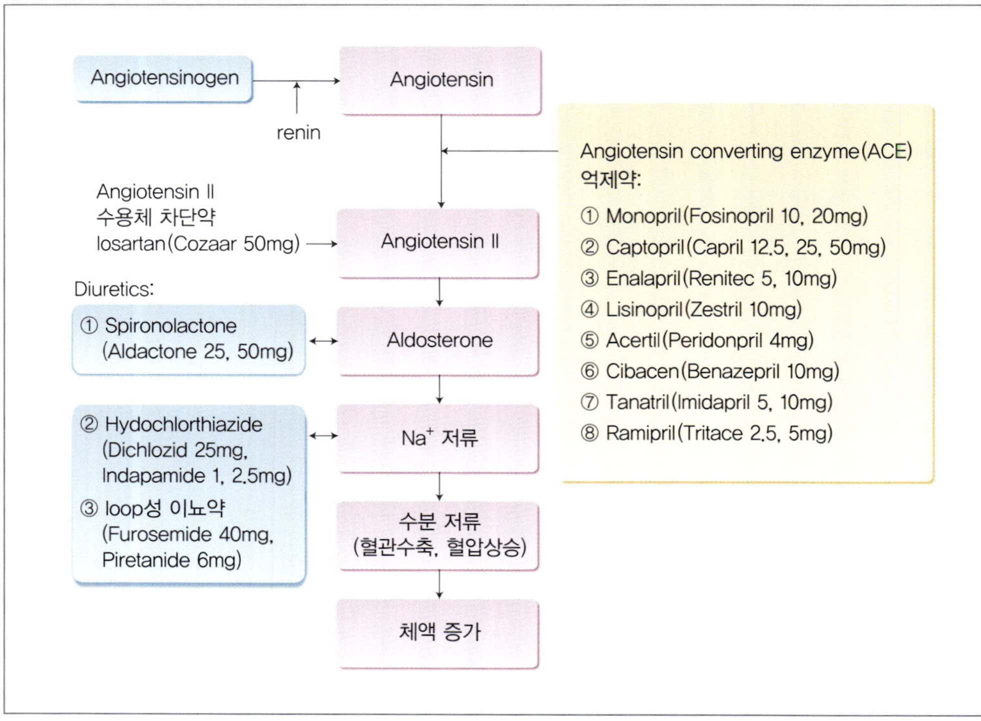

3) 고혈압의 단계별 치료

- 1단계 – 이뇨약, β 차단제, ACE 억제약, Ca 길항약 중 상황에 따라 하나 선택
- 2단계 – 1단계 약물의 용량을 증가하거나 이뇨약과 다른 1단계 약물을 병용투여
- 3단계 – 2단계 약물에 동맥확장약(Hydralazine, Minoxidil)을 추가

4) 고혈압에 의한 합병증

■ Target Organ Disease(TOD)

질환기관	임상증상
심장	관상동맥질환, 좌심실비대증, 심부전
뇌혈관	뇌졸중
말초혈관	순환장애
신장	신부전, 단백뇨
안질환	출혈, 시력저하

2 고혈압 치료약

1) 고혈압 치료제의 분류

• 혈관 확장제	• Hydralazine, Minoxidil
• angiotensin 전환효소저해제	• Captopril, Enalapril, Lisinopril
• adrenaline성 α 차단제	• Prazosin, Doxazosin, Terazocin
• adrenaline성 β 차단제	• Propranolol, Atenolol, Metoprolol 등
• 중추작용약	• Clonidine, Methyldopa
• ARB 제제	• Losartan, Valsartan, Candesartan
• 칼슘통로 봉쇄제	• Diltiazem, Nifedifine, Verapamil, Nicardipine
• 이뇨제	• Thiazide계 이뇨제, Spironolactone

(1) 혈관 확장제

① Hydralazine(Apresoline)

세동맥의 평활근에 직접작용하여 확장을 일으키고 하강시킨다.

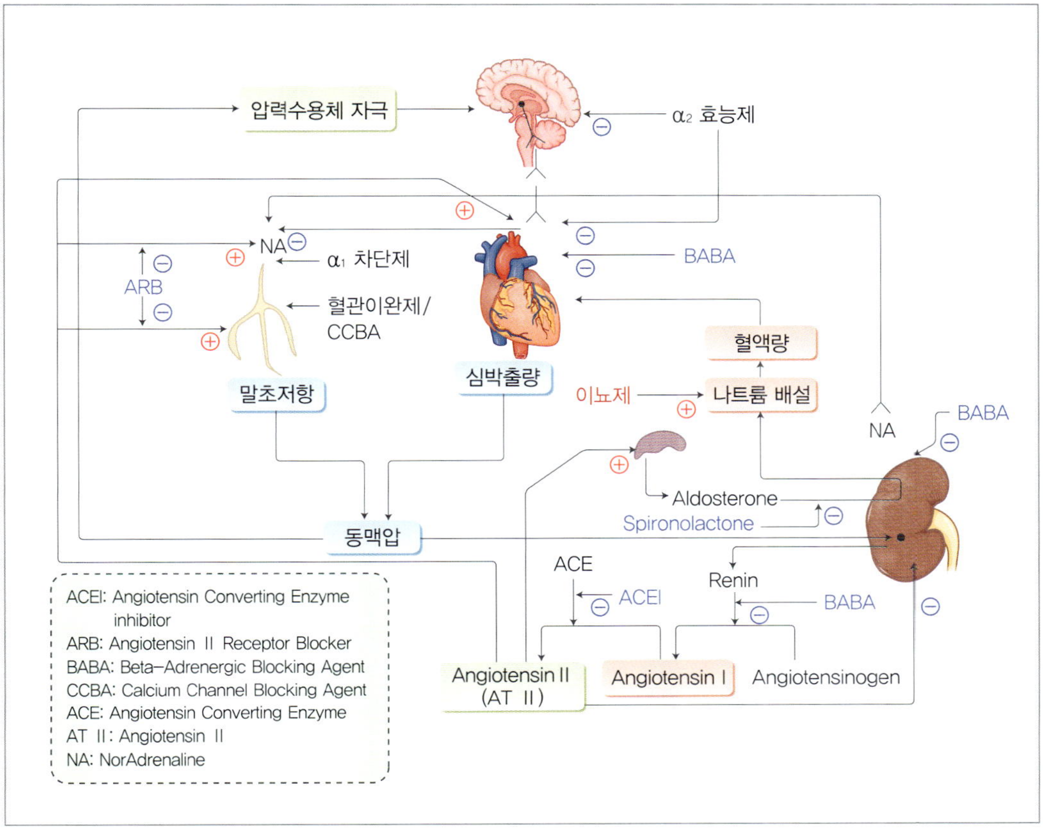

그림 4-4 고혈압 치료약

② Minoxidil(Loniten)

소동맥의 평활근에 직접 작용하여 이완시켜 강력하고 지속적인 혈압 강하. 중증의 고혈압증에 사용한다.

③ Nitroprusside(Nitropress)

평활근에 직접작용하며, 강력한 혈관확장작용으로 단기간 급속한 혈압하강이 요구될 때 사용된다. 주로 고혈압성 응급상태에 가장 강력하고 효과적이다. 외과적 수술 시 출혈을 감소시키기 위해 혈압을 급속히 하강시키고자 할 때도 사용한다.

(2) Calcium 통로 봉쇄제

Nifedipine, Amlodipine, Benidipine(고혈압, 협심증), Nicardipine(수술 시 이상 고혈압, 응급성 고혈압), Diltiazem, Verapamil(고혈압, 협심증, 부정맥) 등이 소개되었다.

(3) 교감신경 차단제

① Adrenaline성 α 수용제 차단제

작용기전을 혈관 평활근의 이 수용체를 경쟁적 · 선택적으로 차단하여 신경전달물질인 NE에 의한 혈관수축작용을 차단해 동 · 정맥 혈관을 확장시켜 혈압을 하강시킨다. 또한 방광경부와 전립선에 있는 평활근을 이완시켜 요도저항과 압력을 감소시켜 소변배설을 수월하게 한다.

독성으로는 1회 투여 시 기립성 저혈압이 일어난다(초회는 취침 전 0.5mg). 증량 투여 시는 두통, 현기증, 심계항진, 체액저류, 반사성 빈맥이 일어난다.

비선택성 α 차단제는 반사성 빈맥이 크므로 고혈압에 사용하지 않고 신장장애가 없으므로 신장장애 시의 고혈압이나 울혈성 심부전에 이용된다. 또한 전립선과 방광 목부의 평활근에 있는 α_1 수용체를 차단하여 평활근을 이완시켜 소변의 흐름을 원활하게 하므로 양성전립선비대에 의한 뇨폐색과 배뇨장애에 사용된다.

■ **종류**

- prazosin(Minipress)
- doxazosin(Cardura)
- terazosin(Hytrine)

② Adrenaline성 β 수용체 차단제

작용기전은 심박출량을 저하시켜 혈압을 낮추고 심장의 작업량을 감소시키므로 심근의 산소소모량이 감소된다.

울혈성 심부전, 서맥, 천식, 말초혈류장애, 혈당강하 등의 독성이 있다. 임상적 응용은 고혈압, 부정맥, 협심증에 사용한다. β 차단약이 편두통에 사용되는 기전은 확실하지 않으나 대뇌 혈관확장을 억제하는 것으로 생각된다.

■ **종류**

- propranolol, timolol, nadolol: β_1, β_2 차단작용
- atenolol, metoprolol: 심장에 있는 β_1 수용체를 선택적으로 차단
- labetalol: α_1, β_1, β_2 차단작용(α_1 차단: 혈관확장, β 차단: 심박동수, 심근수축 억제)
- acebutolol: 1일 2회 200~400mg씩 경구투여한다.
- pindolol: 1일 3회 5mg씩 경구, 0.4mg 정맥주사한다.
- carvedilol: 1일 1회 25mg 복용, 최대 50mg까지 복용(α_1, β_1, β_2 차단작용)한다.
- celiprolol β_1

■ **초기 용량**

200mg, 1일 1회 공복에 복용, 최대용량: 600mg 1일 1회 공복에 복용
협심증: 1회 100mg, 1일 2~3회

■ **신장애 시**

Creatinine clearance(CLcr) 15~40mL/min: 50% 감량, CLcr < 15mL/min: 사용 피함

- betaxolol(β_1), bisoprolol(β_1), carteolol(β_1, β_2), bevantolol(β_1), nebivolol(β_1), amosulalol(α_1, β_1, β_2), arotinolol(α_1, β_1, β_2)

현재 가장 많이 사용되는 3세대 베타차단제는 bisoprolol, carvedilol, nebivolol(내피 NO 작용으로 혈관확장)이다.

③ Adrenaline성 neuron 차단제

■ **종류**

- Guanethidine: 말초의 adrenaline 효능 신경 내로 들어가 NE의 유리를 억제하고 교감신경을 억제하여 혈압을 하강시킨다. 기립성 저혈압, 성적 장애, 뇌 및 신장 등의 혈류 감소 등의 독성이 있으며, 유사 제제로는 bretylium, debrisoquine 등이 있다. 처음 5~7일간은 1일에 10mg씩 소량 투여한 후 점차 증량한다.
- Reserpine: 중추 및 말초의 교감신경말단에 저장된 serotonin, norepinephrine 등의 monoamine의 저장을 억제하거나 유리를 촉진시켜 고갈시킴으로써 혈압을 하강시킨다. 소화성 궤양, 우울증, 추체외로 장애, 서맥, 축동 등의 독성이 있다. 경구투여의 경우 초회량은 0.5mg을 1~2주간 투여 후 유지량으로 1일 0.1~0.25mg을 투여하며, 근육주사의 경우 0.5~4mg을 2시간마다 투여한다.

④ 자율신경절 차단제

자율신경절의 nicotine 수용체를 차단하여 교감신경 및 부교감신경을 억제하여 혈

압을 하강시킨다.

■ **종류**

- Hexamethonium
- Pentolinium
- Mecamylamine

(4) 중추성 교감신경 억제약

① Clonidine(Catapress)

중추 연수의 α_2 수용체 효능작용(흥분)으로 NE 유리를 억제(감소)하여 말초의 교감신경을 억제(활성감소)시킨 결과 혈관저항과 심박출량이 감소하며, 혈압을 하강시키고 경구투여로 흡수가 잘 된다.

중추 수용체를 자극하여 혈압저하, 진정, 졸음, 우울, 성적장애(impotence), 서맥(중추의 미주신경 반사 증가), 중단 시 금단증상(교감신경 흥분, 발한, 진전, 안면홍조, 빈맥) 등의 부작용이 나타나며. 약물 상호작용으로는 삼환계 항우울제(imipmmine)와 함께 사용하면 혈압강하 작용이 감소된다.

② Methyldopa(Aldomet)

α-methylnorepinephrine으로 대사되어 중추신경계에서 α_2 효능작용으로 NE 유리를 억제하여 말초의 교감신경을 억제하므로 혈압을 하강시킨다.

NE 대신에 전달물질인 α-methylnorepinephrine 생성한다. 용혈성 빈혈, 간염, 성적 장애, 서맥, 졸음, 우울, 악몽 등의 독작용이 있고 금단증상이 없으며(대사산물의 α_2 효능작용 때문) 기립성 저혈압은 적으며 중등도로부터 중증인 고혈압 환자에게 경구투여한다.

(5) 이뇨제

요세관에 작용하여 나트륨 이온의 재흡수를 억제하고 신장에서 나트륨 이온, 염소 이온, 그에 수반하는 수분 배설을 증가시킨다.

① Thiazide계 이뇨약

Henle고리 피질 상행각에서 전해질의 재흡수를 저해하여 체내 나트륨과 수분의 재흡수를 억제하고 근위세뇨관에서 중탄산염, 인산 및 마그네슘 분비를 증가시키고 원위세뇨관에서 나트륨, 염소 및 칼륨의 배설을 증가시킨다. 사구체여과율을 감소시키며 세동맥을 이완시킨다. 안전하고 효과가 우수하며, 다른 고혈압 약물의 작용을 증강시킨다(hydrochlorothiazide, chlorthalidone, chlorothiazide, indapamide, tripamide, xipamide).

Thiazide계 고혈압 치료제는 다음과 같은 이유로 고혈압 치료의 1차 선택제 또는 다른 약물과 병용하고 있다.

- 효과가 비교적 높다.
- 다른 항고혈압제와 병용하면 상승효과가 기대된다.
- 내성이 없고 기립성 저혈압 등의 부작용이 적다. 항고혈압 작용의 발현이 완만

하다.

② Loop 이뇨약: furosemide, ethacrynic acid, bumetanide, piretanide

③ Aldosterone 길항제: spironolactone

(6) Angiotensin 전환효소 억제제(ACE inhibitors)

ACE는 angiotensin I으로부터 매우 강력한 혈관수축작용을 나타내며 aldosterone 분비를 증가시키는 angiotensin II를 생성하게 하는 효소이다. 그와 동시에 혈관이완 작용과 염증반응 매개작용을 가지고 있는 bradykinin을 대사시키는 효소이며 이 효소를 억제하여 혈압을 강하시킨다.

부작용은 지속적 기침, 발진, 미각장애(dysgensia) 등이며 종류로는 captopril, enalapril, ramipril, cilazapril, imidapril, fosinopril, perindopril, lisinopril, quinapril 등이 있다.

(7) Angiotensin II receptor antagonist

작용기전은 angiotensin II 수용체에 선택적이며 경쟁적으로 결합해서 angiotensin II에 의한 혈관수축과 aldosterone 분비를 억제한다.

① Losartan(Cozaar): 1일 1회 50mg, 필요시 1일 1회 50mg, 필요시 1일 1회 100mg까지 증량

② Valsartan(Diovan): 1일 1회 80mg, 최대 160mg 식사 중 또는 식간에 사용

③ Telmisartan(Micardis, Pritor): 1일 1회 40mg, 최대 1일 1회 80mg 투여

④ Candesartan(Atacand): 1일 1회 8~16mg 투여

⑤ Olmesartan(Olmetec): 1일 1회 20mg 투여

⑥ Irbesartan(Aprovel): 1일 1회 150mg, 1일 최대 300mg 투여

⑦ Eprosartan(Teveten): 1일 1회 600mg, 800mg까지 증량 가능

05 Antianginal drugs

항협심증약

학습목적

항협심증 약물의 작용기전을 이해하고, 협심증 원인 유형에 따른 적절한 치료제를 선택한다.

1 협심증이란

허혈성 심장질환에는 혈류가 일시 장애를 받아 일과성의 심근장애가 일어나지만 곧 회복되는 협심증(angina pectoris)과 혈류가 현저히 장애를 받았기 때문에 심근괴사를 일으키고 심근장애가 회복되지 않는 심근경색(myocardial infarction)이 있다. 이들은 그 예후 및 치료법이 다르다.

심장의 영양과 산소는 관상혈관에 의해 공급되므로 관상동맥에 장애가 있어 혈류의 공급이 부족하게 되면 심근의 산소 부족으로 전 흉부에 격통이 일어나며 이것을 협심증이라 한다. 협심증 발작은 운동, 흥분, 한랭노출 시, 식사 등에 의해 유발되는 전형적 협심증(typical angina) 또는 노작성 협심증(effort angina)과 안정 시에 일어나는 안정 또는 이형협심증(variant angina: Prinzmetal's angina)으로 나눌 수 있다.

관상동맥질환(coronary artery disease, CAD)은 관동맥의 죽상경화증에 의하여 발생되는 질환으로서 협심증, 심근경색증, 심부전, 부정맥 및 급사가 포함된다.

협심증(angina pectoris)은 심근에 필요한 산소의 수요와 공급 간의 불균형으로 탈생하며 협심증의 발작시간은 일반적으로 1~4분, 길면 15분 정도이고 임상적인 특징은 흉통이다. 관상동맥이 협착 또는 폐쇄되면 아무리 혈압을 올려도 심장 쪽으로 피가 흘러들어가지 않게 되며 혈액이 모자라 흉통이 발생한다. 협심증은 육체적 흥분, 과식, 한냉에의 노출 등으로 발생하는 것이 특징이며 위험인자는 흡연, 비만, 고혈압, 심장병, 가족력, 정신긴장, 고콜레스테롤혈증, 당뇨병 등이다.

1) 협심증의 발작 3대 요인(3E)

① Effort(운동)
② Emotion(흥분)
③ Eating(과식)

2) 협심증의 약물 치료원칙

① 협심증의 진정과 예방(Phenobarbital, Valium)
② 기초질환 및 위험인자 조절
③ 생활양식의 조절
④ 협심증 발작에 의한 고통해소 및 활동능력의 증대
⑤ 협심증에 수반되는 부정맥에 의한 급사와 심근경색의 발작 방지

3) 협심증의 임상적 증후군(Riseman의 진단기준 – SAVENS)

① S(sudden onset): 돌연히 일어남
② A(anterior chest pain): 전흉부 통증
③ V(vague discomfort): 막연한 불쾌감(죄는 듯한, 압박하는 듯한 통증)
④ E(effort, emotion): 운동(흥분)으로 유발
⑤ N(nitrate effect): nitro 제제가 유효
⑥ S(short duration): 수분 내 증상이 소실(길어도 15분 이내)

4) 협심증의 치료목표

① 허혈심근의 혈류 증가
② 심근산소 소비의 감소 내지 억제에 의한 발작 예방
③ 혈전 생성의 억제
④ 동맥경화증의 진전 예방

5) 위험인자

흡연, 고혈압, 비만, 당뇨병, 고콜레스테롤혈증, 과로, 스트레스

2 관상동맥확장약의 작용과 치료약물

1) 작용

① 관확장 작용 – 관상동맥의 산소공급 증가
② 심근산소 수요의 저하작용 – 간접적으로 말초저항 저하
③ 심근대사 개선작용 – 근육수축에 필요한 Ca의 근세포 내 유입억제

2) 치료약물

① 질산염제제 – amyl nitrate, nitroglycerin
② β 수용체 차단약 – propranolol, nadolol(심근의 산소요구량 감소)

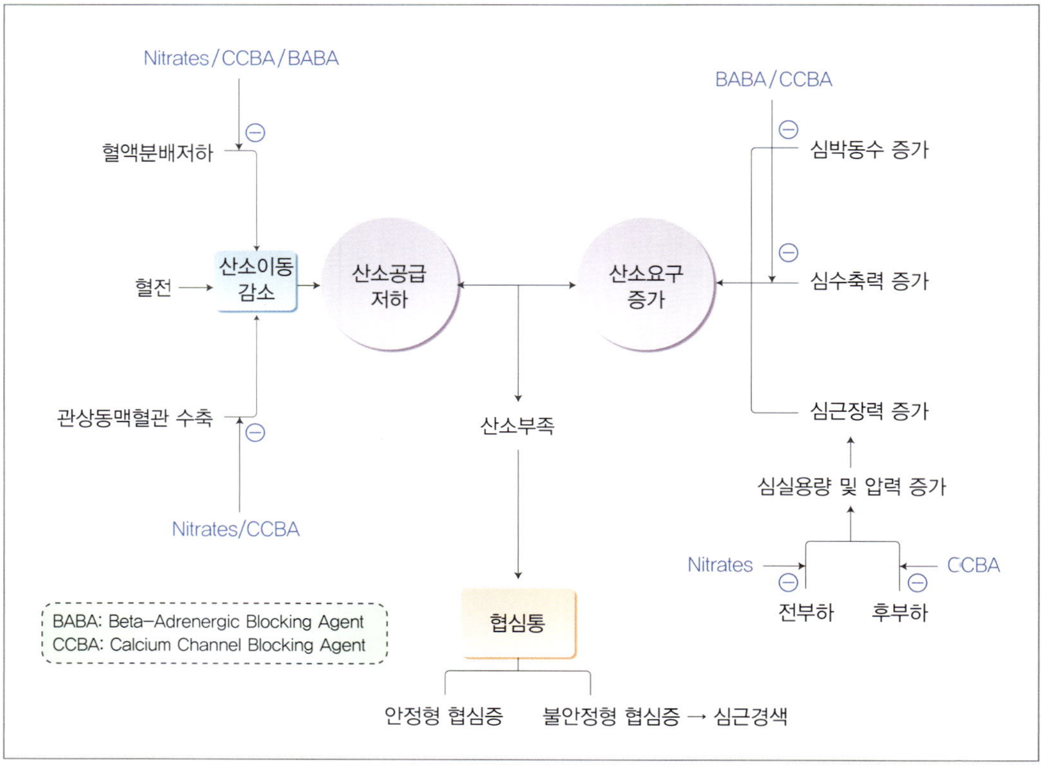

그림 4-5 협심증 치료제

③ Ca 유입 길항약 – Diltiazem, Nifedipine, Verapamil
(Diltiazem과 Verapamil은 복합음성변력효과로 심부전을 초래할 수 있으므로 β 차단제와 병용은 금기이다. 그러나 nifedipine은 β 차단제와 병용은 유용)

④ 관확장약 – Persantin(관확장으로 심근의 산소공급의 증가, 혈소판응집 억제)

⑤ 항응혈약 – Aspirin(혈전방지)

(1) 아질산염과 질산염

아질산염(nitrates)과 질산염(nitrites)은 nitric 또는 nitrous acid의 alcohol ester인 단순한 구조로 되어 있고 혈관 평활근 세포질 내의 guanylate cyclase를 활성화시켜 c-GMP를 증가시킴으로써 강력한 혈관 평활근을 이완시키는 작용이 있다. 특히 관상동맥을 확장시켜 관상동맥의 혈류를 증가시킨다.

제제에 따라 물리적 성상의 차이가 있다. 예를 들면 isosorbide dinitrate는 실온에서 고형을 유지하고 있고, nitroglycerin은 약간의 휘발성을 가지며, amyl nitrate는 휘발성이 매우 강하다. 이 약물들은 통증을 빠른 속도로 소실시킨다.

① Nitroglycerin

심한 육체적 운동이나 감정의 격동 등으로 유발된 협심증의 통증이 나타날 때 nitroglycerin(0.3mg)을 설하에 투여하거나 구강 내에 분무하면 즉시 통증이 멈춘다. 치료량에서 nitroglycerin의 작용은 크게 두 가지로 나눌 수 있다.

첫째, 이 약물은 큰 정맥들을 확장시켜 심장으로 되돌아오는 혈류량을 줄임으로써 cardiac preload를 감소시켜 심근의 부담을 줄인다.

둘째, 관상혈관을 확장시켜 심근에 산소 공급을 원활히 해준다. 또한 소동맥보다는 정맥의 확장이 현저하여 심근의 부하량을 줄이게 되므로 결과적으로 심근의 산소요구량을 줄이게 된다. 즉, nitroglycerin은 투여 1분만에 작용이 나타나며, nitroglycerin은 간장을 통과하면서 급속히 대사되므로 설하투여가 권장되며 최근에는 피부 부착용 patch로도 사용된다. Nitrate 제제는 내성이 쉽게 발생한다. 피부 부착용 patch는 낮시간 12시간 동안 부착하고 밤시간 12시간은 떼어버린다.

② Isosorbide dinitrate(ISDN)

Isosorbide dinitrate는 경구투여할 수 있는 제제이다. 이는 간이나 평활근 세포 내에서 그리 빨리 대사되지 않으므로 작용시간이 길다. 그러나 nitroglycerin보다 효력은 약하다.

③ Amyl nitrate

휘발성 액체로 0.2mL를 솜 또는 헝겊으로 묻혀 흡입하는데 작용 출현 시간이 빠르고 작용시간은 10분 이내이나 실신상태나 빈맥이 나타날 수 있다.

④ Isosorbide-5-mononitrate(ISMO)

20mg씩 1일 2~3회 복용한다.

⑤ Molsidomine(Molsiton)

Molsidomine은 체내에 흡수되는 즉시, 간에서 SIN-1으로 대사된 후 최종 약효물질인 SIN-1A(N-morpholino-N-nitrosoaminoacetonitril)로 전환되어 EDRF(혈관내벽확장인자)를 직접 공급함으로써, 유리된 nitro기가 guanylate cyclase를 활성화시켜 혈관을 확장하여 관동맥 심장질환 예방 및 치료작용을 한다. 또한, 장기간 연용해도 내성이 발생되지 않으며, 혈전증도 예방할 수 있다. 보통 초기용량은 1회 1정씩 1일 3회 식후 경구투여하고, 필요한 경우 1회 2정씩 1일 3회로 증량할 수 있다. 중증 협심증 치료 시는 초기용량부터 1회 2정씩 1일 3회 경구투여한다.

(2) 칼슘통로 차단제

심근의 수축이나 혈관평활근의 긴장 유지는 이들의 세포 내로 유입되는 Ca^{++}에 의존하고 있다. 심근이나 혈관평활근 흥분 시 유입되는 Ca^{++}에 길항하여 흥분수축연관(excitation contraction coupling)을 억제하는 약물을 칼슘길항약이라고 한다. 여기에 속하는 관상혈관확장약으로 nifedipine, nicardipine, nimodipine이 있으며 항협심증약으로써의 유효성이 입증되고 있다.

(3) β 수용체 차단제

β 수용체 차단제는 심근의 β_1 수용체를 차단하여 심근의 활동을 억제하는 동시에 심

박출량과 전신동맥압을 감소시킨다. 이 계통의 대표적 약물은 propranolol이지만 metoprolol이나 atenolol 같은 제제들도 효과적이다. 이들 약물은 협심증 발작의 빈도를 줄이고 증상의 강도를 낮추는데, 육체 활동이 많아질 경우는 nitrate와 병용할 수도 있다. 이 계통 약물 중 β_2 수용체를 봉쇄할 수 있는 제제는 당뇨병, 말초혈관질환 또는 만성폐질환 환자에게는 금기이다.

(4) 그 밖의 항협심증제

① Nicorandil

NO 유리 및 혈관 평활근의 K^+ 채널을 개구하여 수축 억제하여 관상동맥을 확장시켜 심장으로 산소와 영양분 공급을 증가시킨다. 1회 5mg, 1일 3회 경구투여한다.

② Dipyridamole

PDE-5를 저해하여 NO 작용을 증가시킨다.

Antihyperlipidemics 06

고지혈증약

학습목적

과지단백혈증 치료에 사용되는 약물들의 화학적 특성, 작용기전, 작용부위, 주요 부작용 및 임상적 용도를 바르게 이해한다.

1 고지혈증이란

고지혈증(고지질단백혈증, hyperlipoproteinemias)이란 공복 시에 측정한 혈청의 총 cholesterol 수치가 220mg/dL 이상, 혈청 TG 수치가 150mg/dL 이상 또는 드 가지가 모두 초과한 것을 말한다.

동맥경화증은 노화과정에서 또는 다른 원인에 의해 혈관 내피세포에 손상이 일어나고 동맥 내관벽에 cholesterol이 침착하여 석회화한 것이 원인이다.

- 관상동맥경화증(심근경색의 원인)
- 뇌동맥경화증(뇌졸중과 뇌연화의 원인)

고혈압은 동맥경화를 촉진하고 동맥경화는 고혈압을 더욱 악화시키는 악순환 반복, 가장 직접적인 원인은 과지방혈증(hyperlipidemia)이다.

고지혈증에는 cholesterol이 높은 수치를 보이는 타입(IIa형), TG 수치가 높은 수치가 되는 타입(I, IV, V형), 양자가 높은 수치를 보이는 타입(IIb, III형)이 있다. 식사조절과 운동을 통한 생활습관 및 적절한 체중을 유지하는 것과 함께 약물치료가 고지혈증 치료의 중심이 된다.

■ **관상동맥 위험인자**

불변인자	개선가능인자
1. 나이 2. 성별 3. 유전	1. 고혈압 2. 고지혈증 3. 흡연 4. 비만증 5. 당 대사 이상 6. 심전도이상 7. 경구피임약 8. 스트레스 및 성격 9. 알코올

1) 지질단백 Lipoprotein

인체의 주요 lipid는 cholesterol, triglyceride, phospholipid로 protein과 결합하여 지방단백질(lipoprotein) 형태로 운반된다.

① 혈장 지방단백질은 물리화학적 성질에 따라 4종류로 분류된다.

- 유미지립(또는 유미미립, 기름죽입자라고도 함; chylomicron)
- 초저밀도지방단백질(Very Low Density Lipoprotein, VLDL)
- 저밀도지방단백질(LDL)
- 고밀도지방단백질(HDL)

② Cholesterol 함량이 높은(45~50%) LDL은 조직으로 cholesterol을 운반하는 역할을 한다. 이에 반하여 HDL은 말초조직의 과잉 cholesterol을 이용하여 간에서 담즙산으로 바꾸어 담즙으로 분비하므로 HDL은 심혈관질환의 보호인자이다.

2) 고지질단백혈증의 분류

(1) I형

β lipoprotein류는 정상이며 chylomicron을 제거하는 효소단계의 결핍으로 chylomicron치가 상승된 형태로서 지방식의 제한으로 증상이 호전된다. 영아에서 볼 수 있으며 복통이 주증상이다.

(2) II형

LDL이 과잉생산되거나 부적절하게 제거되는 경우이다. 혈청 cholesterol이 상승되고 중성지질(triglyceride)도 약간 상승되어 있다.

Clofibrate, d-extrothyroxine, nicotinic acid가 치료약물로 사용된다.

(3) III형

VLDL이 LDL로 가는 단계의 대사가 억제되어 비정상적인 중간 형태의 지단백이 혈장 내에 순환한다. LDL, VLDL, cholesterol, triglyceride 치가 모두 증가되어 있다.

(4) IV형

VLDL의 과잉생산 또는 부적절한 제거가 원인이다. Triglyceride가 증가되어 있으나 LDL과 cholesterol은 정상이거나 약간 증가되어 있는 상태이다.

비만성 환자이며 함수탄소를 제외한 식이요법과 불포화지방산이 권장되며 clofibrate가 유효하다.

(5) V형

I형과 IV형이 혼합된 형태로 체중 감소가 나타나고 clofibrate, nicotinic acid를 사용한다. Lipoprotein은 chylomicron, VLDL, LDL, HDL이 있으며, LDL의 증가는 혈장의 콜레스테롤 증가를 의미하며 chylomicron, VLDL의 증가는 TG의 증가를 의미한다. 그리고 HDL 농도 증가는 혈중 콜레스테롤 농도 감소를 의미하며 HDL는 콜

레스테롤을 배설시키는 장기인 간으로 운반시키는 지단백질이다.

■ 혈중 콜레스테롤치의 임상평가

수치(mg/dL)	임상평가
180～200	바람직한 수준
200～260	부적절한 수준
260 이상	위험 수준

3) 항고지혈제의 분류

① Lipoprotein의 합성을 억제하는 약물: nicotinic acid, clofibrate, gemfibrozil, statin류

② Cholesterol의 배설을 촉진하는 약물: linoleic acid, 갑상선 호르몬

③ Cholesterol 흡수 억제 약물: cholestyramine, colestipol, probucol, ezetimibe

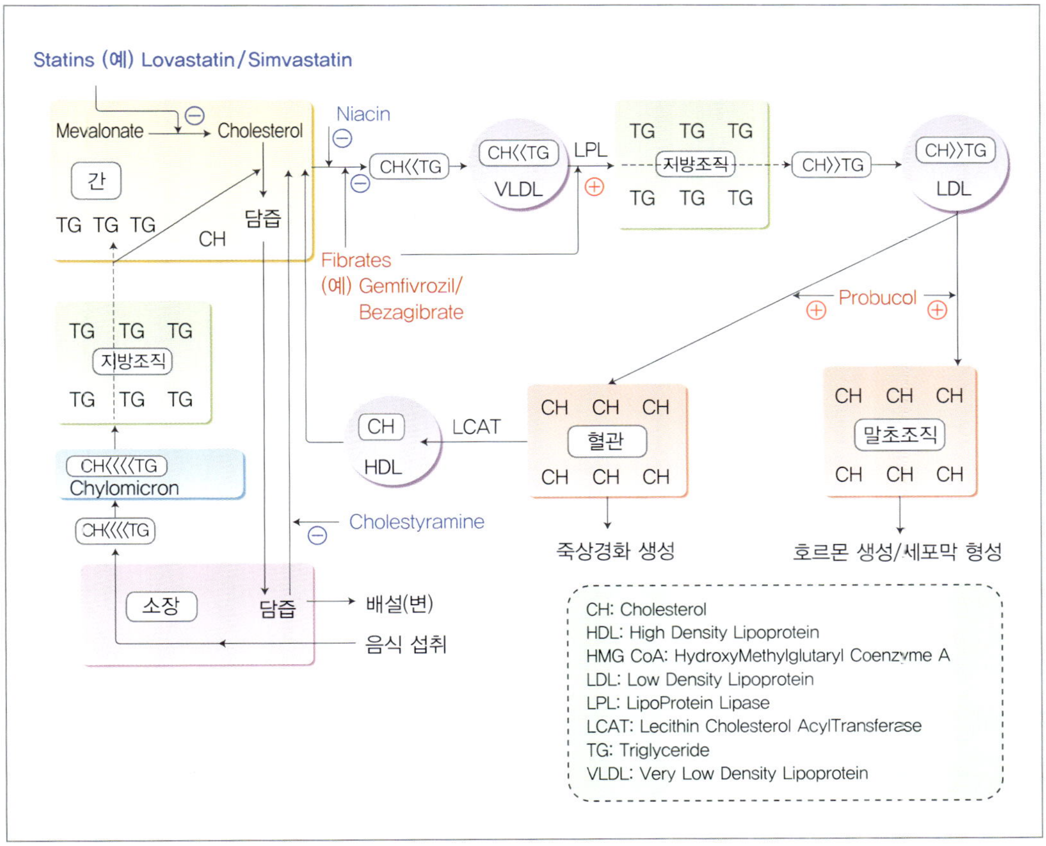

그림 4-6 고지혈증 치료제

표 4-4 식품 중 콜레스테롤 함유량

구분	수량	중량(g)	cholesterol(mg)
어류			
전광어	한 마리	70	56.0
붕장어	한 쪽	20	36.0
오징어	한 마리	240	373.0
새우	한 마리	100	218.0
가다랭이	한 쪽	80	45.2
연어	한 쪽	70	47.0
고등어	한 쪽	80	64.0
꽁치	한 마리	100	108.0
도미	한 쪽	70	72.8
문어	네 쪽	50	86.8
다랑어	한 쪽	80	30.6
조개류			
바지락조개	10개	30	57.5
굴조개	5개	100	326.0
갱조개	30개	20	99.4
대합	5개	50	58.7
육류			
쇠고기	1인분	50	27.8
닭고기	1인분	50	37.3
돼지고기	1인분	50	24.5
빵류			
도넛츠	1개	65	53.9
식빵	한 끼 분	120	4.4
즉석라면	한 봉지	100	17.9
유지류			
버터	한 스푼	10	27.4
소기름	한 스푼	10	7.0
돼지기름	한 스푼	10	8.3
베이컨	2장	20	12.3
마가린	한 스푼	10	7.0
마요네즈	한 스푼	10	5.3
달걀류			
달걀	1개	50	186.0
달걀노른자	1개	20	232.0
달걀흰자	1개	30	–
메추리알	1개	15	96.6
대구알젓	1개	80	194.4
청어알	1인분	50	259.0
유제품			
우유	한 병	180	19.8
치즈	작은 것 한 개	30	36.0
요구르트	한 병	100	11.4
아이스크림	1개	100	26.2

(1) Nicotinic acid 제제

VLDL과 LDL의 감소와 HDL를 증가시키며 식이요법, 체중 감량에도 반응하지 않는 심한 환자에 이용한다. 지방조직에서의 지방산의 유리를 억제하고 간에서 cholesterol 합성의 초기과정을 방해한다.

급속히 흡수되며 독성으로는 홍조, 위장장애 및 간기능 장애 등이 자주 일어나므로 주의를 요한다. II, III, IV, 부형의 과지방 단백혈증에 1일 1.5~8g의 대량 투여를 한다.

① Nicotinic acid(Niacin) – TG, LDL은 떨어뜨리지만 HDL은 올린다.
② Acipimox(Olbetam)

(2) Fibric acid유도체

간에서 cholesterol 합성을 억제하고 lipoprotein lipase의 작용을 증가시켜 VLDL, LDL, TG의 대사를 촉진시켜 수치를 감소시키고 HDL는 증가시킨다(TG 저하효과 탁월).

① Clofibrate(Atromid-s)
② Gemfibrozil(Lopid)
③ Bezafibrate(Bezalip)
④ Fenofibrate(Lipidil)

(3) HMG-CoA 환원 효소 억제약(일명 Statin 제제)

가장 널리 쓰는 약물로 cholesterol 합성 초기단계의 효소(HMG-CoA reductase)를 경쟁적으로 저해하여 집중적으로 LDL, VLDL을 감소시키며 TG도 일부 떨어뜨리지만 HDL 수치 증가는 경미하다[근육효소인 creatine kinase(CK) 수치 측정 필요].

① Fluvastatin 20, 40mg(Lescol)	20~90mg/day
② Pravastatin 5, 10mg(Mevalotin)	10~80mg/day
③ Lovastatin 25mg(Mevacor)	20~80mg/day
④ Simvastatin 20, 40mg(Zocor)	5~80mg/day
⑤ Atorvastatin 10, 20mg(Zarato)	10~80mg/day
⑥ Rosuvastatin 10, 20mg(Crestor)	5~40mg/day

- **부작용**: 간효소 증가, 소화기 장애, 두통, 피부발진, 근육통, 축동, 안근마비, 심근병증, rosuvastatin 이외는 당뇨 발생 가능

(4) 여성호르몬

Estrogen은 혈청 cholesterol치를 저하시키지만 triglyceride는 상승시킨다. 경구피임제를 복용하는 여성에게서 혈청 triglyceride가 상승됨을 자주 관찰할 수 있다.

(5) Cholestyramine

담즙산이 소장 내에서 재흡수되는 것을 막아 LDL-콜레스테롤을 떨어뜨린다. 중성지방 수치가 높으면 사용하지 않는다.

(6) Ezetimibe

소장에서 콜레스테롤의 재흡수를 억제하여 혈중 LDL-콜레스테롤을 떨어뜨리며 statin 계열 약물과 함께 추가적으로 사용된다.

(7) 오메가 3 지방산

EPA(eicosapentaenoic acid)와 DHA(docosahexaenoic acid)을 주성분으로 하여 1일 3~4g 복용 시 TG를 떨어뜨린다.

05 혈액 및 조혈기계에 작용하는 약물

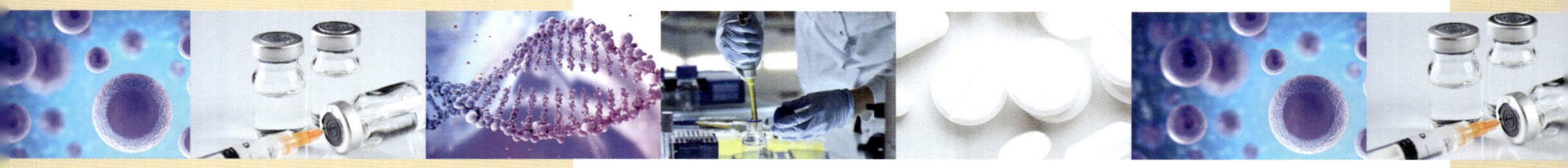

01 혈액

02 항혈액응고제

Blood 01
혈액

학습목적

조혈기관에 관여하는 각종 약물의 약리작용과 임상적 이용을 기술한다.

1) 혈액의 조성

혈액은 전신을 순환하면서 장기와 조직에 필요한 물질을 운반하며 그 구성은 액체성분인 혈장과 고체성분인 혈구(적혈구, 백혈구, 혈소판)로 이루어졌으며 혈액량은 체중의 약 8%로 성인의 경우 약 5~6L이다. 사람의 적혈구는 태생기 때는 간 또는 비장에서 생성되고 생후에는 골수에서 생성되며 평균 수명은 120일이다. 노쇠한 적혈구는 비장에서 파괴되고 hemoglobin의 Fe^{++}는 회수되고, heme은 bilirubin으로 변화되어 배설된다.

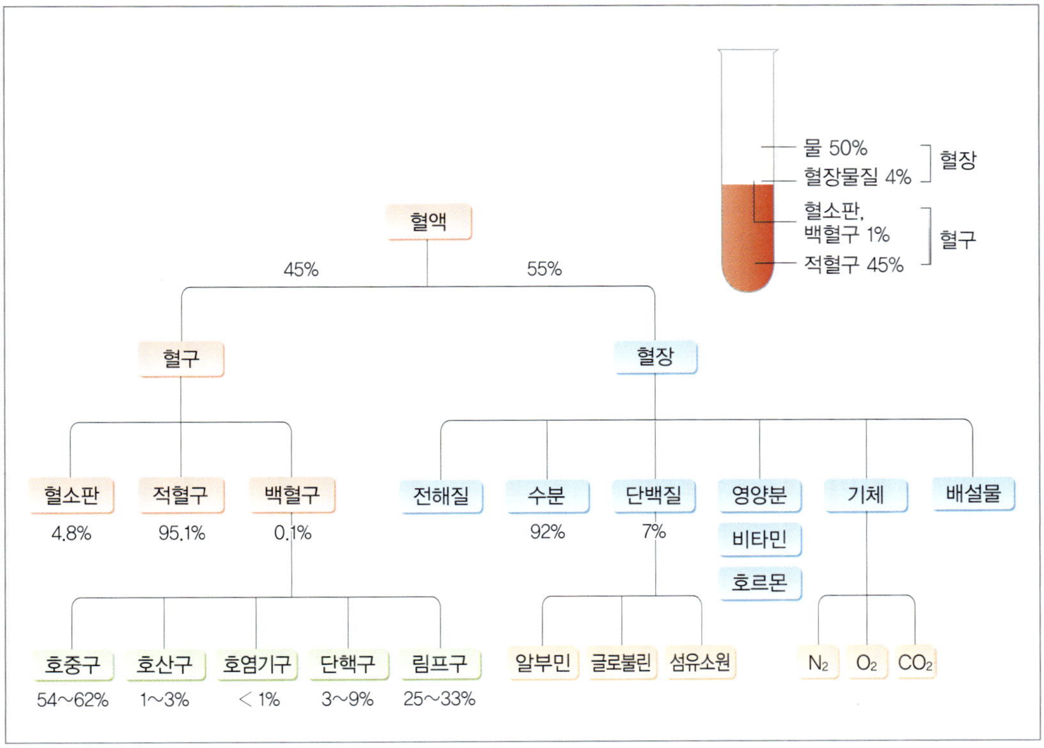

그림 5-1 혈액의 조성

(1) 혈액의 일반적 기능

혈액은 세포외액 중에서도 혈관내액에 속한다.

① 운반작용(영양물질, O_2, CO_2, 노폐물)
② 면역작용
③ 체온조절
④ 혈압유지
⑤ 산, 염기 평형

(2) 혈액의 물리적 성질

① anticoagulant: heparin, 3.8% sodium citrate
② hematocrit ratio: 혈액을 3,000rpm으로 15분간 원심분리하여 침전된 적혈구의 전체 혈액에 대한 백분율(남 45%, 여 40%)
③ 혈청: plasma에서 fibrinogen을 제거한 것

(3) 혈액의 화학적 성분

① 물(80%)
② 단백질(18%)

■ 혈장단백질 7g/100mL(fibrinogen, albumin, globulin α, β, γ)

albumin	전체 혈장 단백의 55% 차지. 물질의 운반, 혈장삼투압유지
globulin	• **α₁-globulin**: 2.4~4.4% 차지. thyroxin-binding globulin, lipoprotein, antitrypsin 등
	• **α₂-globulin**: 6.1~10.1% 차지 **a.** ceruloplasmin: Cu^{++} 함유 산화효소, Wilsons disease (혈중 ceruloplasmin 감소, Cu의 오줌배설 증가) **b.** haptoglobulin: Hb과 결합하는 단백질, Hb 요 중 배설 방지
	• **β-globulin**: 8.4~14.5% 차지. transferrin, lipoprotein 등 transferrin(sidrophilin); 철운반 단백질

(4) Lipoprotein

a. chylomicron: 소장 점막에서 흡수된 지질(TG)을 지방조직이나 간으로 이동
b. VLDL: 간에서 합성된 지질을 간 이외의 조직으로 이동
c. LDL: 간에서 합성된 지질(cholesterol)을 간 이외의 조직으로 이동
d. HDL: 간 이외의 조직에서 간으로 cholesterol 이동

(5) 혈장단백질의 기능

교질삼투압을 유지하여 혈장과 간질액 사이의 액체이동역할을 한다.

예 혈장단백질이 5g/100mL보다 낮아지면 모세혈관벽을 통하여 혈장이 조직 쪽으로 이동(edema)

(6) 혈액의 화학성분

혈장 중 Na^+, Cl^-이 85%를 차지하며, 혈액 중 Na^+, Cl^-이 80%를 차지한다.

2) 혈관의 구조

① 동맥(외막 · 중막 · 내막 · 중막의 근육층이 발달하여 높은 압력에 견딜 수 있음)
② 정맥(동맥과 같이 3층이나 중막이 발달되어 있지 않아 압력에 약함)
③ 모세혈관(내막 한 층으로 되어 있으며 작은 통로가 있어 수분 왕래가 가능)

3) 빈혈의 종류

빈혈(anemia)은 혈액단위용적(mm^3)당 hemoglobin 또는 적혈구가 감소되어 혈액의 산소운반능력이 저하된 상태이다.

일반적으로 적혈구 수는 $1mm^3$ 중 남자는 450만 이하, 여자는 420만 이하, hemoglobin양이 남성은 80% 이하, 여성은 70% 이하일 때 빈혈이라고 하며, 자각 증세로는 피부창백, 두통, 심계항진, 잦은 피로, 숨이 참, 호흡촉진 등이 있다.

사람의 적혈구는 태생기 때는 간 또는 비장에서 생성되고, 생후에는 골수에서 생성되며, 평균수명은 약 120일이다. 노쇠한 적혈구는 비장에서 파괴되어 hemoglobin의 Fe^{++}는 회수되고, heme은 bilirubin으로 변화되어 배설된다.

빈혈은 다음과 같은 요인에 의하여 발생할 수 있다.

(1) 실혈로 인한 빈혈 Blood loss anemia

분만, 외상, 수술 또는 출혈로 인한 실혈에 의해서 나타나는 빈혈이다. 일반적으로 저색소성 빈혈을 나타내며, 원인 치료와 더불어 체액을 공급하거나 수혈한다.

(2) 용혈성 빈혈 Hemolytic anemia

적혈구의 파괴가 많아짐으로써 hemoglobin이 유리되어 생기는 빈혈이다. 일반적으로 고색소성, 정색소성 빈혈을 보인다.

(3) 결핍성 빈혈 Deficiency anemia

철분, vitamin B_{12}, 엽산은 조혈과정에 필요한 영양물질들이다. 이들 영양소가 결핍되면 빈혈이 일어난다.

① 철분 결핍성 빈혈(iron deficiency anemia, IDA): 철분 공급이 없으면 적혈구 크기가 작아지는 저색소성 빈혈을 일으킨다.
② Vitamin B_{12}와 엽산의 결핍: 특징적인 거대적아구성 빈혈(megaloblastic anemia)을 일으킨다.
③ 조혈인자의 결핍: erythropoietin, colony-stimulating factor의 결핍

(4) 재생불량성 빈혈 Aplastic anemia

조혈 기능을 담당하는 골수의 실질 조직이 위축되어 적혈구 생성 능력이 감소하여 생기는 빈혈이다.

1 빈혈치료제 Antianemic drugs

빈혈(anemia)은 혈액단위용적(mm^3)당 hemoglobin 또는 적혈구가 감소되어 혈액의 산소 운반능력이 저하된 상태를 말한다. 빈혈은 대개 철분, vitamin B_{12}, 엽산이 부족하여 일어나며 자각증세로는 피부창백, 두통, 심계항진, 잦은 피로, 숨이 참, 호흡촉진 등이 있다.

혈구의 모양에 따라 구분하면 다음과 같다.

① 소혈구성 저색소성 빈혈(철결핍성 빈혈)
분만, 외상, 수술, 또는 출혈로 인한 실혈에 의해서 나타나는 빈혈이다.

② 거대적아구성 빈혈(vitamin B_{12}, 엽산 부족에 의한 빈혈)
특히 위장에서 내인성 인자의 결핍에 의해 외인성 인자인 vitamin B_{12}의 흡수장애로 인한 빈혈을 악성빈혈(pernicious anemia)이라 한다.

1) 철결핍성 빈혈 치료제(철 및 철분 제제)

(1) 철결핍성 빈혈 치료제

① 경구용 제제
- Feroba(dried ferrous sulfate + mucoprotease)
- Hemo-Q(Iron protein succinylate)
- Ferrimond Ace(ferrous sulfate + d1-serine)

② 주사용 제제
- Blutal(Ironcondroitin sulfate, $FeCl_3$)
- Venoferrum(iron(III) hydroxide sucrose complex)

(2) 악성빈혈 및 거대적아구성 빈혈 치료약

- Vitamin B_{12}(cyanocobalamin)
- 엽산(folic acid)
- Folinic acid(leucovorin calcium)

2 혈액대용제 Blood substitute

인체의 2/3는 체액으로 이루어져 있고 체액은 생체의 형태와 기능을 수행하는 데 필수적인 물질들로 구성되어 인체의 항상성을 유지하는 데 중요한 역할을 한다. 출혈, 외상 또는 화상에 의해 혈액량이 감소하면 심박출량의 감소, 조직의 산소결핍을 초래하여 생명이 위태로울 수 있으므로 여러 colloid 용액이 혈장대용제로 사용된다. 구토, 설사, 발한 등으로 다량의 수분 및 전해질이 소실되었을 때는 전해질 용액을 공급해야 한다.

1) 용량팽창제

실혈을 보충하기 위해 혈액형이 적합한 건강인의 혈액을 수혈하거나 저장혈액, 혈청, 혈장, 알부민 등과 같은 혈액제제를 신중하게 선택하여 사용한다.

① Whole human blood
② Human serum albumin
③ Dextran
④ Pentastarch
⑤ Dextrose and sodium chloride(D/S)
⑥ Ringer's lactate(Hartmann's solution)

2) 전해질 Electrolytes

혈액에는 Na^+, K^+, Ca^{++}, Mg^{++} 등 중요한 전해질이 존재하여 삼투작용, 완충작용을 하며 막투과성과 대사기능, 신경근 활성도 등을 조절한다.

① 일반 전해질 보급제: Normal saline(0.9%)
② K^+ 보급제: KCl solution(0.2%), potassium chloride
③ Ca^{++}, Mg^{++} 보급제: $CaCl_2$ solution(3%), calcium gluconate(10%)

3 조혈 성장인자 Hematopoietic growth factor

조혈과정은 간세포(stem cell)에서 혈액세포를 분화·성숙시키는 복잡한 과정으로 골수의 서로 다른 세포 간의 상호작용과 조혈성장인자들이 관여하여 영향을 미친다.

1) 적혈구 조혈인자 Hemopoietin

■ **종류**

- Erythropoietin(EPO, recormon): 유전자 재조합에 의해 생산되며 골수에서 적혈구 생성 및 유리 비율을 증가시킨다. 초기 1회 50IU/kg씩 1주에 1~3회 정맥 또는 피하주사한다.
- Darbepoetin alfa(Aranesp): 만성 신부전증 및 암환자의 빈혈치료에 사용된다. Hb 10g/dL(또는 Hct 30% 이하)에 투여한다.

2) 과립구 집락자극인자(조혈성장인자) Granulocyte colony stimulating factor(G-CSF)

저혈 호중구 치료제로 사용된다.

■ **종류**

- Filgrastim(=G-CSF, gracin): 호중구 수 증가 촉진작용이 있으며 골수이식 및 악

성림프종, 급성 백혈병, 폐암, 난소암, 고환암 등 암화학요법에 따른 호중구감소증 등에 사용한다.

- Lenograstim(=G-CSF, neutrogin)
- Sargramostim(=GM-CSF, leucogen)
- Pegfilgrastim(Neulasta)

Anticoagulants 02

항혈액응고제

학습목적

혈액응고, 혈전방지 및 혈전분해에 관여하는 약물의 약리작용과 임상적 이용을 기술한다.

1 혈액응고

1) 혈액응고 기전

① 1단계: 혈중 또는 혈관조직에서 활성 thromboplastin 유리

② 2단계: thromboplastin이 칼슘 이온과 공동으로 prothrombin을 thrombin으로 전환

③ 3단계: thrombin이 혈장 중의 fibrinogen(섬유소원)에 작용하여 fibrin(섬유소)을 생성하고 jelly 모양의 혈병(핏덩어리), 즉 불용성 fibrin을 생성

2) 혈전

정상혈액은 혈관 밖으로 나오면 신속히 응고하지만 혈관 안에서는 액상으로 존재한다. 그러나 혈관 내에서 응고가 일어나는데 이런 현상을 혈전 현상이라고도 한다.

혈전(thrombus)은 혈소판이 혈관내피세포에 부착하고 혈액응고를 촉진하여 fibrin을 형성하면서 혈구가 부착하여 생성되는 것으로 정맥성 혈전과 동맥성 혈전으로 나뉜다. 동맥성 혈전은 혈소판 응집이 큰 요인이므로 혈소판 기능을 억제하는 약물들이 동맥계에 생기는 혈전의 치료에 효과적이다.

정맥성 혈전은 혈소판이 큰 역할을 하지 않고 혈관 내 fibrin 형성이 주요인이므로 항혈액응고약들이 그 치료제로 쓰인다. 정맥성 혈전은 외과수술, 심질환, 종양, 외상 등의 경우에 발생할 수 있으며 하지 심부정맥 혈전은 때로 심각한 폐색전증으로 이어질 수 있다.

혈액응고 억제약은 혈액응고인자나 관련 단백에 작용하여 응고과정을 억제한다.

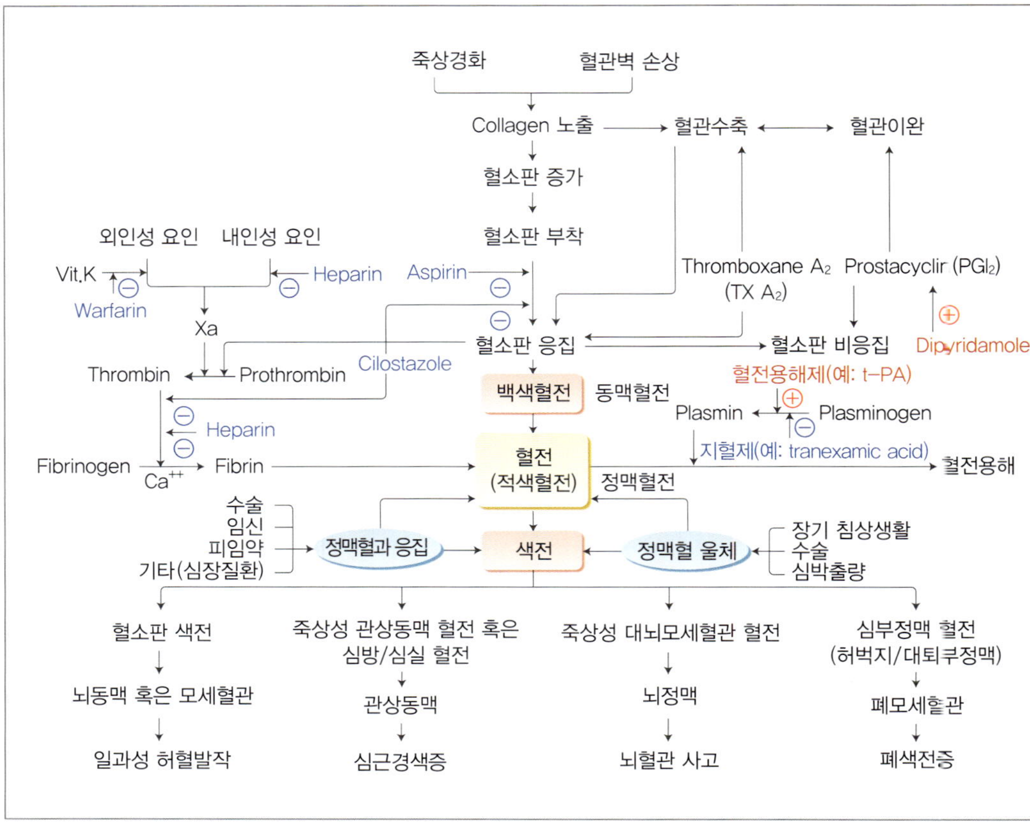

그림 5-2 혈전 생성과 관련된 약물

2 혈액응고와 관련된 약물

1) 주사용 항혈액응고제

(1) Heparin sodium(Heparin)

- **혈액응고에 대한 작용**: 분자량 20,000의 강산성의 다당류로 생체내에서나 시험관 내에서도 혈액응고 저지작용이 있으며 3단계 모두에서 작용한다. 과잉의 heparin을 중화(해독)할 목적으로 protamine sulfate를 투여한다.
- **소아**: 50~100U/kg 1일 6회 정맥주사
- **성인**: 초회 10,000U, 1일 5,000~10,000U를 4~6회 15~30U/min의 속도로 정맥주사하고, 초회 10,000~20,000U 투여, 1일 3회 8,000~10,000U를 피하주사로 투여한다(1mg은 약 100단위).

① Thromboplastin 생성 억제와 이미 만들어진 thromboplastin의 파괴도 나타낸다.
② Prothrombin에서 thrombin으로의 전환을 억제한다.
③ Thrombin이 fibrinogen에 작용하여 fibrin을 형성하는 것을 억제한다.
④ Thrombin 형성 억제에 의해 혈소판(platelet) 응집을 억제한다.

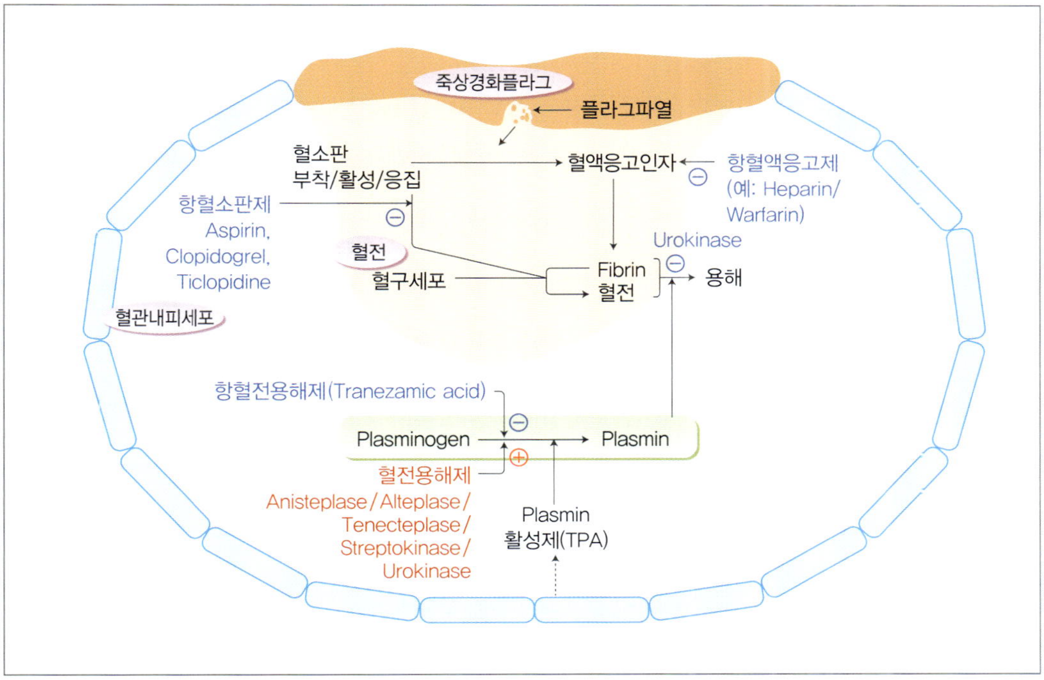

그림 5-3 혈액응고와 관련된 약물

(2) Enoxaparin(Clexane)

저분자량의 heparin으로서 혈소판 기능에 영향을 주지 않고 prothrombin의 작용을 억제하고, thrombin을 불활성화시켜 혈액응고를 억제한다.

(3) Nadroparin(Fraxiparin)

혈전색전증의 예방, 심재성 정맥혈전증 치료, 체외 혈액투석 시 혈액응고 방지에 쓰이며, 용도나 체중에 따라 투여 용량을 결정한다.

(4) Dalteparin(Fragmin)

수술과 관련된 혈전예방에 2500~5000IU를 피하주사하는 등 허혈성 심장질환에도 사용한다.

2) 경구용 제제

(1) Coumarin 유도체

경구로 투여할 수 있는 장점이 있으며 간에서 vitamin K의 작용을 방해하여 항혈액응고작용을 나타낸다. 과량투여 중독으로 인한 중독 시 vitamin K(phytonadione)를 해독제로 투여한다.

① Warfarin sodium(Coumadin)

- **약리작용**: Heparin과는 달리 응고억제기전은 간장에서의 prothrombin 합성을 저해하는 것이다. 이들 인자의 생합성에는 vitamin K가 필요한데 coumarin 유도체는 구조상 vitamin K 이용 시 대사길항제로서 작용하여 응고인자 합성을 억제한다.

② Dicumarol(bishydroxycoumarin)

혈전을 동반한 심실성 세동, 관상동맥 폐쇄증의 보조제, 정맥성 혈전증에 사용하며 소화관에서 흡수가 느리고 완전하지 못하여 오심, 복통, 설사 등의 부작용이 많다. 제1일에 300mg, 2일에 200mg으로 내복하고 그 후 1일 1회, 25~200mg으로 prothrombin time으로 유지량을 결정한다.

③ Dabigatran(Pradaxa)

직접적으로 트롬빈을 억제하여 항응고효과를 나타내는 약물로, 음식물과 상호작용이 없고 신장으로 배설되기 때문에 번거롭게 INR 검사를 반복할 필요 없이 약물을 복용할 수 있는 장점이 있지만 하루 2번 복용이 필요하다.

- **해독제**: Idarucizumab(Praxbind injection)

Dabigatran 특이적 역전제로서 dabigatran 캡슐 투여 환자에서(응급수술, 긴급처치 시, 생명을 위협하거나 조절되지 않는 출혈 발생 시) 항응고효과의 긴급역전이 필요한 경우에 사용한다.

④ Rivaroxaban

응고에 관여하는 인자 중 factor Xa를 직접적으로 억제하며 dabigatran과 마찬가지로 INR 검사의 필요 없이 하루 1회 복용하는 약물이다.

3 혈액응고제 Blood coagulants 및 지혈제 Hematostatics

출혈성 소인(혈우병, 괴혈병, 자반증), 외상, 동맥경화의 경우, 혈관 파열 또는 누출에 의해 출혈이 일어난 경우 이를 억제하기 위하여 쓰이는 약물이다.

지혈제를 그 작용기전으로 다음과 같이 3종류로 분류된다.

① 혈액응고를 촉진하는 것(전신지혈제)
② 모세혈관을 수축시키는 것(국소지혈제)
③ 혈관을 보강하는 것

1) 전신지혈제

① Vitamin K류(vitamin K group)
② Aminocaproic acid(Epsilon)
③ Tranexamic acid(Transamin)

④ Aprotinin(Aprotimbin)

⑤ Reptilase(Hemocoagulase)

2) 국소지혈제

① Gelatin sponge absorbable(gelfoam sponge): 정제 gelatin의 용액

② Bovine Microfibrillar Collagen(Avitene)

③ Bosmin액: epinephrine을 주성분으로 하는 액제

④ Thrombin

3) 섬유소 용해제 Fibrinolytic drugs

생체 내에는 이미 형성된 fibrin을 자발적으로 용해하는 생리적 기전이 있다.

Fibrin은 plasmin(fibrinolysin)이라는 serine protease에 의해서 분해된다. Plasmin은 전구체인 plasminogen으로부터 생성되며, tissue plasminogen activator(tPA)와 urokinase에 의해 plasmin으로 활성화된다. 혈관이 막혀 응혈이 생기면 혈관 내피세포로부터 TPA가 유리되어 plasminogen을 plasmin으로 활성화시키고 plasmin은 섬유소 분해를 촉진한다.

항응고제는 fibrin 형성을 저지하여 혈전이 더 이상 진전되는 것을 방지하지간 이미 형성된 fibrin을 용해하지는 못한다. 생체에는 fibrin을 용해하는 생리적 기전이 있다. 즉 plasminogen이 활성화하여 만들어진 plasmin이라는 효소가 fibrin을 용해한다. 섬유소 용해제는 plasminogen을 활성화하여 plasmin으로 만드는 약물이다.

① Urokinase

- **약리작용**: 사람의 오줌에서 분리한 단백질분해효소로 plasminogen을 plasmin으로 활성화시켜 fibrin을 용해한다.
- **적응증**: 뇌혈전증, 뇌경색, 말초 동 · 정맥 폐쇄증, 급성 심근경색, 폐색전증
- **용법 · 용량**: 뇌혈전증, 경색증에 urokinase로 1일 6000~30만 단위(U) 정맥 투여하고, 말초 동 · 정맥 폐쇄증에 초기엔 1일 5~25만 단위 투여 후 천천히 감소하여 7일간 투여하며, 폐색전증에 초회 체중 kg당 4400단위를 10분간 투여하고, 유지량으로 체중 kg당 4400단위/시간을 12시간 투여한다.
- **부작용**: 출혈 경향, 드물게 쇼크, 발진, 두드러기

② Streptokinase(Streptase)

- **약리작용**: streptokinase는 plasminogen을 plasmin으로 활성화시키고, streptodornase는 단백 및 핵산을 분해한다.
- **적응증**: 혈전성 정맥염, 수술 및 외상 후의 종창의 완화, 객담배출 곤란, 두비동염
- **용법 · 용량**: 성인 streptokinase로서 1회 1~2만 단위를 1일 4회 투여한다.
- **부작용**: 출혈 경향, 오심, 구토, 설사, 발열, 발진

③ Alteplase(Actilyse)

- **약리작용**: 유전자 재조합 공법에 의해 최근에 만들어진 tissue plasminogen activator로 plasminogen에서 plasmin으로의 활성화를 촉진한다.
- **적응증**: 급성 심근경색증, 급성 폐색전증, 허혈성 발작
- **용법·용량**: 급성 심근경색증에 증상 발현 후 6시간 이내에 100mg을 1.5시간에 걸쳐 정맥주사하거나 6~12시간에 3시간에 걸쳐 정맥주사한다. Tissue plasminogen actovator(tPA)를 유전자 재조합법으로 만든 것이다.

④ Tenecteplase(Metalyse)

급성 심근경색증 치료를 위한 혈전용해제로서 유전자 재조합 공범으로 만들어진 선택적인 plasminogen 활성화물질이다. 혈괴의 fibrin 성분에만 결합하여 선택적으로 혈전 부위의 plasminogen을 plasmin으로 전환하여 혈전을 용해한다. 체중에 따라 최고 10,000단위(50mg)까지 투여한다.

4 항혈전약물(혈소판 기능억제약) Antithrombotic drugs

혈액응고 과정 중에 혈소판의 기능을 억제하는 약물로 항혈소판약물이라고도 하며, 주로 동맥혈전성 질환 예방에 쓴다.

혈관 내 혈전형성으로 인한 순환장애는 심혈관계, 뇌혈관계 및 말초혈관계 질환 등에 있어서 가장 중요한 병태생리기전 중의 하나로 밝혀져 혈전형성을 예방하고 치료하기 위한 항혈소판제와 항응고제 및 혈전용해제의 개발이 매우 활발하게 진행되고 있다. 이 중 항혈소판제제는 내과, 신경과 영역의 외래처방에서 높은 빈도를 나타내고 있어 이러한 약제의 작용기전을 잘 이해하고 각각의 효능과 특성 및 복약지도 내용을 잘 파악하는 것이 필요하다. 또한 여러 영역에서 사용되는 NSAIDs의 해열, 진통, 소염제를 작용기전별로 구분해 본다.

1) 혈소판 활성화 기전

혈관 내피세포의 표면에는 혈전이 형성되기 어렵지만 내피세포가 손상을 입으면 내피세포 밑의 혈관벽을 구성하고 있는 collagen 등의 성분이 혈관에 노출되어 혈전형성을 촉진하게 된다. 즉 혈관 내에서 순환하고 있던 혈소판이 이곳에 달라붙게 되는데, 이러한 흡착의 매개는 von Willebrand factor(vWF)에 의하여 이루어지고 이것은 혈소판막 glycoprotein Ib 수용체에 vWF가 결합함으로써 시작된다.

연이어 다른 여러 자극물질(collagen, thrombin, epinephrine, serotonin 등)이 혈소판 수용체에 결합하면 활성화되고 혈소판의 응집이 일어난다.

활성화된 혈소판은 세포 내 storage granule로부터 이미 만들어져 있던 물질(ADP, Thromboxane A_2)을 분비하는데, 이들 ADP와 thromboxane A_2가 혈소판 수용체에 결합하면 혈소판은 더욱 활성화된다.

한편 활성화된 혈소판은 phospholipase A_2의 작용으로 세포막의 phospholipid로부

터 arachidonic acid를 생성해 내는데 이 arachidonic acid는 cyclooxygenase의 작용으로 단계적으로 PGG_2와 PGH_2가 되며 여기에 thromboxane synthase가 작용하여 thromboxane A_2(TXA_2)가 비로소 만들어진다.

TXA_2는 강력한 혈관수축 작용이 있을 뿐 아니라 thromboxane A_2/PGH_2는 ADP와 같이 혈소판 수용체와 결합하여 혈소판의 활성화를 촉진시킨다.

혈관 내피세포에서도 phospholipase A_2와 cyclooxygenase의 작용으로 prostaglandin endoperoxide가 만들어지는데 혈소판에서 만들어진 것을 일부 포함하여 prostacycline synthase가 이들을 prostacycline(PGI_2)로 변환시킨다.

이 PGI_2는 혈관을 확장시켜 혈소판 수용체와 결합하여 혈소판 응집을 억제하는 것으로 알려져 있다.

2) 효능

혈전증에 의한 합병증을 포함한 혈전색전질환의 예방과 치료 및 혈소판응집억제, 즉 안정형 협심증(stable angina), 불안정형 협심증(unstable angina), 급성 심근경색증(acute myocardial infarction), 뇌졸중(stroke), 말초동맥성 질환(peripheral arterial disease) 등의 치료에 효과가 있다.

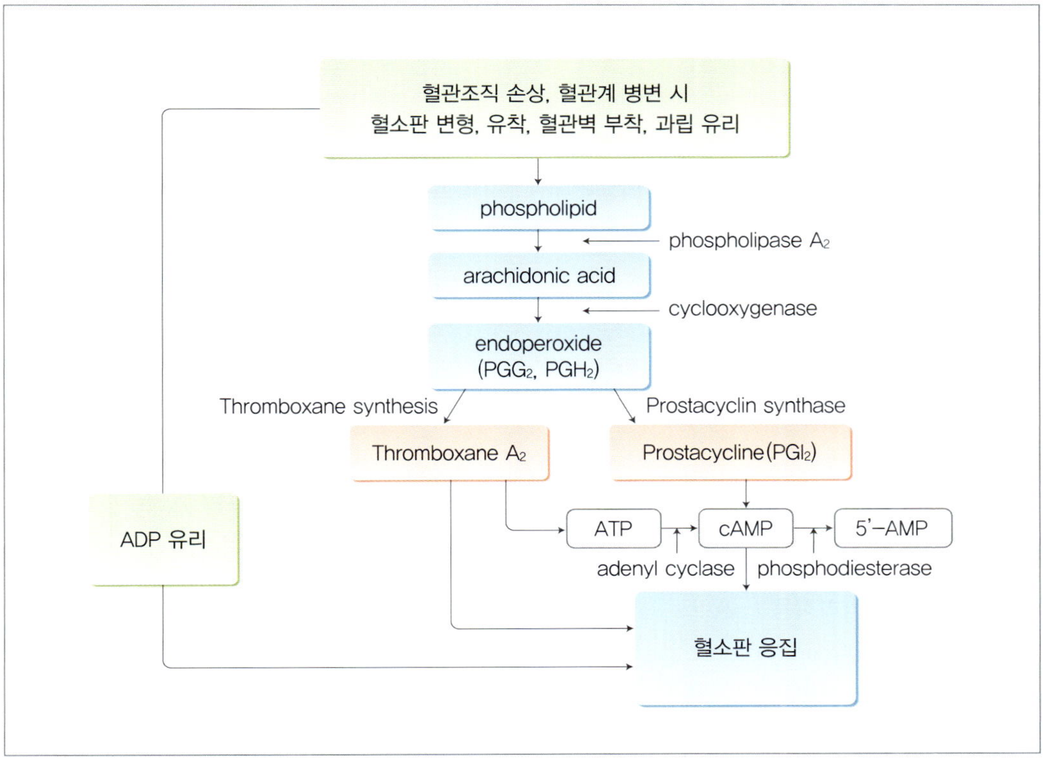

그림 5-4 혈소판 활성화 과정

3) Arachidonic acid 대사 억제약

(1) 비가역적인 COX 억제약

① Aspirin

비가역적으로 COX를 억제하여 최종산물인 thromboxane A_2의 생성을 감소시킨다. 소량을 투여하는 경우에는 혈관 및 위와 신장의 COX에 미치는 영향이 경미한 것으로 알려져 있다.

표 5-1 질병과 aspirin의 최소유효량

질병	1일 최소유효량(mg)
고혈압	75
안정형 협심증	75
불안정형 협심증	75
급성 심근경색증	160
일과성 대뇌 하혈 및 불완전 뇌졸중	75

※ 만성 시 75~100mg/day, 급성 시에서는 160~325mg/day을 사용

② Aspirin과 경구용 항응고제의 병용 투여

• 고용량의 aspirin(500~1,000mg/day)과 high intensity warfarin(INR 3.0~4.5)의 병용:	위장관 출혈의 증가
• 저용량의 aspirin(100mg/day)과 high intensity warfarin(INR 3.0~4.5)의 병용:	minor bleeding은 증가, major bleeding은 증가 경향
• 저용량의 aspirin(75~100mg/day)과 low intensity warfarin(INR 1.5~2.0)의 병용:	minor bleeding은 증가되지만 임상적으로 유의한 출혈 경향은 증가되지 않음
• 복약지도:	위장장애(오심, 구토, 위장관 통증)

(2) 가역적인 COX 억제약

NSAID는 가역적인 COX-1 억제제이나 항염효과를 나타내는 용량에서는 aspirin에 비하여 항혈소판 효과가 떨어지기 때문에 일반적으로 항혈소판제로 사용되지 않는다.

① Triflusal(Disgren)

- **약리작용**: acetyl salicylate 유도체로 혈소판 cyclooxygenase 및 c-AMP phosphodiesterase의 활성을 억제한다.
- **적응증**: 혈전·색전의 예방 및 치료, 뇌혈관 장애의 예방 및 증상 개선, 불안정 협심증으로 인한 급성 심근경색의 예방, 외과 수술 후 심부정맥 혈전증 및 폐색전증의 예방

- **용법·용량**: 1회 300mg씩 1일 1~3회 경구투여한다.

② Indobufen(Ibustrin)

1일 200~400mg을 2회 분복한다.

4) 혈소판 ADP 수용체 억제

(1) Ticlopidine(Ticlid)

Thienopyridine 유도체로 대사산물이 활성을 띠며 다른 항혈소판제와는 달리 PG 합성이나 cAMP 분해에 관여하지 않고 혈소판의 세포막에 직접작용하여 혈소판이 fibrinogen, vWF(von Willebrand factor)와 상호작용하는 것을 억제한다. 따라서 ADP에 의한 혈소판 응집을 억제한다.

- **용법**: 500mg/day, 1일 2회
- **복약지도**: 위장장애를 줄이기 위하여 식사와 함께 복용, 제산제 복용 시 2시간 간격 복용

(2) Clopidogrel(Plavix)

Thienopyridine 유도체로 ticlopidine과 같은 작용기전을 나타낸다. 1997년 FDA 승인을 받았고 국내에는 최근 시판되었다.

- **용법**: 75mg/day, 1일 1회 복용
- **복약지도**: 복부통, 소화불량

5) 혈소판 adenylate cyclase 자극제

(1) Prostacycline(PGI_2, Beraprost Na, Berasil, Limaprost Na, Opalmon)

Adenylate cyclase를 자극하여 혈소판 내 cAMP의 농도를 증가시켜 혈소판의 작용을 억제하며 혈관확장작용도 함께 가지고 있다. PGI_2 자체는 화학적으로 극히 불안정하고 반감기가 짧아 경구투여가 불가능하나 Beraprost Na은 최초로 개발된 경구용 PGI_2 제제이다.

- **용법**:

  Berasil(Beraprost) – 0.02mg(120μg)/T, 6T/day, 1일 3회

  Opalmon(Limaprost) – 1일 30μg, 3회 분복, 6T/day
- **복약지도**: 혈관확장으로 인한 안면홍조, 두통, 화끈거림, 간기능 저하

(2) 기타

PGE(Alprostadil) – 버거씨병, 폐색성 동맥경화증에 사용되는 혈관확장약

PGE1(Misoprostol) – 소화성 궤양 치료 및 치료적 유산에 사용된다.

PGF2α(Dinoprost, prostamon F/amp.) – 임신말기의 진통유발, 분만촉진, 치료적 유산

PGE2(Dinoprostone, prostamon E/T)

(3) Dipyridamole(Persantin)

Prostacycline의 합성을 직접 자극하여 prostacyclin의 혈소판 억제작용을 증대시키며 adenosine의 uptake를 억제하여 adenosine의 혈소판 억제 및 혈관확장작용을 일으키는 것으로 알려져 있다.

- **용법**: 협심증, 관경화증, 심근경색, CHF – 1회 25~50mg, 1일 3회, 식사 1시간 전 혈전, 색전 예방 – 1회 75~100mg, 3~4회
- **복약지도**: 말초혈관 확장에 의한 두통, 어지러움, 저혈압 발생, 음식물로 인한 생체 내 이용률을 방지하기 위하여 식전 복용

6) PDE 억제약

(1) Cilostazole(Pletaal)

Phosphodiesterase 활성화를 억제하여 cAMP의 농도를 증가시켜 혈소판의 작용을 억제하며 혈관확장작용도 가지고 있다.

- **용법**: 200mg/day, 1일 2회
- **복약지도**: 복용 후 2~4주 혹은 12주 후 효과가 나타남

7) 혈소판막 glycoprotein IIb/IIIa 수용체 차단약(Abciximab = Reopro)

활성화된 혈소판의 응집에 최종적으로 관여하는 혈소판막 glycoprotein IIb/IIIa 수용체를 비가역적으로 차단한다. 경피적 경혈관 관상동맥 확장술(PTCA) 스텐트 삽입 예정인 환자에게 사용되는데 aspirin보다 훨씬 더 강력하게 응고를 감소시킨다.

8) Serotonin(5–HT_2) receptor Blocker(Anplag = Sarpogrelate)

혈소판 응집과 혈관수축을 촉진시켜 혈관평활근을 증식시켜 말초순환장애를 일으키는 serotonin의 수용체에 길항작용하여 혈소판 응집억제작용, 혈관수축 억제작용 등으로 혈류량을 증가시켜 말초순환장애 개선을 위해 1회 100mg(1정)을 1일 3회 복용한다.

06 호흡기계에 작용하는 약물

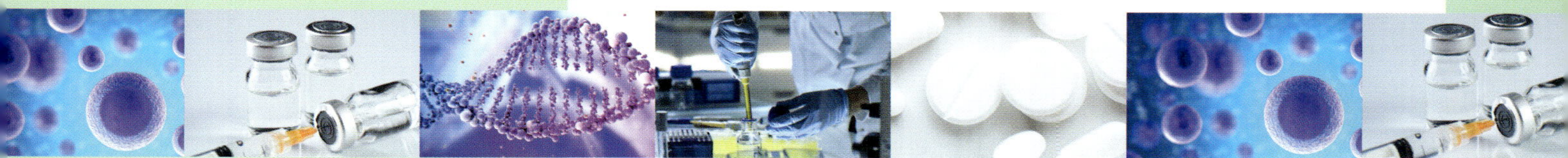

01 천식 치료제

호흡이란 생체가 산소를 들여마시고 이산화탄소를 배출하는 것으로 호흡기계는 비강, 인두, 후두, 기관, 기관지, 폐포로 구성되어 있다. 조직학적으로 기관 및 기관지 점막은 섬모성 위중층 원주상피세포로 덮여 있고 폐질환은 감염이나 과민반응에 의하여 또는 유전에 의하거나 자극물질에 만성적으로 노출되는 경우, 또는 화학물질이나 먼지 등에 노출될 경우에 일어난다.

만성 폐쇄성폐질환(chronic obstructive pulmonary disease, COPD)인 만성 기관지염의 경우 과다한 점액생성과 만성적인 분비성 기침 증세를 특징적으로 나타내며 폐기종은 폐의 섬유화 없이 비정상적으로 폐포벽의 파괴와 확장이 나타난다. 이러한 만성 폐쇄성폐질환에는 기관지 확장제, 거담제, 점액용해제들이 사용되며 감염치료에는 항생제가 병용되고 염증의 완화를 위하여 부신스테로이드가 사용되기도 한다. COPD 증상은 발작성 기침, 호흡곤란, 천명 등이다.

기관지천식은 기관지의 발작적 수축을 일으키는 여러 가지 자극에 대해 기관과 기관지의 민감한 반응을 특징으로 하는 질환으로 환자들은 발작적으로 심한 호흡곤란과 천명, 기침 증세를 나타내며 드물게 지속성 천식상태(status asthmaticus)가 나타날 경우 치명적일 수 있다. 경증의 경우 기관지 확장제 투여로 조절이 가능하지만 중등도 천식은 스테로이드 요법을 필요로 한다.

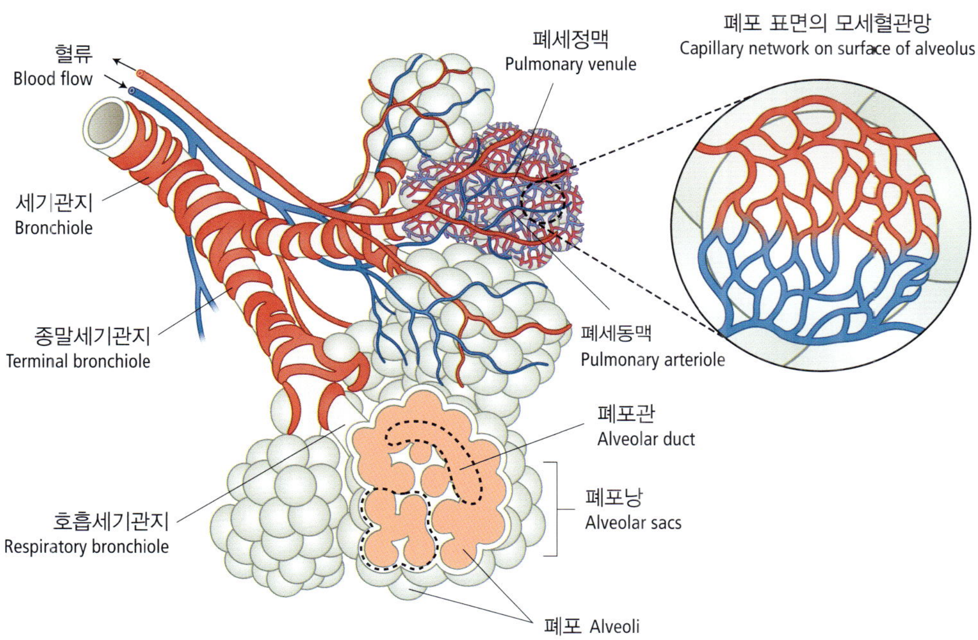

그림 6-1 기관지와 폐포

01 Asthma drugs

천식 치료제

학습목적

기관지천식에 쓰이는 각종 기관지 확장제의 작용기전, 약리작용 및 부작용과 이들 약물의 임상적 이용을 기술한다.

1 진해제 Antitussives

기침을 완화시키는 약물을 말하며 기침은 기도점막자극에 의해 반사적으로 일어나는 방어기전으로 이물이나 자극물질 또는 분비물이 기도에서 제거되는 운동이다. 그러나 기침중추

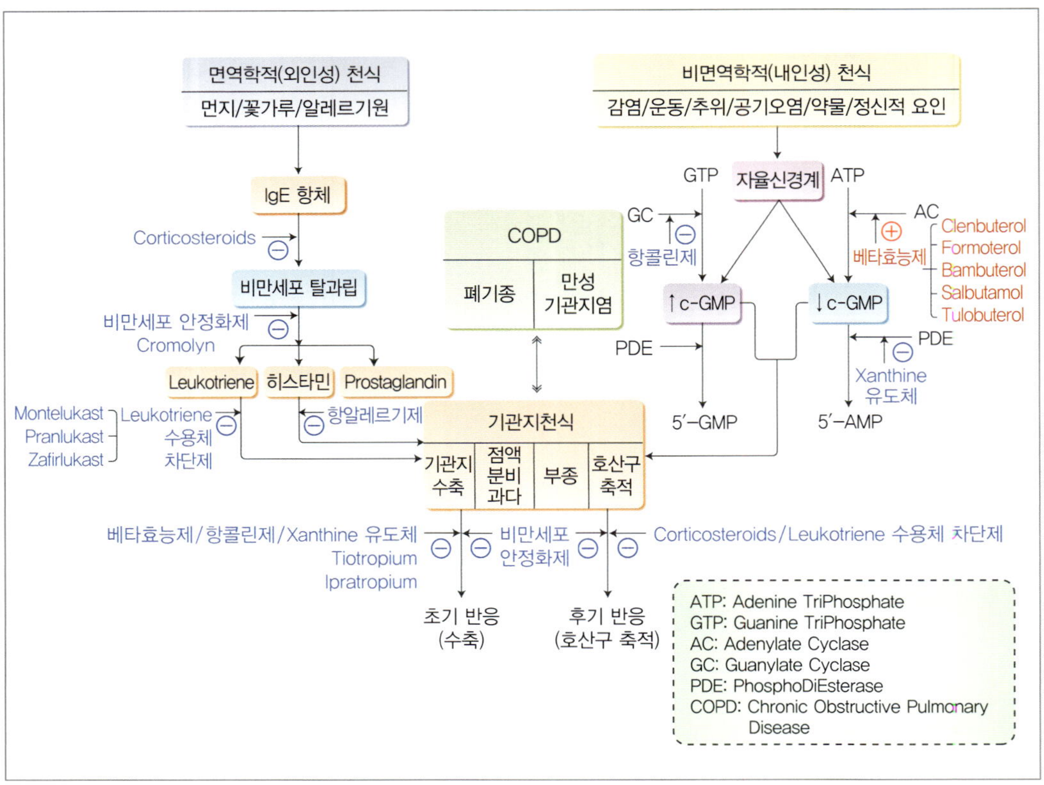

그림 6-2 기관지확장제의 작용 기전

에 의해서나 지나친 자극에 의해 기침이 지속적으로 유발되면 에너지 소모가 많고, 불면이나 호흡장애 및 순환장애 등 불편함이 따르므로 진해제를 사용한다. 진해제는 마약성 및 비마약성으로 나눈다.

1) 마약성 진해제

뇌의 연수의 기침중추에 직접작용하여 기침반사를 억제한다.

(1) Codeine phosphate(Codeine)

후두염, 기관지염, 호흡기질환에 성인 1회 20mg씩 1일 3회 경구투여하며 오심, 변비, 졸음, 구토, 과민증, 불안, 산동, 현기증, 이명, 흥분 등의 부작용이 있다. 다른 중추신경억제제와 병용하면 상가효과(additive effect)를 나타내며 그 용량을 줄여야 한다. 또한 장기 연용 시 내성과 신체적 의존성이 생길 수 있다.

(2) Hydrocodone(Dihydrocodeinone)

1일, 5mg씩 3~4회 경구투여한다.

(3) Zipeprol(Respilene)

급·만성 기도감염, 폐의 급·만성 감염으로 인한 진해 및 거담제이다.
소아에게 1일 10~30mL를 3~4회 분할하여 경구투여한다.

(4) Dextromethorphan hydrochloride(Romilar)

중추신경계의 기침중추를 억제하여 진해작용을 나타내며 상기도염, 급·만성 기관지염, 폐결핵, 기관지확장증, 폐렴 등에 의한 기침에 1회 10~20mg씩 경구투여한다.

2) 비마약성 진해제

기도, 폐, 흉막의 신장 수용체를 마비시키거나 활성을 감소시켜 기침반사를 줄인다.

(1) Benproperine(Cofrel)

폐 및 근막에 있는 수용체로부터 발생하는 구심성 지각신경충격을 차단하여 말초적인 효과를 나타내며 기침중추를 직접 억제한다. 급·만성 기관지염, 감기, 폐결핵 등에 기인하는 기침에 1회 20~40mg씩, 1일 3회 경구투여한다.

(2) Benzonatate(Tessalon)

폐의 신장 수용체를 차단하여 기침반사를 줄인다.

성인과 10세 이상의 소아의 경우 100mg을 필요 시 3회 경구투여하여 1일 최대용량은 600mg이다. 7세 미만 아동은 금기다.

(3) Levodropropizine(Levotus)

각종 호흡기질환에서의 기침 증상을 완화시키는 약으로 성인의 경우 levodropropizine 1회 60mg씩 1일 3회, 적어도 6시간 간격을 두고 경구투여한다. 증상에 따라 적절히 증감한다.

2 거담제 Expectorants

기관지 분비물(담)의 용적을 증가시켜 점도를 감소시키고 섬모상피운동을 활성화시켜 객담 배출을 촉진시키며 점액용해제라고도 한다.

1) 생약제제

(1) Saponins

기관지점막의 분비를 촉진하고 객담의 점도를 묽게 하여 배출을 쉽게 한다.

(2) Ipecac alkaloids(토근)

Emetine

2) 무기물제제

(1) Potassium iodide(KI)

체내에서 흡수된 후 직접 점막선에 작용하여 분비를 촉진하고 호흡기 분비물의 점도를 감소시켜 하부기관지에서 인두로 자극성 물질이 쉽게 제거되도록 한다. 포화용액을 1일, 3회 경구투여한다.

(2) Ammonium chloride(NH_4Cl)

위에 대한 자극작용으로 반사적인 기관지 분비를 촉진시킨다.

3) 점액용해제 Mucolytics

(1) Acetylcysteine(Mucomyst)

객담 속의 점성 단백분자 중에서 결합을 -SH기로 바꾸어 객담의 점도를 묽게 하여 가래배출을 촉진한다. 급·만성 기관지염, 만성 기관지천식, 결핵, 만성 폐기종, 폐렴, 점막폐쇄성기능부전증, 마취 시 0.8%/vial-mouth piece, faces mask, 기관절개 내로 20% 용액을 1~2mL을 분무하며, 10% 용액은 2~20mL를 2~6시간마다 분무한다. 기도 내에서 10~20% 용액 1~2mL를 매시간 직접 점적 주입한다. 부작용으로는 콧물, 위염, 오심, 과민반응으로 인한 기관지 경련 등이 있다.

(2) S-Carboxymethyl cysteine(Rhinathiol)

객담용해작용과 점막단백합성에 필요한 cysteine으로 점막을 보호하는 효과가 있다. 기관지염, 인두염, 부비강염에 성인의 경우 초기에 1회 750mg씩 1일 3회 경구투여한다.

(3) Bromhexine(Bisolvon)

기도점막에서 기관지 분비물을 증대시켜 분비물의 점도저하 및 객담의 객출을 쉽게 한다. 급·만성 기관지염, 폐결핵, 진폐증, 수술 후 기관지확장증 등에 성인은 1일

8~16mg씩 3회 복용하며, 소아는 1일 2~4mg씩 3~4회 복용한다.

1회 4~8mg씩 1일 2회 근육 또는 정맥 주사한다. 부작용으로는 오심, 식욕부진, 두통, 발진, 심계항진 등이 있다.

(4) Ambroxol HCl(Mucopect)

계면활성물질(surfactant)의 생성을 촉진시켜 기관지분비물의 용해작용과 점액분비 촉진작용을 한다. 급·만성 기관지염, 천식성 기관지염, 부비강염, 건성 ㅣ염 등에 1회 30mg씩, 1일 3회 경구투여한다.

성인의 경우 1회 15mg을 1일 2~3회 피하, 근육, 천천히 정맥 또는 점적 정주한다.

부작용으로 백혈구 증가를 동반하는 화농성 비염, 주사제인 경우 알레르기 반응 등이 있고 주사제인 경우 pH 6.3 이상의 다른 주사액과 혼합해서는 안 된다.

(5) Mesna(Mistabron)

객담 배출 촉진 효과가 우수하며 분무하거나 증류수 또는 생리식염수에 희석하여 점적한다. 수술 후 객담배출 증진 효과, 기관지염, 기관지확장증에 사용한다.

4) 단백분해 효소제(소염효소제)

(1) Streptokinase-Streptodornase(Varidase)

(2) Trypsin, Bromelain(Kimotab)

3 기관지 확장제 Bronchodilators

기관지 평활근의 수축과 이완은 자율신경계의 지배를 받으며 교감신경자극(흥분)에 의하여 이완하고 부교감신경자극(흥분)에 의하여 수축한다. 기관지 확장약으로는 교감신경 흥분약 및 부교감신경 억제약, xanthine 유도체, 항히스타민제, 부신피질호르몬제 등이 있다. 교감신경효능약은 β_2 아드레날린성 수용체 흥분을 통해 세포 내 ATP를 cyclic AMP로 전환시키는 효소인 adenylcyclase를 활성화하여 c-AMP 농도가 증가되어 세포 내 Ca^{+-}의 유입을 억제함으로써 기관지 평활근이 이완되며 기관지 분비물 제거용이, 혈관투과성 억제로 기도 점막부종을 감소시키며 비만세포에서 전달물질의 유리를 억제시킨다.

1) 교감신경흥분제(비선택성 β 작용약)

(1) Epinephrine(adrenaline)

- **약리작용**: β 수용체를 자극하여 기관지를 확장시킨다. 그러나 α 수용체에 의한 바람직하지 않은 작용도 있다.
- **적응증**: 급성 천식에 매우 유효하다. 맥관신경성 부종, 두드러기, 약물쇼크, 심정지, 국소부위의 출혈, 심장 리듬의 회복, 국소마취제 효력의 지속에 사용한다.

- **용법 · 용량**
  ① 1:1000 용액을 급성 천식 등에 0.2~1mg을 IM, SC한다.
  ② 1:10000 용액을 심정지 등 긴급 시 N/S에 희석하여 IV한다.
  ③ 1회에 4~5번 흡입하며 4~6시간마다 반복 투여한다(epinephrine inhalation 제제로 racemic epinephrine이 있음).
- **부작용**: 심계항진, 고혈압, 부정맥, 빈맥, 진전, 불안, 두통, 뇌출혈, 식욕부진, 오심, 구토

(2) Ephedrine hydrochloride(Ephedrine)

- **약리작용**: 아드레날린 효능 작용을 가지며 작용 지속시간이 길고 기관지 평활근을 이완시켜 천식을 진정시킨다. 중추에 직접작용하여 각성과 불안을 일으킨다. α_1, β_1, β_2에 작용하며 α 수용체에 간접, β 수용체에 직접작용한다.
- **적응증**: 기관지천식, 급 · 만성 기관지염, 상기도염, 비점막의 충혈, 두드러기
- **용법 · 용량**
  성인은 1회 25~50mg씩 1일 1~3회 경구투여하고, 소아는 1일 3mg/kg을 4~6회 분할 투여한다(25~50mg/Amp – IM, IV, SC).
- **부작용**: 심계항진, 빈맥, 심실부정맥, 두통, 어지러움, 진전, 불면증, 발한, 오심, 구토

2) β_2 수용체 선택작용약

(1) Salbutamol(Ventolin)

β_2 수용체에 선택적으로 작용하여 평활근을 이완시키며, 심혈관계에 대한 영향은 약하여 천식발작의 치료에 효과적이다.

기관지천식, 소아천식, 폐기종, 급 · 만성 기관지염, 폐결핵 등에 소아는 1회 4mg씩 1일 2회 경구투여하며 성인은 1회 8mg씩 1일 2회 경구투여한다. 부작용으로 오심, 구토, 설사, 식욕부진, 일과성의 심계항진, 간혹 진전, 두통, 구갈, 습진 등이 있다.

(2) Fenoterol HBr(Berotec)

기관지의 β_2 수용체에 작용하여 평활근을 이완시키며 기관지천식, 만성 기관지염, 규폐증, 기관지 확장증, 결핵 등에 성인은 1회 2.5~5mg씩 1일 3회 경구투여하며 소아는 1회 1.25~2.5mg씩 1일 3회 경구투여한다.

부작용으로 불안감, 심계항진, 수지 진전, 무력감, 현기증, 두통, 발한 등이 있다.

(3) Clenbuterol HCl(Copan)

기관지의 β_2 수용체에 선택적으로 작용하며 1회 0.02mg씩 1일 2회 경구투여한다.

(4) Bambuterol(Bambec)

성인은 1일 1회 10mg을 취침 시 경구투여한다.

(5) Formoterol(Atock)

성인은 1일 160mg을 2회 분복, 소아는 1일 40μg/kg을 2~3회 분복한다.

(6) Tulobuterol(Hokunalin)

기관지천식, 급 · 만성 기관지염, 폐기종 등 기도폐쇄성 장애에 의한 호흡곤란 등 여러 증상의 완화에 사용한다.

1일 1회, 1회 다음 용량을 가슴, 등 또는 상완부의 피부에 붙인다.

- 6개월~3세 미만: 0.5mg, 3~9세 미만: 1mg, 10세 이상: 2mg

3) Xanthines

횡격막의 수축력을 증가시키고 phosphodiesterase(PDE)를 억제하여 세포 내 c-AMP 농도를 높여 기관지 평활근을 이완시킨다.

(1) Aminophylline(Theophylline ethylendiamine)

직접 호흡기의 평활근을 이완시키며, 신장에 직접작용하여 이뇨작용을 일으킨다.

기관지천식, 울혈성 심부전증, 기종에 있어서 기침, 담, 호흡곤란의 경감, 심장의 발작성 호흡곤란증, 폐부종 관상혈관장애, 신성부종 등에 성인 1회 225mg씩 1일 2회 경구투여하며, 최대량은 1회 450mg이며, 소아 1회 100~200mg씩 1일 2회 경구투여한다. 부작용으로는 호흡급속, 심박급속, 고혈압, 두통, 설사, 오심, 구토, 발열, 흥분, 불면, 기외수축, 급 · 만성 경련 등이 있다.

(2) Acepifylline(ethophyl)

기관지평활근의 불활성화를 촉매하는 phosphodiesterase를 억제하여 cyclic AMP를 증가시켜 기관지 확장작용을 한다. 250mg 정제를 1일 3회, 1정씩 복용한다.

(3) Bamifylline HCl

1회 60~90mg을 1일 2회 경구투여한다.

(4) Acebrophylline

성인은 1회 100mg씩 1일 2회 경구투여한다.

4) 기타 천식치료제

(1) Cromoglycate sodium(Intal, Clesin), Nedocromil(Tilade)

비만세포로부터 histamine의 유리를 억제하여 천식치료에 사용하는 비만세포 안정화약이다. 소아에 유효하며 주로 건조분말이나 에어졸 형태로 흡입하여 사용한다.

(2) Ipratropium bromide(Atrovent aerosol)

항choline약으로 acetylcholine은 muscarine 수용체와 반응하여 기관지 수축, 분비촉진, 기관지 혈관확장을 일으킨다. Ipratropium은 항choline약으로 만성폐쇄성폐질환 치료에 흡입하여 사용하며, 천식에 있어서는 β_2 교감신경 효능약과 병용하여 흡입하여 사용한다(비만세포 내의 c-AMP 농도를 증가시켜 세포 내 Ca^{++} 유입을 억제함으로써 기관지평활근 이완).

(3) 부신피질호르몬 Corticosteroids

기관지 천식환자의 염증반응을 개선하는 데 사용하며 염증매개물의 유리억제, 점막 분비 저해, 혈관수축 등 염증과정을 억제한다.

① Prednisone
간에서 prednisolone으로 전환하며, 호흡기계 염증을 억제한다.

② Methylprednisone
지속적인 기관지 경련이나 천식 위기에 쓰인다.

③ Beclomethasone
기관지 확장제 단독으로 잘 치료되지 않는 천식, steroid제 투여를 필요로 하는 심한 천식, 소아의 중증 천식치료에 사용되며, 성인 1회 400μg을 1일 2회 또는 1회 200μg을 1일 3~4회 흡입한다.

④ Flunisolide
Beclomethasone보다 작용 지속기간이 길며 흡입제이다. 1회 1mg을 1일 2회 분무 흡입한다.

⑤ Fluticasone(Flixotide), fluticasone + salmeterol(Seretide)
성인 1회 100~1000μg을 1일 2회 투여한다.

⑥ Triamcinolone acetonide(Azmacort)
성인 1회 200μg을 1일 3~4회 분무 흡입한다.

⑦ Budesonide(Pulmicort)
성인 1일 200~1600μg을 2~4회 분할하여 분무 흡입한다

(4) Zafirlukast(Accolate), Pranukast(Onon), Montelukast(Singulair)

Arachidonic acid에서 lipooxygenase에 의해서 생산되는 leukotrien의 수용체에 길항함으로써 기관지평활근을 이완시키는 leukotrien의 수용체 길항약이다.

(5) Ketotifen(Zaditen)

비만세포 탈과립억제(비만세포 안정제) 작용을 나타내는 항histamine제로서 알레르기 천식은 대부분의 경우에 알레르기 비염을 동반하기 때문에 다른 천식약과 병용하여 널리 사용된다. 1회 1mg씩 1일 2회 복용한다.

07 소화기계에 작용하는 약물

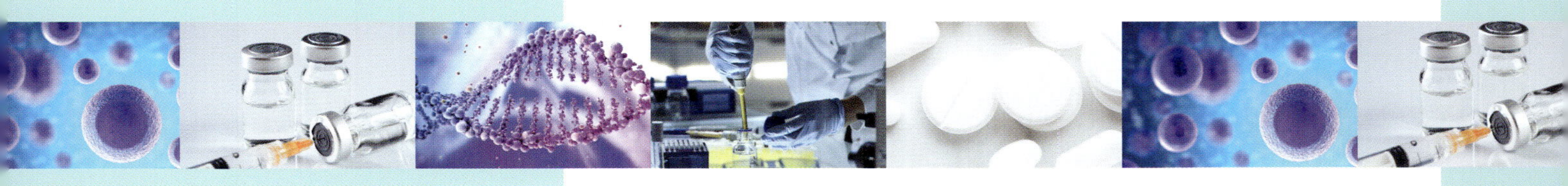

01 소화기계

Digestive system 01

소화기계

학습목적

위장관에 직접 작용하는 약물들의 작용기전, 부작용 및 임상적 응용을 기술한다.

1 소화기계의 개요

소화기계는 음식물을 섭취하고 이를 물리·화학적으로 분해하여 영양분을 흡수하고 노폐물을 배설하는 기능을 수행한다. 구강, 식도, 위, 장, 기타 부속기관들로 구성되어 있고 주로 자율신경의 지배를 받고 있다. 소화기계 질환은 가장 흔한 발병을 보이며, 특히 소화성 궤양이 가장 많다. 소화기계에 작용하는 약물은 건위소화제, 소화성 궤양치료제, 이담제 및 간장질환 치료제, 췌장 치료제 등으로 나뉜다.

(1) 소화의 근본기전: 가수분해

(2) 음식물 섭취량 조절: 간뇌 시상하부

(3) 소화관벽의 구조(외 → 내): 4층(장막 → 근육층 → 점막하층 → 점막층)

(4) 구성

① 소화관: 구강 → 인두 → 식도 → 위 → 소장(십이지장, 공장, 회장) → 대장(맹장, 결장, 직장) → 항문

- 소화관의 길이(입 → 항문): 약 9m
- 식도의 외막: 섬유막
- 장관 신경총: 근간신경총(운동 조절)과 점막하신경총

② 부속기관: 타액선, 간, 췌장 등

1) 치아 Teeth

(1) 구분

① 유치(탈락치): 20개

② 성인치(영구치): 32개(절치, 견치, 소구치, 대구치로 구성됨)

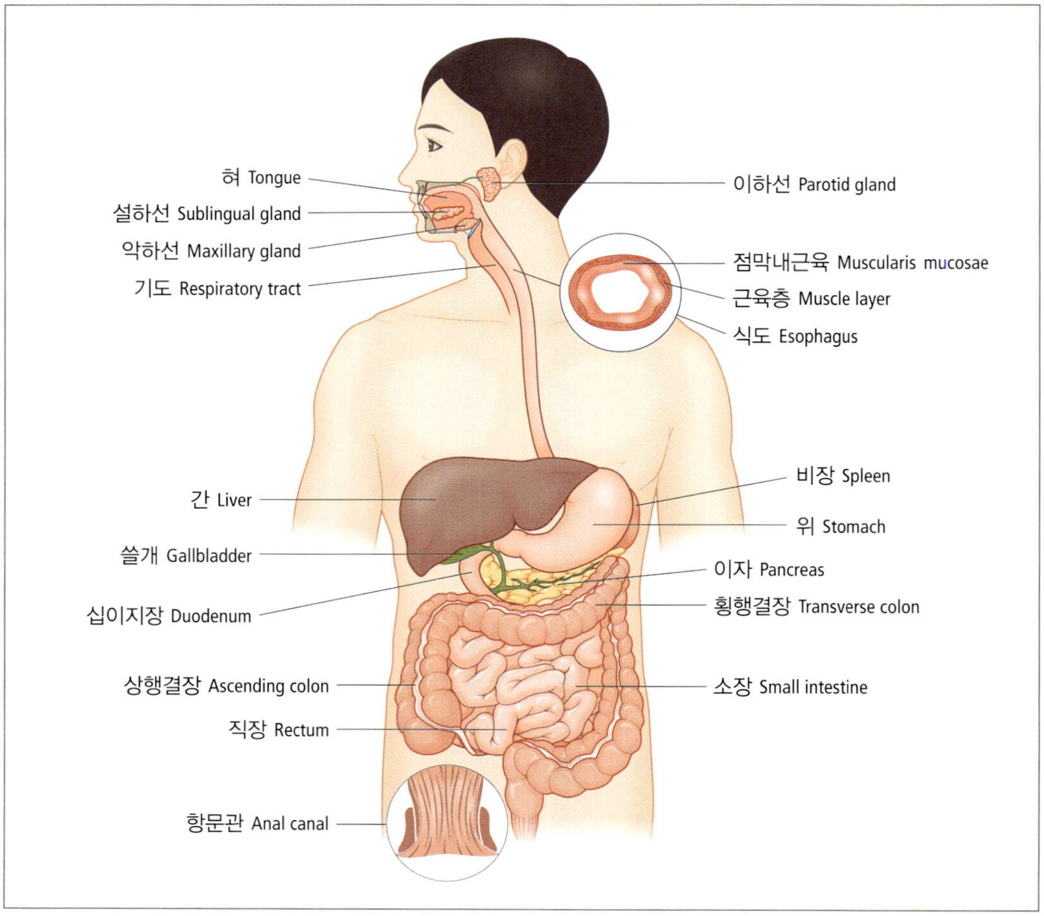

그림 7-1 소화기계의 구조

(2) 치식

① 유치: $\times 2 = 20$

② 영구치: $\frac{2123}{2123} \times 2 = 32$

(3) 구조

① 에나멜질(enamel): 법랑질, 치관의 외면으로 가장 단단한 부분

② 시멘트질(cementum): 치근의 외층

③ 상아질(dentine): 치아의 주성분

④ 치수강(pule cavity): 혈관, 신경이 있는 치수가 있음

⑤ 치근: 하대구치−2개, 상대구치−3개

- 유치(탈락 시)의 교환 시기: 6~12세
- 생후 1년 아이의 치아 수: 8개

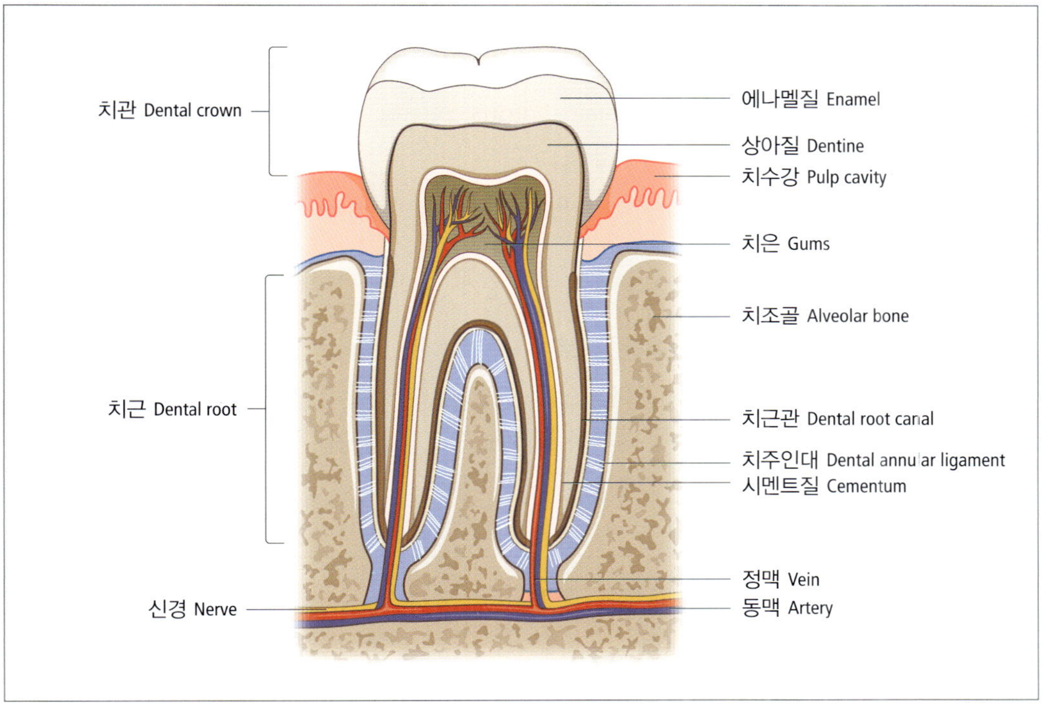

그림 7-2 치아의 구조

- 영구치 중 가장 먼저 나오는 것: 제1대구치(생후 6~7년)
- 제3대구치: 가장 늦게 나오는 사랑니, 지치(wisdom teeth)

2) 위의 개요

위는 좌상복부에 위치한 용량이 약 1.5L인 J자형의 기관이다.

(1) 구조

① 분문(cardia): 식도와 연결부위, 괄약근이 있음

② 위체(body): 대만, 소만, 각절흔(위궤양이 잘 일어나는 곳) 등

③ 유문(pylorus): 유문동을 이루고 유문판, 유문괄약근이 있음

(2) 위선(gastric glands)의 구성세포

① 주세포(chief cell): pepsinogen(단백질 분해)을 분비함(유문선에 발달)

② 벽세포(parietal cell)

- HCl을 분비 → pepsinogen 분비 활성화, 살균작용
- Vitamin B_{12} 흡수 내인자 생산(vitamin B_{12}와 결합하여 회장 말단에서 흡수) → 부족 시 악성빈혈 초래

③ 점액경세포(mucous neck cell): 점액분비

④ G 세포(enteroendocrine cell): gastrin 분비

(3) 위액(gastric juice): 산도(pH 1.5~2)가 가장 낮은 체액

① 분비량: 1일 약 2L

② 성분: pepsin, lipase, mucin, intrinsic factor, 전해질

③ 위액분비상: 뇌상, 위상, 장상

④ 위액분비 촉진 호르몬: gastrin

⑤ 분비조절: 연수

⑥ 소장-위 반사: 십이지장에 음식물 증가 시 위액 및 위 운동감

(4) 위 운동: 공복수축, 연동운동, 구토

① 위선의 종류: 위저선(소화효소 및 염산 분비), 분문선 및 유분선(점액 분비)

② Pepsinogen은 HCl에 의하여 pepsin으로 활성화됨

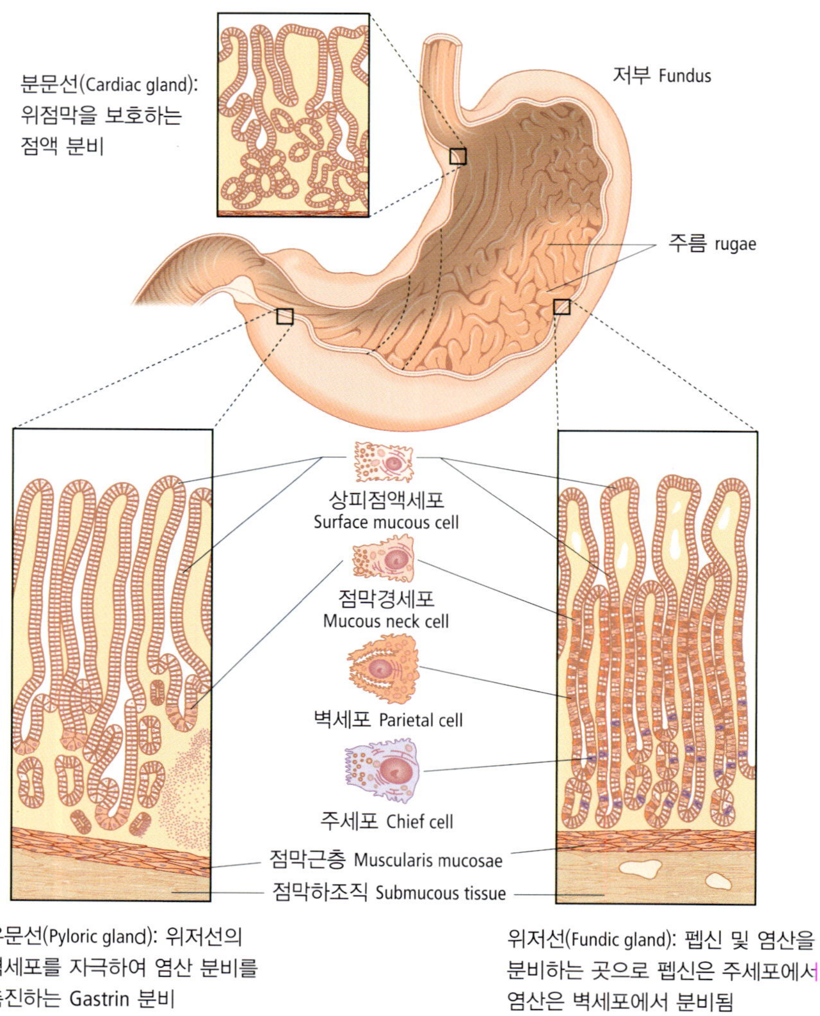

그림 7-3 위의 구조

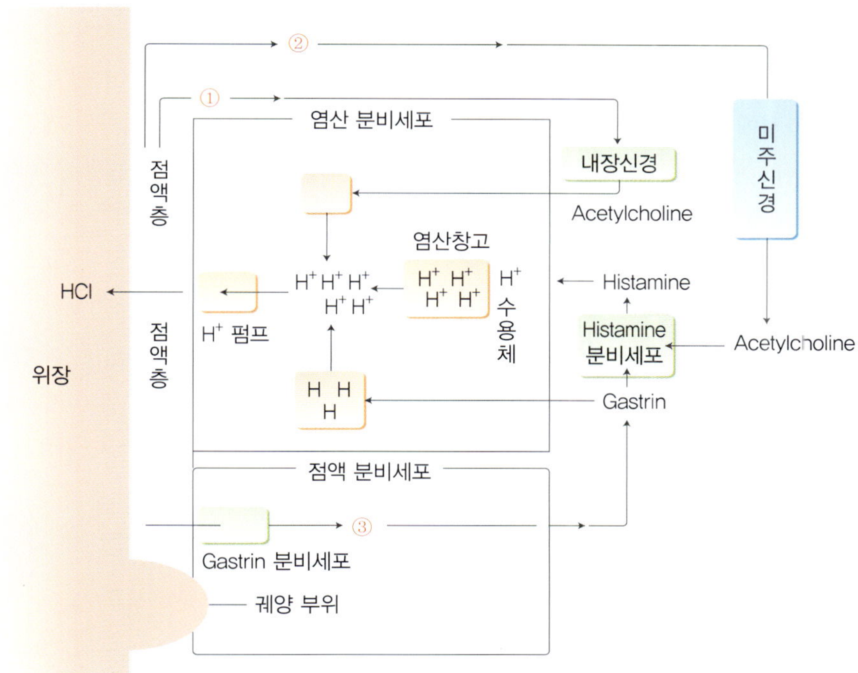

① 내장신경에 의한 것으로 내장신경으로부터 분비된 acetylcholine이 염산분비세포 내의 H^+를 염산으로 만든다. ② 미주신경에 의한 것으로 미주신경으로부터 분비된 acetylcholine이 histamine 분비세포를 자극하여 histamine을 분비시킨다. 분비된 histamine이 histamine 수용체에 결합하면 염산창고로부터 염산이 분비된다. ③ Gastrin에 의한 것으로 Gastrin이 염산분비세포 내의 H^+를 염산으로 만들거나 histamine 분비세포를 자극하여 미주신경에 의한 것과 동일한 경로로 위산분비를 촉진한다.

그림 7-4 위산분비 조절기전 및 촉진 경로

2 위, 십이지장궤양(소화성 궤양) 약물요법

1) 위액 분비의 원리(위액 분비 조절인자)

① 신경성 인자: 미주신경 흥분에 의해 acetylcholine이 위의 벽세포에 작용하여 위산 분비를 촉진하고 주세포에도 작용하여 소화효소 pepsinogen(pepsin의 전구물질) 분비를 촉진한다.

② 체액성 인자: 부교감신경이 흥분하면 유문부에서 gastrin을 분비시키며 혈류를 타고 위에 이르면 벽세포와 주세포에서 각각 염산과 pepsinogen을 분비하게 한다. Gastrin에 의해 조직에서 유리된 histamine이 H_2 수용체와 결합함으로써 이들의 분비가 촉진된다. Acetylcholine, gastrin, histamine을 위산 분비 촉진 3대 물질이라고 한다.

2) 위, 십이지장궤양의 발생기전

생체 내에서 분비된 위액은 음식물을 소화할 뿐만 아니라 동시에 위, 십이지장 점막에 대해서도 상해를 준다. 이러한 작용을 공격인자라고 하는데, 위, 십이지장궤양의 발생 및 촉진에 관여한다. 그러나 정상인에게는 위액의 분비가 증가하더라도 궤양은 발생하지 않는다. 이는 위, 십이지장궤양의 점막이 위궤양의 발생을 방어하는 작용을 가지고 있기 때문인데 이것을 방어인자라고 한다. 방어인자로는 점액, 중탄산염, 혈류량, 상피세포 재생능력, prostaglandin 등 몇 개의 인자가 관여하고 있다.

3) 위, 십이지장궤양(소화성 궤양) 치료약

공격인자의 작용을 약화시키기 위해서 제산제, 부교감신경차단제 등의 약물을 병용하는 경우가 많으며 sucralfate, prostaglandin류도 궤양 치료를 돕고 1차 치료제는 H_2 수용체 차단제를 사용한다.

(1) 제산제 Antacids

위액 중의 염산을 화학적으로 중화하며 식간에 투여하는 것이 식후보다 더 효과적이다.

표 7-1 소화성 궤양치료에 사용되는 약물의 분류

종류	약물
위산을 중화시키는 약물	제산제
위산분비를 억제하는 약물	
H_2 수용체 길항약	cimetidine, ranitidine, nizatidine, famotidine, roxatidine
Proton pump inhibitors	omeprazole, lansoprazole, pantoprazole
Antimuscarinics	pirenzepine, telenzepine
Tricyclic antidepressants	doxepin, imipramine
Gastric antagonist	proglumide
점막 방어기전을 증강시키는 약물	sucralfate, bithmuth salts, carbenoxolone, cetraxate
점막방어와 PG을 증가시키는 분비억제약물	misoprostol, rebamipide
항생제	amoxicillin, tetracycline, clarithromycin, metronidazole
위운동 조절제	metoclopramide, domperidone, cisapride, itopride

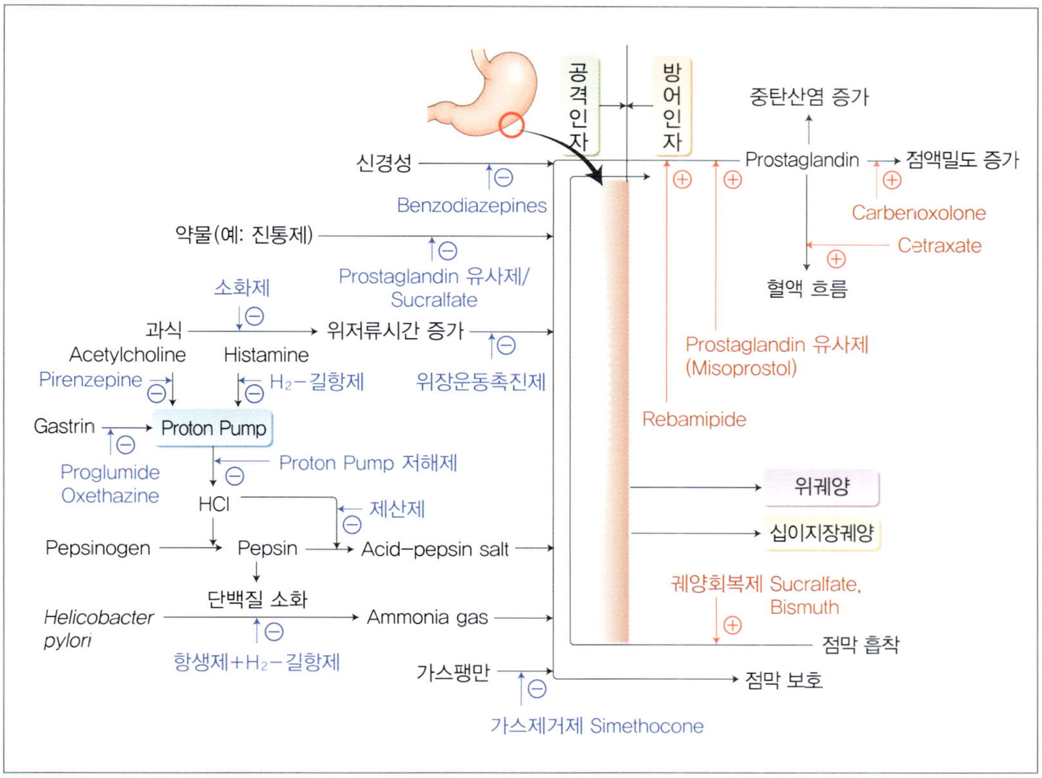

그림 7-5 소화성 궤양 치료약

① Sodium bicarbonate(중조, $NaHCO_3$)

$$NaHCO_3 + HCl \rightarrow NaCl + H_2O + CO_2\uparrow$$

위산과 반응하여 중화한 후 중조가 장관 내에 남아 재흡수되어 혈액을 알칼리화할 수 있으며 과량연용 시 위액의 pH를 7 이상 올리고 CO_2 gas는 구풍작용의 유익한 점도 있으나 위장을 확장시켜 궤양 시 천공을 유발할 수도 있다. 2차적으로 위약분비를 촉진(산반동, acid rebound 현상)하는 단점도 있다.

② Aluminum hydroxide(Amphojel, Gelusam)

$$() + \underset{소장}{\overset{위}{\longleftrightarrow}} +$$

$Al(OH)_3$와 Al_2O_3의 현탁액으로 위에서 aluminum chloride가 되고 장에서 $Al(OH)_3$가 되며 Cl은 흡수된다. 따라서 위산의 pH를 4 정도까지만 올려 전신적

인 산-염기 평형에 큰 영향을 미치지 않으며 산반동(acid rebound) 현상을 일으키지 않는다.

유해작용으로는 변비를 유발하며, 이는 마그네슘 염류를 투여함으로써 예방된다. 또한 인산염과 결합하여 불용성의 aluminum phosphate를 형성하므로 대변으로 인산염 배설이 증가하여 phosphate 결핍증을 유발할 수 있다. 인산염 결핍은 알루미늄 인산염 제제의 투여로 조절될 수 있다.

③ Calcium carbonate($CaCO_3$)

$$CaCO_3 + HCl \rightarrow CaCl_2 + H_2CO_3$$

$CaCl_2$는 장에서 $CaCO_3$로 다시 침전되어 제산 및 변비 작용을 나타내며 중화작용이 비교적 신속하며 작용시간이 길다.

④ Magnesium oxide(MgO)

$$MgO + 2HCl \leftrightarrow MgCl_2 + H_2O$$

Mg염은 장내 삼투압을 증가시켜 설사작용을 나타내고 신장으로 배설되므로 신부전이 심한 경우 혈중 Mg 농도가 커서 독작용을 일으킬 수 있다.

⑤ 복합제

- Aluminum magnesium hydroxides and Simethicone(Mylanta)
- Aluminum hydroxide and Magnesium hydroxides(Amphojel M)
- Aluminum Phosphate gel(Gelfos)

(2) 부교감신경 차단제(항콜린성 약물)

미주신경 말단에서 유리된 acetycholine이 수용체와 결합하는 것을 상경적으로 길항하여 그 작용을 억제한다. 타액선과 평활근, 심장의 muscarine 수용체도 억제되므로 배뇨곤란, 변비, 구갈, 산동 및 빈맥 등의 부작용이 나타날 수 있고 임상적용 시에는 주의가 필요하다.

① Scopolamine N-butyl bromide(buscopan, hyoscine-N-butyl bromide)
진경제로서 대표적인 천연원료 4급 아민약물이다(BBB 통과 못함). 1회 1정(10mg/정)씩 1일 3회 경구투여한다. 주사제(IM, IV)는 20mg/amp이 있다.

② Pirenzepine(Bisvanil)
Muscarine 수용체에 특이적 길항제로 작용하여 위액분비를 억제한다. 위염, 위산과다, 소화성 궤양에 사용하는데 구갈, 산동 등의 부작용이 미미하고 중추작용이 없어 임상적으로 많이 사용되고 있는 합성 3급 아민약물이다(BBB 통과). 1회 2정(25mg/정)씩 1일 2회 투여로 시작하여 1일 1정씩 투여한다.

③ Glycopyrrolate(Robinul)

수술 전 0.02mg/kg(0.2mg/amp)을 근육주사한다. 위장관질환 시 1회 0.1mg씩 피하, 근육, 정맥 주사하는 4급 합성아민 진경제이다.

(3) H_2-수용체 차단제(H_2-receptor antagonist)

위벽 세포에 있는 H_2 수용체를 상경적으로 저해하여 위산 분비를 억제하는 약물이다. Histamine 수용체에는 H_1 수용체와 H_2 수용체 두 가지가 있는데 의산 분비에 관여하는 것은 H_2 수용체이며 종래의 항히스타민제는 H_1 수용체 차단제이므로 위산분비와는 무관하다.

① Cimetidine(H-2, Tagamet, Cimet)

- **성인**: 경우 십이지장궤양에 1회 200~400mg씩 1일 4회 투여, 6~8주간 치료하며, 분비과다 증상에 1회 300mg씩 1일 4회 투여하되, 1일 2g을 초과하지 않는다. 1회 200mg씩 4~6시간마다 근육 또는 정맥 주사한다.
- **소아**: 5~10mg/kg을 6시간마다 근육주사한다.
- **부작용**: 현기증, 발적, 설사, 근육통, 호중구감소증, 남성의 여성형 유방 등이 있다. 제산제는 cimetidine의 흡수를 저하시키고 chlordiazepoxide, morphine, diazepam, phenytoin, theophylline, 삼환계 항우울약, metronidazole, propranolol, calcium channel blocker와 병용할 경우 간효소를 저해하여 약물의 대사를 지연시키므로 신중히 투여한다. 또한 ferrous염, indomethacin, ketoconazole, tetracycline은 cimetidine에 의해 흡수가 감소하여 약효가 저하될 수 있으며 digoxin과 병용 시 혈중 농도가 감소할 수 있다. 그리고 morphine과 병용 시 무호흡, 착란, 근연축 등을 일으킬 수 있다.

② Ranitidine(Zantac, Curan)

Cimetidine보다 작용시간이 길고 부작용이 적다. 간 효소를 저해하지 않으므로 phenytoin이나 warfarin과 같이 간에서 대사되는 약물의 작용시간을 연장시키지 않는다. 1회 1정(150mg/정)씩 1일 1~2회 복용하며, 재발방지 시 취침 전 1일 1회, 1정씩 복용한다. 50mg씩 6~8시간마다 근육주사하거나 희석하여 정맥 주사한다.

부작용으로 두통, 변비, 복통, 불면증, 현기증, 우울, 설사, 간독성 발적 등이 있다.

③ Famotidine(Gaster, Bestidine)

Cimetidine, ranitidine보다 효력이 강하며 지속시간이 길다. 위산분비 억제작용 및 보호작용이 있다. 간효소에 의해 대사되는 약물과의 상호작용이 거의 없다.

1일 400mg씩 취침 전 투여하거나 200mg씩 1일 1~2회 투여한다.

④ Roxatidine(Roxan)

새로운 H_2 수용체 길항제로 효력은 cimetidine의 3~6배, ranitidine의 2배 정도이며 지속시간이 길다. 1회 75mg씩 1일 2회 투여하거나 취침 전에 150mg을 경구투여한다. 상부 소화관 출혈에 성인의 경우 1회 75mg을 생리식염수 또는 포도당 주사액 20mg에 용해시켜 1일 2회(12시간마다) 천천히 정맥 주사하거나 수액에 혼합하여 점적 정주한다.

마취 전 투여 시 1회 75mg을 생리식염수 또는 포도당 주사액 20mg에 용해시켜 마취 도입 1시간 전에 서서히 정맥 주사한다.

⑤ Nizatidine(Axid)

새로운 H_2 수용체 길항제로 생체 내 이용률이 높고 1회 150mg씩 1일 2회 경구투여하며 1회 50mg을 1일 3~4회 정맥 또는 근육 주사한다.

(4) 위점막 보호제

방어인자를 증강시키는 약물로 공격인자에 의한 자극을 완화시키고 점액분비를 촉진시켜 궤양을 치료한다.

① Misoprostol(Cyotec) – 합성 prostaglandin E 유도체
② Sucralfate(Ulcermin) – 점액을 분비시켜 점막 치유 촉진(물리적으로 위벽 보호)
③ Bismuth 화합물 – *H. pylori*의 위점막 부착을 방지
④ Carbenoxolone
⑤ Cetraxate(Neuer)
⑥ Teprenone(Selbex)
⑦ Rebamipide(Mucosta) – 위점막의 PG 증가작용
⑧ Sodium alginate(Lamina G)

(5) 수소이온 펌프 저해약

H^+/K^+ ATPase는 H^+pump로서 위장의 벽세포에서 위산을 분비하는 효소이다. 수소이온 펌프 저해약(proton pump inhibitor)은 활성화된 H^+/K^+ ATPase와 –SH기 공유결합에 의해 비가역적으로 결합하여 H^+이 위장관으로 이동하는 것을 억제하여 위산분비를 막는다.

① Omeprazole

위 실질세포에서 위산을 분비하는 최종단계인 H^+ pump의 활성을 변화시켜 산분비를 저하시킨다. 투약을 중지한 후에도 3일간 위산분비 억제효과가 계속되며, 산반동은 일어나지 않는다.

소화성 궤양, Zollinger-Ellison 증후군, 역류성 식도염, *H. pylori*에 감염된 십이지장궤양의 재발방지를 위한 항생제요법에 사용한다. 부작용으로 복통, 오심, 설사, 두통, 어지럼증 등이 있다.

소화성 궤양에 20~40mg을 1일 1회 아침에 투여하며, 상태에 따라 8주까지 투여한다. Zollinger-Ellison 증후군의 경우 초기 용량은 1일 1회 60mg, 통상 1일 20~120mg 투여한다. 그리고 *H. pylori*에 감염된 십이지장궤양의 재발방지를 위한 항생제 병용요법을 보면 다음과 같다.

- 2제요법: omeprazole 20mg과 amoxicillin 750~1,000mg을 1일 2회, 2주일 경구투여

- 3제요법: 다음의 항생제와 병용하여 omeprazole 40mg을 1일 1회 또는 20mg을 1일 2회 투여(clarithromycin 250mg과 metronidazole 400mg을 1일 2회, 1주간 투여 또는 amoxicillin 1g과 clarithromycin 500mg을 1일 2회, 1주간 투여한다)

② Lansoprazole

1회 30mg을 1일 1회 경구투여하며 위궤양이나 역류성 식도염은 8주까지 십이지장궤양은 6주까지 경구투여한다.

③ Pantoprazole

위궤양 및 역류성 식도염에 1일 1회, 40mg을 아침 식전 4주간 경구투여하고 완치되지 않은 경우 계속해서 4주 복용한다.

④ Esomeprazole

1일 1회, 40mg 투여한다.

⑤ Rabeprazole

1일 1회, 10mg 투여한다.

(6) Antibiotics

현재 궤양의 원인물질로 그람음성 간균인 *Helicobacter Pylori* 감염이 밝혀졌으며 *H. pylori*에 감염된 소화성 궤양 환자에 대한 최적의 치료법은 항균제 치료이다.

항생제 단독 사용보다는 병용요법이 추천되고 있는데 주로 metronidazole(250mg, tid), bismuth subcitrate(120mg, qid), tetracycline(500mg, qid) 또는 amoxicillin (500mg, tid) 등 3가지 약물을 동시에 투여하여 효과를 보고 있다(위산 분비억제제에 의한 재발률이 60~100%인데 비해 항균제 병용에 의한 재발률은 15% 미만이다).

사용되는 항생제로는 amoxicillin, metronidazole, tetracycline, clarthromycin, furazolidin, fluoroquinolones계 같은 약물들이 있다.

소화성 궤양 환자의 복약지도는 다음과 같다.

① 식이요법: 특별한 제한은 없으나 강한 향신료, 알코올, 카페인은 피하고 규칙적인 식사를 권유한다.

② 흡연: 위산분비를 증가시키고 prostaglandin 생성을 억제하므로 금연하거나 흡연량을 줄이도록 한다.

③ 약물: 아스피린을 비롯한 비스테로이드성 소염제는 prostaglandin 합성을 억제하므로 궤양을 유발하고 악화시키므로 투약을 중단하거나 복용해야 하는 경우 좌제로 바꾼다.

④ 술: 위산분비를 촉진하여 위점막에 손상을 주므로 음주량을 줄인다.

⑤ 정신요법: 강한 스트레스는 궤양을 발생시키고 악화시킨다고 알려져 있다. 따라서 심신의 안정을 도모하도록 한다.

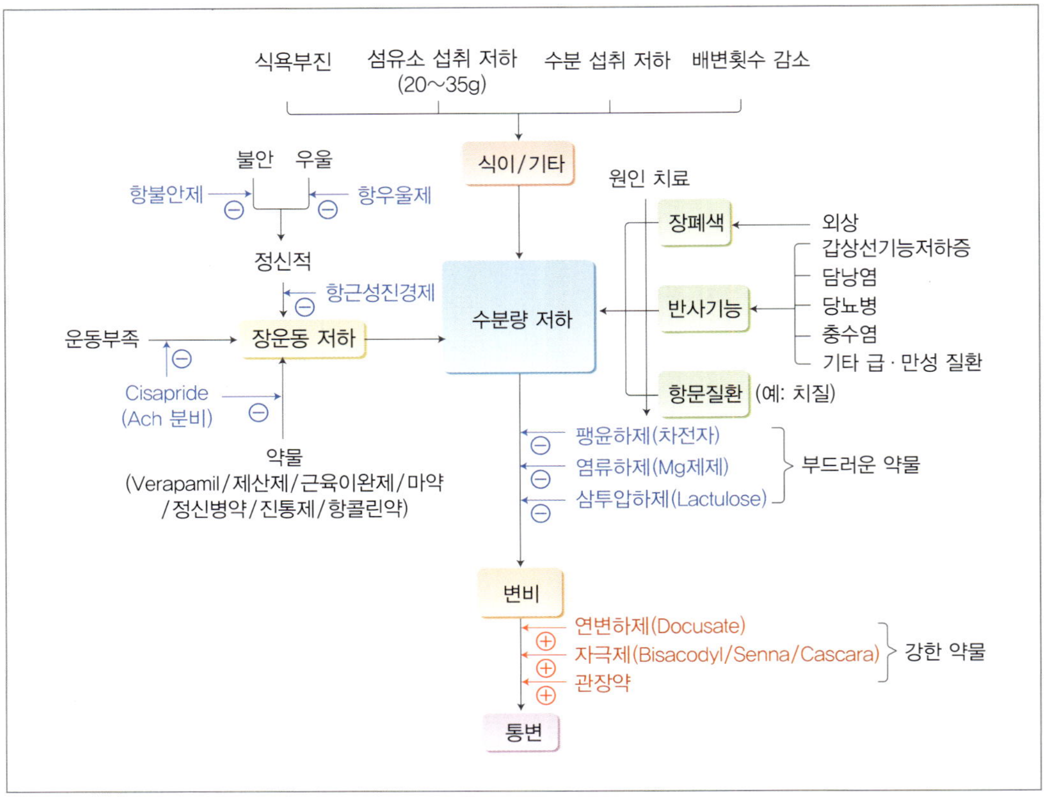

그림 7-6 변비치료제

3 배변에 관여하는 약물

1) 완하제 Laxatives

장운동을 촉진하여 장 내용물을 배설시키는 약물로서 급·만성 변비, 검사 또는 수술 전 처치에 사용된다. 변비(constipation)란 하부결장에 분변이 축적되어 배변의 횟수가 줄어들고 양도 적으며 경도가 증가한 증세를 말한다. 설사약은 일반적으로 수분이나 전해질 소실로 근육쇠약, 거대결장, 체중 감소로 장 근육마비를 야기하는 등의 부작용이 있다.

(1) 자극성 완하제 Stimulant laxatives

대장 내에서 수분 및 전해질의 흡수를 억제하여 장운동을 억제시켜 설사작용을 나타낸다. 부작용으로 오심, 복부경련, 복통 등을 야기할 수 있다. 또 장기간 연용 시 내성과 의존성이 생길 수 있다.

① 피마자유(Castor oil)

소장에서 ricinoleic acid로 가수분해되어 활성을 나타내며 소장을 자극하여 물과 같은 설사를 유발한다.

② Anthraquinone계 약물(Aloe 엑기스, Cascarasagrada 유동엑기스, Senna 대황)
체내에서 활성형인 anthraquinone 유도체로 변하여 대장을 자극함으로써 배변을 유도한다.

③ Bisacodyl(Dulcorax)
대장을 자극하여 연동운동을 증가시킴으로써 배변을 유도하며 급·만성 변비, 수술, 내시경, 분만 시 전처치 등에 5~15mg을 취침 전에 투여하며 1회 10mg을 직장 내 삽입한다. 2세 이하의 소아는 1회 5mg을 직장 내 삽입한다.

부작용으로 복통, 오심, 복부경련, 전해질 및 수분 불균형, 저칼륨증, 구토 등이 있다.

(2) 팽창성 완하제 Bulk forming laxatives

비흡수성 다당질로서 대장 내에서 수분 및 이온과 결합함으로써 변을 부드럽게 하고 변의 양을 10~20배 정도 팽창시켜 배변을 촉진시킨다. 만성 변비에 우선적으로 선택되며 충분한 양(25~400mL)의 물과 함께 복용해야 효력이 있으며 복용 후 12~24시간 내에 작용·발현하며 가장 안전하게 투여될 수 있다.

① 친수(親水) colloid
- Methylcellulose: 1~1.5g씩 1일 2~4회 경구투여한다.
- Sodium carboxymethylcellulose: 1.5g씩 1일 3회 경구투여한다.

② Wheat bran(밀기울)

③ Psylium, lignin, pectin
- 차전자 등 식물에서 추출한 것 – alaxyl, mutacil

(3) 염류성 완하제 Saline laxatives

장에서 흡수되지 않는 수용성 무기염류는 삼투압 작용에 의해 장관 내 체액과 등장액이 되도록 수분을 장관 내에 저류시키므로 장 내용물이 부드러워지고 용적이 증가하기 때문에 장관이 신전되고 그 자극에 의해 연동운동이 늘면서 배변이 촉진된다.

① Magnesium citrate
② Magnesium hydroxide
③ Magnesium sulfates
④ Na picosulfate(Picoron): 1일 1회 5~7.5mg(10~15 방울)을 취침 시에 경구투여한다.
⑤ Sodium phosphate(Fleet phospho soda): 1일 dibasic sodium phosphate로 3.42~7.56g과 monobasic sodium phosphate로 9.1~20.2g을 경구투여하거나 직장투여한다.

(4) 삼투성 완하제 Hyperosmotic laxatives

Lactulose는 대장균에 분해되어 생성되는 젖산 초산에 의해 산성 pH 조건을 초래하며, 장내 NH_4^+로 전환시키므로 NH_3가 혈액 내로 확산되는 것을 막아 주므로 간성혼수에 쓰인다.

이때 장내삼투압이 증가되고 대장의 연동운동이 촉진된다. 장관 내 삼투압을 증가시켜 수분을 관강 내에 저류시키고 대변을 부드럽게 해준다.

- 소장에서 흡수되지 않는 탄수화물: Lactulose, Mannitol, Glycerin, Sorbitol

(5) 윤활성 완하제 Lubricant laxatives

장관의 수분 흡수를 지연시켜 장관에 수분이 머물게 하여 변을 묽게 만듦으로써 쉽게 배출시키는 약이다.

- Mineral oil(Liquid paraffin): 15~45mL를 1회 경구투여하거나 분할 투여한다. 투여 후 6~8시간에서 작용 · 발현한다. 관장 시 60~150mL(120mL)를 직장으로 투여한다.

(6) 계면활성제 완화제 Stool softeners/Surfactants

- Docusate: 대변이 수분과 지방을 더 많이 흡수하도록 하며 변비 예방을 위해 자주 사용한다.

2) 지사제 Antidiarrheal agents, Obstipatia

설사를 억제시켜 정상적인 배변을 유도하게 하는 약물이다.

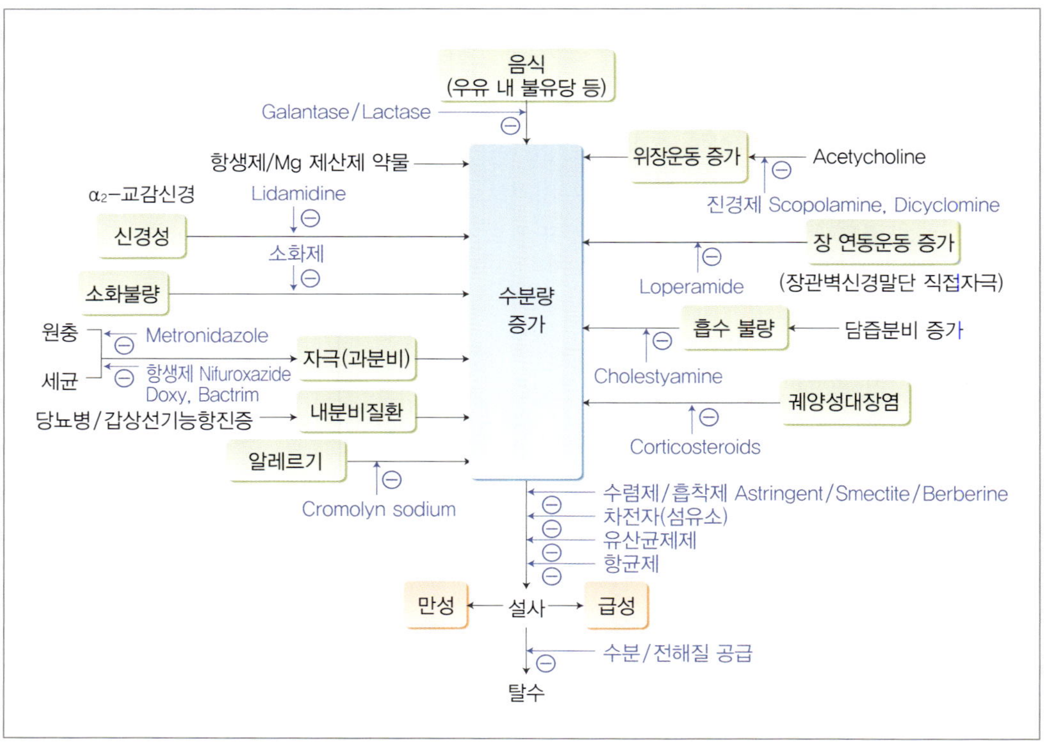

그림 7-7 설사치료제

(1) 수렴성 지사제

염증이 있는 장점막의 단백질과 결합하여 피막을 만들고 장점막을 보호한다.

- Albumin tannate(Tannalbin)
- Bismuth subnitrate

(2) 흡착성 지사제

장내 유해한 물질, gas 및 세균 등을 흡착하고 점막면에 부착하여 지사작용한다.

① 약용탄(charcoal)

② Kaolin(Kaopectate)

③ Dioctahedral Smectite(Smecta): 성인 1회 1포(3g), 1일 3회 물 반컵(50mL)에 섞어 복용한다.

(3) 장관운동 억제제

아편 alkaloid가 주로 쓰이며 종래에는 morphine, opium tincture, opium powder 등이 쓰였으나 부작용 때문에 요즘은 합성 마약인 다음 세 가지가 쓰인다.

① Loperamide(Imodium, Loperin)

합성 meperidine 유도체로 말초적으로 작용하며 장관벽의 근육에 직접작용하여 장운동성을 저하시킴으로써 지사작용을 나타낸다.

4mg을 초회에 투여하며 매번 묽은 변을 본 후 2mg씩 경구투여한다. 1일 16mg을 초과하지 않는다. 부작용으로 복통, 복부팽만, 발진, 변비, 졸음, 오심, 구토 등이 있으며 과량 투여 시 특히 소아에게서 CNS 억제작용이 민감하게 발생한다.

② Diphenoxylate(Lomotil)

Morphine보다 지사작용이 강력하며 μ 수용체에 작용하며 opiate 및 그 유도체에 속하는 약물로 말초와 중추성 작용이 있다. 1일 5~20mg을 경구투여한다.

③ Lidamidine

급성 설사에 초회량 4mg, 이후에는 증상에 따라 2mg씩 투여한다.

(4) 기타

① β-Galactosidase(Galantase): 소화불량 개선

② Medilac-S: 정장제

3) 과민성대장증후군 Irritable bowel(colon) syndrome

과민성대장증후군은 여러 가지 원인에 의하여 설사, 변비, 복통 등이 3일 이상 또는 간헐적으로 나타나는 증상을 나타낸다.

① Trimebutine maleate(Polybutine)

② Pinaverium bromide(Decetel)

③ Mebeverine HCL(Duspatalin)

④ Caroverine(Spamon)

⑤ Octylonium(Octyran)

4) 항문용 제제 Anorectal preparation

대표적인 항문용 복합제제는 다음과 같다.

① Preparation–H

② Proctosedyl

5) 장염치료제

장염은 궤양성 대장염(ulcerative colitis)과 크론병(Crohn's disease)을 포함한다. 궤양성 대장염은 결장에 염증으로 인하여 출혈, 설사 등의 증세를 보인다.

크론병은 소장의 국한된 부위에 만성 장염이 유발되는 질환으로 특히 결장이 포함되면 궤양성 대장염과 그 증세가 비슷하며 장의 대부분의 부위에서 염증성 점막을 볼 수 있다.

치료에는 corticosteroid, sulfasalazine, 크론병에는 azathioprine, metronidazole, 6–mercaptopurine이 사용된다.

(1) SulfaSalazine(Salazopyrin EN)

경구투여 후 장내에서 5–ASA(aminosalicylate)로 분해되어, 이 물질이 염증매개물의 합성을 억제하여 항염작용을 나타내어 궤양성 대장염 NSAIDs로 반응하지 않는 류마티스성 관절염 등에 사용된다.

궤양성 대장염에 1회 1000mg씩 1일 4~6회 경구투여하여 개선되면 1회 500mg씩 1일 4회 투여한다. 부작용으로 구토, 두통 등이 있다.

(2) Mesalazine(Salofalk)

궤양성 대장염의 급성 발병 치료 및 재발 방지 크론병의 급성 발병의 치료에 쓰이며 1회 500mg씩 1일 3회 경구투여한다. 좌약(250mg/supp)으로도 사용된다.

(3) Olsalazine(Dipentum)

궤양성 대장염 치료에 쓰이며 1회 500mg씩 1일 2회 경구투여한다.

(4) Azathioprine(Imuran)

T림프구 기능을 억제함으로써 면역반응을 억제한다. 체내에서 6–MP으로 전환되어 궤양성 · 협착성 대장염에 1일 60mg을 2회 분복한다. 구토, 구역, 식욕부진 등의 부작용이 관찰한다.

4 소화효소제

1) 종합소화효소제

α–amylase, β–amylase, biodiastase, lipase, protease, pancrease 등이 있다.

2) 이담제

담즙은 간에서 생성되고 담낭에 농축·저장된다. 이담제는 담즙의 분비 및 배출을 촉진하는 약으로 간에 직접적으로 작용하여 담즙 분비를 촉진하는 최담제와 담낭에서 담즙의 배출을 촉진하는 배담제가 있다.

(1) 최담제 Cholerectics

간에서의 담즙의 생성 및 분비를 촉진하는 약물로서 담낭염, 담도염 및 소담석증에 유효하나 담관 완전 폐쇄에는 사용하지 않는다.

① Ursodesoxycholic acid(Urusa)
원래 곰의 담즙에서 얻었으나 현재는 cholic acid를 가지고 합성한다. 이담작용이 강하며 식욕항진, 소화흡수 등을 증가시킨다. 1일 50mg씩 경구투여한다.

② Dehydrocholic acid(Decholin, Zestan)
수술 후 조직파편 담도의 점액을 배출시키는 데 유효하다. 0.25~0.5g씩 1일 2~3회 경구투여한다. Sodium염은 sodium dehydrocholate로서 20% 용액으로 5~10mL씩 정주한다.

③ 우담엑스
소화불량, 기능성 간장애, 담즙 분비장애에 사용되며 0.3~1.0g씩 경구투여한다.

④ Curcumin(울금, curcuma longa)
울금의 지하경으로 간세포를 자극하여 담즙분비를 증가시키고 담즙배출 촉진작용이 있다. 1일 6~20g을 경구투여한다.

(2) 배담제 Cholagogics

담낭에 저장되어 있는 담즙의 배출을 촉진하는 약이며 담낭의 수축을 강화하거나 담관 입구의 Oddi 괄약근을 이완시켜 담즙을 십이지장으로 잘 유출되도록 한다.

① 황산마그네슘(magnesium sulfate)
20~25% 용액 20~50mL를 경구투여하거나 직접 십이지장에 주입한다.

② 올레인산(oleic acid)
벼의 겨에서 얻는 기름으로 올리브유, 우지 등에 glyceryl trioleate로 존재하며 1회 5mL씩 경구투여한다.

5 최토제와 진토제

1) 최토제 Emetics

독물이나 비소화성 물질을 섭취했을 때 이를 제거하기 위하여 사용하는 약물이다.

(1) 중추성 최토제

① Apomorphine hydrochloride

연수의 CTZ(chemoreceptor trigger zone)에 작용하여 주사 후 수 분 내에 구토를 일으킨다. 5~10mg을 피하주사한다.

(2) 반사성 최토제

말초성 최토약이라고도 하며 위점막을 자극하여 반사적으로 구토중추를 흥분시켜 구토를 유발한다.

① Antimony potassium tartrate[토주석(吐酒石), tartar emetic]

1회 20mg씩 경구투여한다.

② Ipecac(토근말)

10~50mg씩 1일 30~150mg을 투여한다. 최대량은 1일 0.3g이다.

③ $CuSO_4$(황산동)

기도의 분비증가 작용이 적고 구토를 빨리 유도한다. 특히 인 중독 시 투여하면 위 내에서 구리를 석출시키고 인을 피복하여 흡수를 저하시킨다. 0.2g씩 1일 0.6g까지 경구투여한다.

2) 진토제 Antiemetics

각종의 약물의 부작용(항암제 등)으로 인한 구토나 수술, 멀미 등으로 인한 구토 및 임신구토 등을 진정시키는 약물이다.

진토제는 중추성 약물이 대부분이나 말초적으로 작용하여 자극을 완화시켜 진토작용을 하는 것도 있다.

(1) Dopamine 길항약(D_2 antagonists)

① Chlorpromazine hydrochloride(Sepamin)

5~25mg씩 복용하거나 10mg을 주사한다.

② Perphenazine(Trimin)

2~4mg씩 1일 2~4회 경구복용하거나 1회 2~5mg씩 근육 또는 정맥 주사한다.

③ Triethyperazine(Torecan)

멀미, 임신오조, 귀 메니에르 증후군에 의한 현훈 등에 사용하며 1회 6.5mg씩 1일 3회 경구투여하거나 6.5mg씩 근육 또는 피하 주사한다.

④ Domperidone(Motilium)

장관 내의 dopamine 수용체에 길항하여 위염, 장관염 등으로 인한 오심과 구토에 사용된다. 1회 10mg씩 1일 4회 경구투여한다.

⑤ Metoclopramide(Mexolon)

CTZ와 장관 내에 있는 dopamine-3 수용체에 길항한다. 항암제 투여로 인한 오심, 구토에 유효하다.

표 7-2 진토제의 종류

일반명	상품명	임상응용	부작용	상용량
buclizine	Bucladin-S Softabs	오심과 구토, 멀미	졸음, 혼돈, 입안건조, 두통, 흔들림, 식욕 부진, 오심, 빈뇨, 배뇨 장애	4~6시간마다 50mg PO; 최대용량. 150mg/d
chlorpromazine hydrochloride	Thorazine generic	오심과 구토, 난치성 딸국질	졸음, 저혈압, 체위저혈압, 고혈압, 서맥, 과민반응, 입안건조, 비충혈	오심과 구토: 4~6시간마다 필요에 따라 10~25mg PO; 6~8시간마다 필요에 따라 50~100mg 항문좌약 딸꾹질: 3~4시간마다 필요에 따라 25~50mg IM; 25~50mg PO. IM. 천천히 IV 주입
cyclizine	Marezine	오심과 구토, 멀미	buclizine와 동일	탑승 30분 전에 50mg PO. 4~6시간마다 반복투여 가능; 최대용량 200mg/d
dimenhydrinate	Dinate, Dramamine, Triptone	멀미의 오심, 구토, 어지러움, 현기증 예방 및 치료	어지러움, 혼동, 신경과민, 안절부절, 오심, 구토, 설사, 흐린시야, 두근거림	4~6시간마다 필요에 따라 50~100mg PO. 최대용량; 400mg/d 필요 시 50mg IM, IV
diphenhydramine hydrochloride	Benadryl generic	멀미 예방 및 치료 항히스타민제	어지러움, 진정, 명치불쾌감, 실신, 알레르기 반응, 빈뇨, 진한 기관지 분비물	4~6시간마다 25~50mg PO, 10~50mg IM, IV
diphenidol	Vontrol	현기증과 이에 관련된 오심 및 구토, 메니에르병, 중이/내이수술, 수술 후의 오심과 구토의 조절, 암, 내이 장애	환청 및 환시, 지남력 장애, 졸음, 입안건조, 오심, 피부발진	4시간마다 25~50mg PO
dolasetron	Anzemet	화학요법으로 인한 오심과 구토, 그리고 수술 후의 오심과 구토 예방	저혈압, 고혈압, 심전도 변화, 두통, 어지러움, 머리가 어찔어찔함, 피로, 진정, 허기, 변비	화학요법 전 1시간 이내에 100mg; 오심과 구토; 100mg PO. 혹은 1.8mg/kg IV
granisetron	Kytril	항암제 요법으로 인한 오심과 구토의 예방과 치료	두통, 허약, 졸음, 설사, 변비	화학요법 30분 전에 5분에 걸쳐 10μg/kg IV 주입. 혹은 1mg PO bid

표 7-2 진토제의 종류 (계속)

일반명	상품명	임상응용	부작용	상용량
meclizine	Antivert	현기증, 멀미로 인한 오심과 구토의 예방과 치료	졸음, 안절부절, 발진, 두드러기, 식욕부진, 저혈압, 입·코·목안 건조	현기증; 25~100mg/d PO, 분복 오심과 구토, 여행 1시간 전에 25~50mg PO 및 필요에 따라 24시간마다 반복
metoclopramide	Regian	항암제요법으로 인한 오심과 구토의 예방	안절부절, 졸음, 피로, 권태, 어지러움, 오심, 설사	화학요법 15~30분 전에 1~2mg/kg IV
ondansetron hydrochloride	Zofran	항암제요법으로 인한 오심과 구토의 예방, 수술 후의 오심과 구토의 예방	설사, 두통, 발열, 허약, 입안건조, 진정	화학요법; 화학요법 30분 전에 0.15mg/kg IV 3회 혹은 32mg PO 수술 후 오심과 구토; 4mg IV
perphenazine	Trilafon generic	오심과 구토의 조절 난치성 딸국질	chlorpromazine hydrochloride 와 동일	8~16mg/d PO 분복; 필요에 따라 6시간마다 5~10mg IM, IV
prochlorperazine hydrochloride	Compazine generic	오심과 구토의 조합	chlorpromazine hydrochloride 와 동일	5~10mg/d PO bid, qid; 10~20mg IM, IV; 항문좌약 25mg bid; 치료상약제 10~15mg
promethazine hydrochloride	Phenergan	멀미치료, 마취 및 수술에 관련된 오심과 구토의 예방	diphenhydramine hydrochloride 와 동일	멀미; 여행 30분 전에 초기용량 25mg PO, 8~12시간 후에 반복, 그 후 25mg PO bid, 12.5~25mg IM, IV 오심과 구토: 12.5~25mg PO, IM, IV
triethylperazine maleate	Torecan	오심과 구토	chlorpromazine hydrochloride 와 동일	10mg PO, IM, 필요에 따라 1~3회/일; 최대용량 30mg/d
transdermal scopolamine	Transderm-Scop	멀미로 인한 오심과 구토 예방	졸음, 입안건조, 흐린 시야	효과를 필요로 하기 적어도 4시간 전에 1개 적용; 필요하다면 3일 후에 반복 경구, 0.4~0.8mg PO
tnflupromazine	Vesprin	심한 오심과 구토	졸음, 불면증, 현기증, 입안건조, 침 분비, 오심, 구토, 식욕부진, 변비	4시간마다 5~15mg IM, 최대용량, 60mg/d; 3mg/d 될 때까지 1mg IV

1일 10~30mg씩 2~3회 나누어 경구투여한다. 1회 10mg씩 1~2회 근육 또는 정맥 주사한다. 부작용으로 현기증, 피로감, 두통, 우울증, 고혈압, 위장관장애, 추체외로계 반응 등이 있다.

(2) Serotonin 수용체 길항약(5-HT_3 antagonists)

회장점막에 존재하는 serotonin 수용체를 차단하고 뇌의 구토영역을 통제하는 CTZ를 차단함으로써 효과를 나타낸다(장크롬친화세포에서 분비된 serotonin이 미주신경을 자극하는 것을 억제함).

① Ondansetron(Zofran)

Serotonin(5-HT_3) 수용체에 선택적으로 길항하여 구토를 진정시킨다.

항암요법의 하나인 방사선 요법으로 인한 오심, 구토, 수술 후 구토의 예방과 치료에 사용되며 성인의 경우 1일 8~32mg 범위 내에서 조절하여 경구투여 또는 정맥주사한다. 부작용은 변비, 두통, 발진 등이 있다.

② Granisetron(Hytril)

Serotonin(5-HT) 수용체에 선택적으로 길항하여 오심과 구토를 억제한다. 세포증식 억제요법에 의해 유발되는 오심과 구토 및 수술 후의 오심과 구트 등에 사용되며 세포증식 억제제 투여 후 1회 1정씩(1mg/정) 1일 2회 경구투여하며, 1일 최대량은 9정이다. 항암제 투여 30분 전에 10μg/kg을 투여한다.

③ Tropisetron(Navoban)

세포 독성 약물에 의해 유발된 오심, 구토 예방 또는 수술 후 오심, 구토를 치료하며 성인 1일 5mg, 소아 0.2mg/kg을 제1일 정주 그 다음 5일 동안 경구투여한다.

④ Ramosetron(Nasea)

0.1mg을 1일 3회 경구투여 또는 0.3mg 정주한다.

⑤ Palonosetron(Aloxi)

5-HT_3 길항약으로 오심, 구토를 억제한다.

(3) 항히스타민작용 진토제

① Meclizine hydrochloride
② Cyclizine hydrochloride
③ Promethazine hydrochloride
④ Dicyclomine, doxylamine, pyridoxine
⑤ Dimenhydrinate(Dramanine)
⑥ Diphenhydramine

(4) 말초성 진토제

위점막을 국소마취시켜 구토중추로의 자극을 차단하는 약물

① Menthol
② Chlorobutanol

③ Benzocaine

(5) 부교감신경차단성 진토제

① Scopolamine hydrochloride

② Atropine sulfate

6 간장 및 췌장 질환 치료제

1) 간장

간(liver)은 체중의 약 2~2.5%(약 1.5kg)로, 체내에서 가장 큰 장기이며 간 실질조직(약 70%), 혈관조직 및 담도조직, 결체조직 등으로 이루어져 있다. 간의 기능으로는 물질대사, 해독, 식균작용, 담즙액 생산, 혈액저장, 태아시절 조혈, 적혈구 파괴 기능이 있다.

담낭(gallbladder)은 간의 하면 우측에 부착되어 있는 주머니 같은 장기로 담즙의 저장 및 농축 기능을 한다.

질병의 치료에 사용되는 약물에는 간독성을 유발하는 약물들이 많으며 중증의 급성 간염, 간경화증, 간암 말기에는 뇌증상이 일어나 간성혼수를 유발하고 사망에 이른다.

(1) 담즙의 성분

소화효소가 없다.

① 담즙산(bile acid, bile salt로 존재); 지방의 유화작용

② 담즙색소: bilirubin

③ Cholesterol

④ 그 외의 배설물

(2) 담즙의 분비 조절

① 부교감신경: 담낭 수축 및 Oddi 괄약근 이완

② CCK-PZ: 담낭수축

* Oddi 괄약근(Oddi sphincter): 십이지장 유두에 존재하는 괄약근, 담즙과 췌액의 분비에 관여한다.

(3) 담즙의 생리작용

① 지방의 유화: lipase가 작용하기 쉽게 해줌

② 음식물의 부패방지: 담즙의 계면활성작용(세균사멸)

③ 장 연동운동 촉진

④ 배설작용: 분자량이 큰 물질을 배설

2) 췌장

췌장(pancreas)은 유일하게 내·외분비선을 가진 장기이다. 췌액은 단백분해효소인 trypsin, chymotrypsin과 탄수화물 분해효소인 amylase 그리고 지방 분해효소인

lipase 등을 함유한다. 췌장염이 발생하면 PG, kinin과 같은 물질들이 혈액 내로 유입되어 동통이 심하고 감염증이 유발되므로 항생제 및 진통제를 투여한다.

(1) 외분비선 Exocrine gland: 소화액 분비

(2) 내분비선 Endocrine gland: Langerhan's island

① α-cell; glucagon
② β-cell; insulin

(3) 췌장 소화액(외분비액)의 성분: 3대 영양소 가수분해효소

(4) 췌액의 분비: alkali성(pH 8.0, $NaHCO_3$ 다량 함유), 하루에 1L 분비

① 부교감신경(Ach): 다량의 췌액과 효소 함량이 많은 췌액 분비
② secretin: 알칼리성 췌액의 분비 촉진
③ cholecystokinin-pancreozymin: 다량의 췌액과 효소 함량이 높은 췌액 분비촉진 및 담낭 수축에 의한 담즙 분비를 촉진한다.

3) 간질환 치료제

(1) Glutathion reduced(Tathion)

생체 내 산화환원 반응에 관여하여 활동을 촉진하고 TCA cycle을 활발하게 하여 생체내 에너지 생산을 증가시킨다. 또 SH 효소(sulfhydryl enzyme)를 활성화하고 여러 효소 반응에서 보효소로서 작용하여 효소반응을 촉진하며, 포합 및 해독 작용을 항진시킨다.

급·만성 간염의 치료보조, 약물중독, 혈청간염, 알코올중독 등에 1회 100mg씩 1일 3회 경구투여한다.

(2) Silymarin(Legalon)

1회 35~140mg씩 1일 3회 경구투여하며 항산화작용이 있어 간세포막의 지질과 산화를 억제함으로써 간세포막의 변화를 안정화시켜 간장을 보호한다.

(3) Lactulose(Duphalac)

합성 인공 2당류 제제로 하부 소화관에서 분해되어 대장 내 pH를 저하시키며 장내 암모니아 생성균의 증식을 억제하고 대장의 연동운동을 촉진하고 대장 내용물의 삼투압 효과를 증가시켜 생리적인 배변을 유도한다.

만성 변비와 간성 혼수의 치료 및 예방에 사용하며 만성 변비에 성인은 처음 3일간 15~30mL을, 그 후 매일 8~16mL을 아침 식전 복용한다. 소아는 연령에 따라 증감한다.

간성혼수의 초기치료에는 1회 30~50mL씩, 예방에는 25mL씩 1일 3회 경구투여하고 소아는 1일 6~15mL를 경구투여한다.

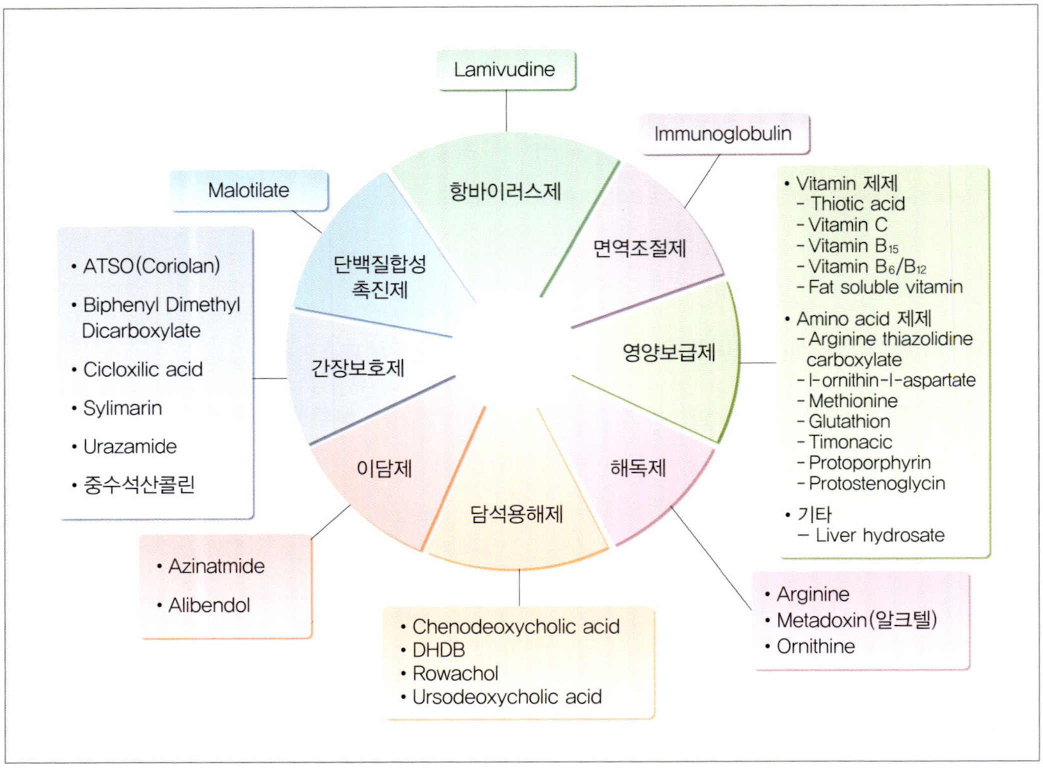

그림 7–8 간질환 치료제

(4) Biphenyldimethyldicarboxylate(Godex)

간질환의 보조제로 간세포를 안정화시켜 간효소 수치(GOT/GPT)를 낮춘다.

(5) 소 간 추출물(Ox liver hydrolysate and extract, Solcohepsyi)

소의 간을 가수분해하여 유출시킨 제제로 핵산전구물질과 필수 아미노산 등이 함유되어 있다.

(6) Licovec

(7) Arginine thiazolidine carboxylate(Alpil)

(8) Protoporphyrin dinatrium

(9) Neomycin

(10) B형 간염약

- Lamivudine(Zeffix) 100mg/일
- Adepovir(Hepsera)
- Entracavir(Baraclude)

- Tenofovir(Viread)
- Telbivudine(Tyzeka)

(11) C형 간염약

- Ribavirin 1000mg/일
- Interferon α−2a(Roferon, intermax)
- Interferon α−2b(Intron)
- Sofosbuvir

2) 췌장질환 치료제

췌액은 단백분해효소인 trypsin과 chymotrypsin, 탄수화물 분해효소인 amylase, 지방분해효소인 lipase 등을 함유한다. 췌장염이 발생하면 prostaglandin, kinin과 같은 물질들이 혈액 내로 유입되어 동통이 심하고 감염증이 유발되므로 항생제 및 진통제를 투여한다.

(1) Aprotinin(Trasylol)

단백분해효소 저해작용이 있어서 trypsin, kallikrein, plasmin 등의 활성을 억제한다. 급·만성 췌장염 췌장 병변으로 인한 쇼크, 천공에 의한 복막염, 수술 후의 췌장괴사 등에 사용되며 쇼크에 초회량 20~100만 KIU를 천천히 정맥 주사하고 수술 후에는 초회 20만 KIU를 정맥 주사한 후 10만 KIU를 6시간마다 정맥 주사하거나 점적투여한다. 부작용으로는 빈맥, 청색증, 호흡곤란, 창백, 발한 등이 있고 주입속도는 5mL/min을 초과하지 않는다.

(2) Gabexate mesilate(Foy)

저분자량의 합성 protease inhibitor로서 trypsin, kallikrein, thrombin과 같은 단백분해효소를 억제하고 췌장의 Oddi 괄약근을 이완하여 관류액을 증가시킨다. 급성 췌장염에 1회 100~300mg을 포도당 등에 용해하여 8mL/min 이하로 정맥 주사한다.

(3) Camostar mesylate(Foypan)

단배분해효소 저해제로서 만성 췌장염, 위절제 수술 후 역류성 식도염에 1회 1(100mg)~ 2정을 1일 3회 투여한다. 부작용으로는 혈소판 감소증, 소양감, 발진, 식욕부진, 구갈, 변비, 복부불쾌감 등이 있다.

08

비뇨생식기계에 작용하는 약물

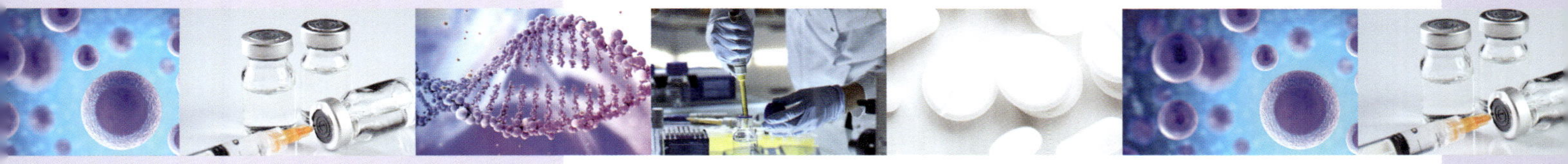

01 비뇨생식기계

Urogenital system 01

비뇨생식기계

학습목적

부종의 발생원인을 고찰하고 각종 이뇨제에 관한 화학적 특성, 이뇨작용기전, 작용부위, 주요 부작용과 임상적 적용을 이해하고, 각종 원인으로 인한 부종 환자에서의 적절한 사용을 기술한다.

인체에 불필요한 물질을 배출하고 혈액 중의 전해질과 pH를 일정하게 유지시키는 작용을 하는 신장, 방광, 요관, 요도를 비뇨기계라고 한다.

1 신장의 구조와 기능

신장의 기능은 사구체에서 혈장의 여과가 이루어지면 여과된 많은 종류의 혈장구성물을 능동적이거나 수동적인 방법으로 근위세뇨관에서 재흡수, 원위세뇨관에서 분비함으로써 신장을 통한 항상성 조절이 가능해진다.

신장의 구성단위는 네프론(nephron)으로 한쪽 신장에 약 100만 개 이상이 있으며 네프론

표 8-1 신장의 기능과 구조

신장의 크기	길이	11cm
	폭	6cm
	두께	3cm
신장의 무게		140g
네프론의 수		100만 개
네프론의 총 길이		80km
시간당 신혈류량		72L
신장에 유입되는 혈량		75mmHg
총혈액을 여과하는 시간		30mm

요관의 길이		30cm
요도의 길이(남성)		20cm
요도의 길이(여성)		4cm
수분의 함량	몸의	60%
	혈액(최대)의	83%
	지방(최소)의	10%
요중 분비된 분비물(고체)		50g/dl
1회 뇨량		300~400mL
요 pH		4.8~7.8

• 심장에서 나온 혈액의 20~25%는 신장으로 들어간다. • 신장은 다른 어떤 기관보다도 우선적으로 혈액을 공급받는다.

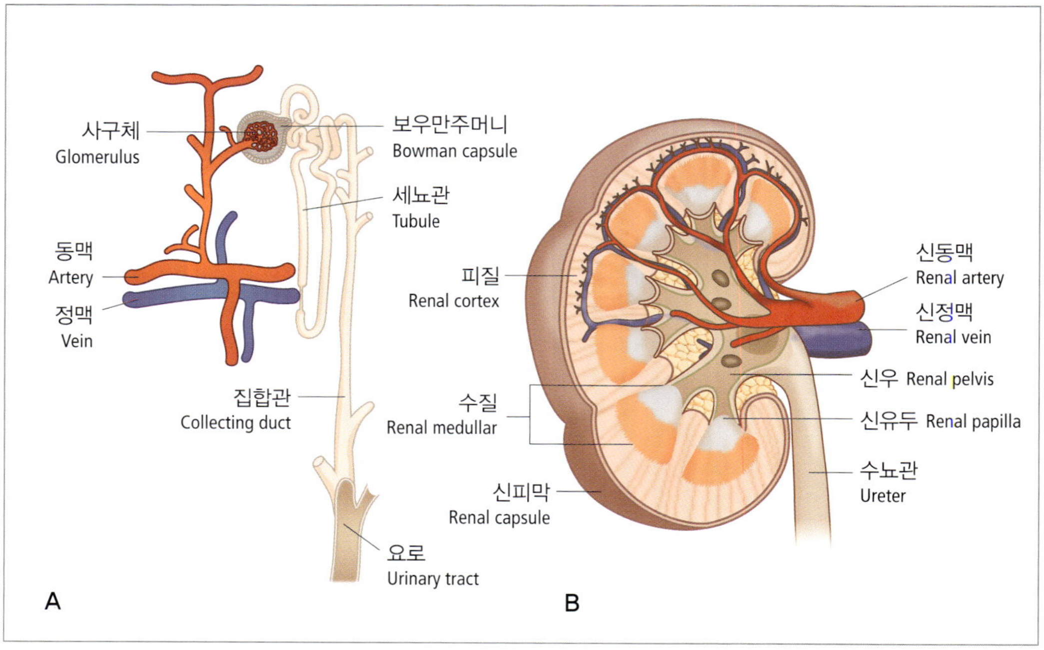

그림 8-1 신장의 구조와 네프론. A 네프론, B 신장의 단면

은 사구체와 근위세뇨관, 헨레고리(Henle's loop), 원위세뇨관 및 집합관으로 되어 있으며 사구체는 모세혈관의 덩이로서 보우만주머니(Bowman's capsule)에 싸여 있다.

혈액은 사구체에서 여과되어 원뇨를 생성하는데 1일 180L나 되며 대부분 세뇨관에서 재흡수되어 1.0~1.5L 정도가 소변으로 배설된다.

(1) 신장의 기능

① 세포외액(ECF)의 용적 유지 및 Na^+, K^+과 물의 섭취 및 배설로 인한 삼투질 농도 평형

② 혈액과 세포의 pH 조절

③ 노폐물의 배설

④ Hormone 분비: renin, erythropoietin, prostaglandin

⑤ 혈압조절 및 적혈구 생성

(2) 네프론(nephron, 신원)의 구조

신장의 구조적·기능적 최소단위, 한쪽 100만 개가 존재한다.

① 신소체: 사구체, 보우만주머니

② 세뇨관: 근위, 헨레고리, 원위, 집합관
수질부–헨레고리, 집합관
피질부–상기 이외의 곳

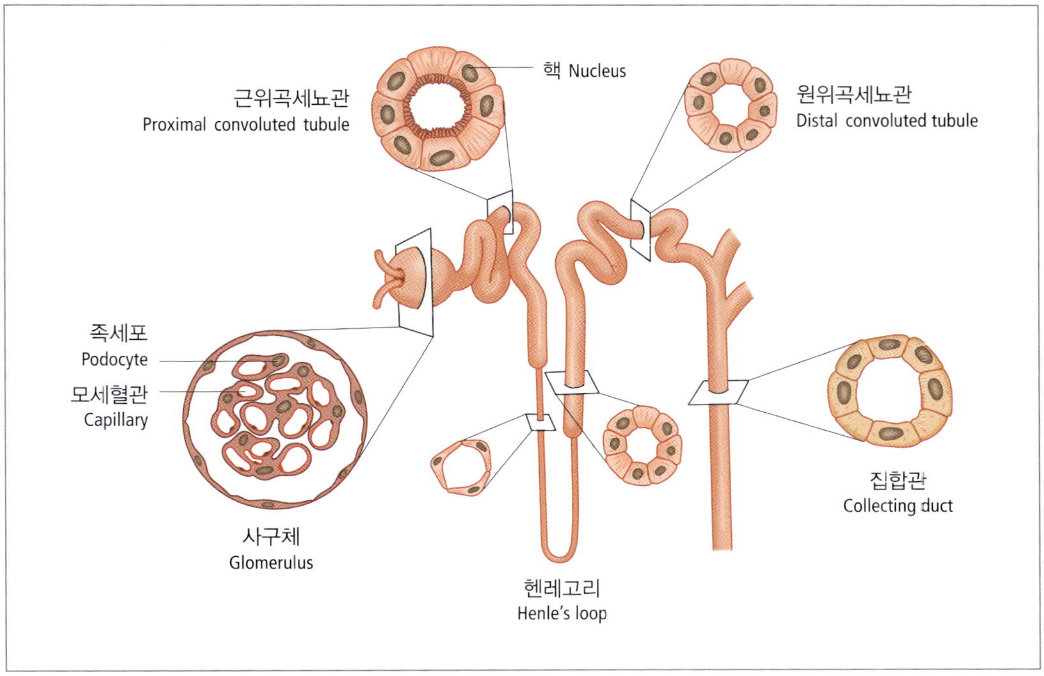

그림 8-2 네프론의 구조

(3) 여과액의 이동과정

① 네프론: 사구체 → 집합관

② 신장: 구심성 소동맥 → 신우
수입소동맥 → 사구체 → 보우만주머니 → 근위세뇨관 → 헨레고리 → 원위세뇨관 → 집합관 → 유두관 → 신우 → 수뇨관 → 방광 → 요도

2 뇨의 생성

원뇨는 근위세뇨관에서 약 99%가 재흡수되며 Na^+의 재흡수는 Na^+ pump에 의해 능동수송으로 이루어진다. 한편 원위세뇨관에서는 Na^+-H^+의 이온교환에 의해 Na^+의 재흡수 및 H^+의 분비, K^+의 분비, ADH에 의한 수분의 재흡수와 aldosterone에 의한 Na^+의 흡수 및 K^+의 배설 등이 이루어진다.

인체의 수분조절은 주로 신장에서 행해지며 2가지의 호르몬에 의해 영향을 받게 된다. 뇌하수체 후엽의 항이뇨호르몬(ADH)은 세뇨관에서 수분의 재흡수를 조절하고, 부신피질 호르몬인 aldosterone은 Na 재흡수를 촉진하여 전해질 배설을 조절한다.

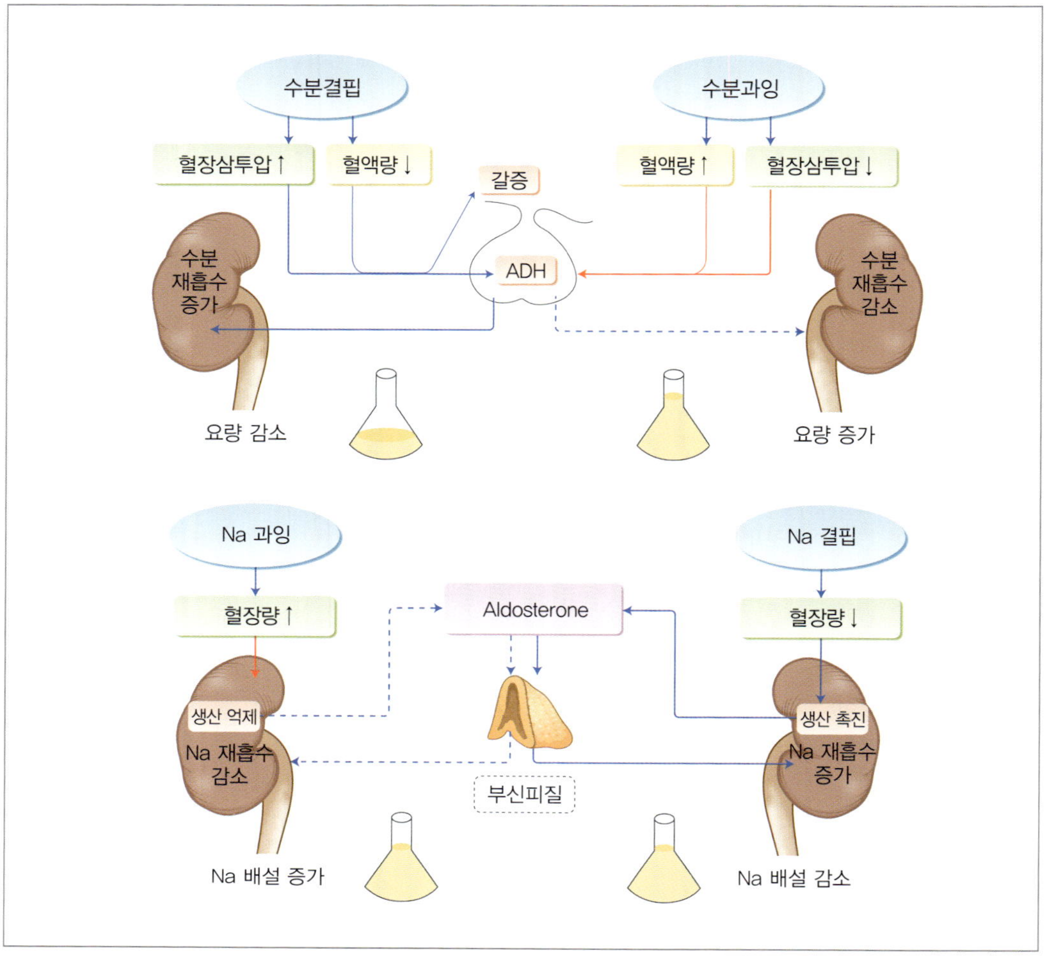

그림 8-3 요의 생성과 내분비의 조절

(1) 소변의 생성 과정

① 사구체에서의 여과

② 세뇨관에서 재흡수

③ 세뇨관에서의 분비의 과정을 거친다.

(2) 부종발생 원인과 종류

부종은 전신성 부종과 국소성 부종으로 나누는데 이뇨제의 치료 대상이 되는 것은 전신성 부종이며 전신성 부종은 그 원인과 관련하여 4가지로 나뉠 수 있다.

① 신성 부종(신염, 신증후군 등): 전신 모세혈관의 투과성 항진과 사구체 여과량의 저하가 원인

② 심성 부종(각종 심장병에 의한 울혈성 심부전 등): 심박출량 저하에 의한 신혈장 유량의 감소와 정맥계의 울혈에 의한 조직으로 수분 누출

③ 간성 부종(간경변, 간암 등): 대개 복수 현상으로 나타남

④ 내분비성 부종(원발성 고aldosterone혈증, 갑상선기능저하증, 월경 전 부종 등): 호르몬이상에 의한 부종

3 이뇨제 Diuretics

Na^+ 재흡수를 억제시켜 Na^+과 수분의 배설을 촉진시켜 이뇨작용을 나타낸다.

신장에서 수분과 전해질의 배설을 증가시켜 혈장량과 심박출량을 감소시키고 소변량을 증가시켜 부종 및 고혈압 등 심장질환의 조절약으로 사용된다. 즉, 이뇨제의 사용목적은 바로 Na^+의 배설을 촉진함으로써 negative Na^+ balance를 멈추는 것이다.

이뇨제는 울혈성 심부전증, 고혈압, 간 복수증, 폐부종, 두개내압의 증가, 신성증후, 만성 신부전증, 급성 신부전증 등에 주로 사용되며, 이러한 질병상태에서 세뇨관을 통한 염과 물의 재흡수를 감소시킴으로써 이뇨효과를 나타내어 증상을 개선한다.

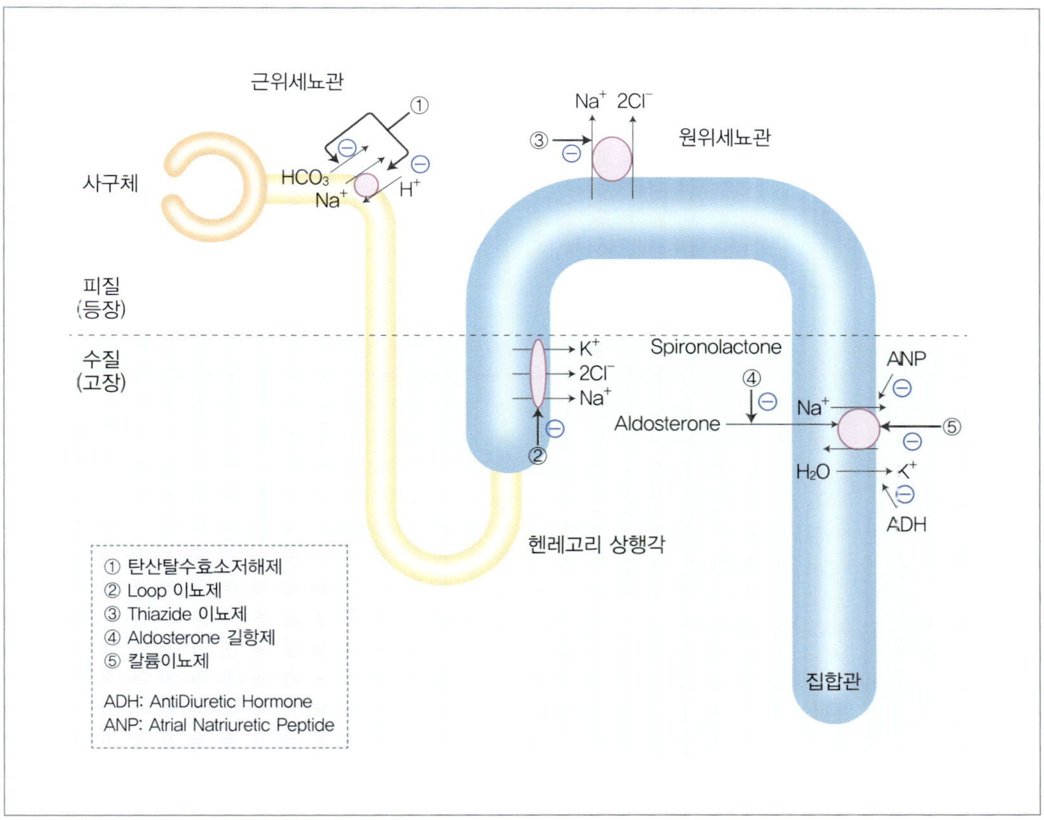

그림 8-4 이뇨제의 작용부위

1) 이뇨제의 분류

(1) 사구체 여과를 증가시키는 약물

① 강심배당체

② Xanthine 유도체(xanthine derivatives)

(2) 삼투성 이뇨제 Osmotic diuretics

세뇨관에서 분자량이 커서 재흡수되지 않고, 교질삼투압에 의해 조직 중의 수분을 흡수하여 이뇨작용이 일어난다. 울혈성 심부전에서 이 약제는 오히려 폐부종을 초래하므로 사용해서는 안 되며 임상적으로는 고혈압 항진 시에 적용된다.

① Mannitol

② Dextrose

③ Glycerol(Glycerosteril)

(3) 탄산탈수효소저해제 Carbonic anhydrase inhibitors

Sulfa제의 유도체로서 sulfonamide기가 있는 구조를 가지고 있고 신장과 눈의 모양체에 존재하는 효소이다. 세뇨관 세포 내에서 탄산탈수효소(carbonic anhydrase)의 저해로 H^+의 저하를 일으켜 H^+–Na^+의 교환을 억제하여 세뇨관 재흡수를 억제하며 독성으로는 위산억제로 인한 식욕부진, 피로감, 이명을 일으킬 수 있으며 알레르기, 요로결석, 신장결석 등이 있다.

복용 후 1시간이면 유효 혈중농도에 도달하며 울혈성 심부전에 쓰였으나 근래에 와서는 thiazide 유도체로 대체 사용되고 있다.

약물의 응용은 이뇨약, 녹내장, 항경련약, 혈액 산성화제 등으로 이용되며 또한 고산병의 호흡곤란, 손과 발의 부종 등에 사용된다.

탄산탈수효소의 억제로 인하여 $[H^+]$가 저하하므로 Na^+–H^+ pump가 억제되어 Na^+의 재흡수가 억제되어 이뇨작용을 한다.

$$CO_2 + H_2O \xrightarrow{\text{탄산탈수효소}} H_2CO_3 \rightleftarrows H^+ + HCO_3$$

① Acetazolamide(Diamox)

이뇨약으로서는 1회 250~400mg씩 경구투여하며, 녹내장에는 1회 250mg씩 매 4시간마다 경구투여한다.

② Ethoxzolamide(Cardrose)

Acetazolamide와 비슷한 작용을 하며 125~250mg씩 1일 2~4회 경구투여한다.

③ Methazolamide(Neptazane)

50~100mg씩 1일 2~3회 경구투여한다.

(4) Thiazide계 이뇨약

정상 신장기능 환자에 대해서 1차 선택약물이며 sulfonamide기가 있는 benzothiadiazine 유도체이다.

작용기전은 원위세뇨관 처음 부분에서 Na^+와 Cl^-의 재흡수를 억제하여 이뇨작용을 나타내며 탄산탈수효소 억제작용도 있어 Na^+, K^+ 및 HCO_3^- 의 배설을 증가하여 소변의 배설을 증가시킨다. 또한 K^+, Cl^-, Mg^{++}의 배설은 증가되나, Ca^{++}, uric acid의 배설은 감소된다. 부작용은 고지혈증, 고뇨산혈증, 저칼륨혈증, 성욕감퇴 등이 있다.

① Hydrochlorothiazide
12.5~25mg씩 1일 1회, 또는 25~100mg씩 1일 1~2회 분복한다.

② Chlorthiazide
최초로 개발된 약물로 0.5~1g씩 1일 1~2회 분복한다.

③ Chlorthalidone
0.1~0.5g씩 경구투여한다.

④ Indapamide(Fludex)
1일 1회, 1.5mg을 아침에 복용한다.

⑤ Tripamide(Tripamol)
1회 15mg, 1일 1~2회 복용한다.

⑥ Metolazone(Zaroxolyn)
Quinazoline 구조를 가진 이뇨제로 주로 원위세뇨관에서 Na^+의 재흡수를 억제하며 2차적으로 근위세뇨관에서도 작용하고 24시간 이상 지속되므로 1일 1회 요법이 권장된다.

최대효과는 thiazide계 이뇨제와 유사하며 사구체여과율(GFR)이 20mL/min 이하인 환자에서도 이뇨효과를 기대할 수 있고 울혈성 고혈압, 신증후군, 본태성 고혈압 등에 1일 1회, 5~20mg 경구투여한다.

(5) Loop성 이뇨약

헨레고리에서 Na^+/Cl^-의 세뇨관 재흡수를 억제하여 이뇨작용을 나타내며 volume overload 상태(예: CHF, ascites)에서는 drug of choice이다. 콩팥 기능이 좋지 않거나 thiazide계 이뇨제에 반응하지 않는 경우 사용한다.

① Furosemide(Lasix)
신장에서 Na^+과 Cl^-의 재흡수를 억제하고 정맥 확장을 일으키는 강력한 이뇨제로, 1일 40~80mg씩 경구투여하며 울혈성 심부전과 폐부종의 치료에 극히 유용하다.

Furosemide의 효과는 이중적이어서 furosemide 투여는 정맥 확장을 일으키며 보통 5분 내에 발생한다. 전부하를 감소시켜서 심장의 작업을 덜어 주며, 두 번째 효과는 이뇨작용으로 투여 5~15분 후에 시작된다.

울혈성 심부전증, 폐부종에 이용되며 furosemide의 금기로 임신 시 사용은 그 위험이 치료효과보다 크거나 생명을 위협할 수 있어 제한된다.

Sulfa제 약물에 알레르기가 있는 환자에게 투여해서는 안 되며 약물사용 시 주의사항은 과량의 강한 이뇨제 사용으로 탈수, 전해질 고갈 및 저혈압이 생길 수 있으므로 furosemide를 투여할 때는 혈압을 자주 검사하여야 한다. 부작용으로는 두통, 현기증, 저혈압, 체액 고갈, 칼륨 고갈, 부정맥, 설사, 오심 및 구토 등을 유발할 수 있다. 특히 귀독성을 일으킬 수 있어 aminoglycoside계 항생제와의 병용 시 주의해야 한다.

② Bumetanide(Bumex)

Bumetanide는 발현이 빠르고 작용 지속시간이 짧은 강력한 이뇨제로 신장의 Na^+의 재흡수를 억제하는 이뇨제이다. 1mg의 bumetanide는 40mg의 furosemide에 해당하는 이뇨 효력이 있고 임신 시는 그 이익이 위험보다 큰 경우에만 사용한다.

약물사용 시 주의사항은 강력한 이뇨제의 과량 사용으로 탈수와 전해질 결핍이 일어날 수 있다. 부작용으로는 경련, 현기증, 저혈압, 두통, 오심 및 구토 등을 일으킬 수 있고 약물 상호작용으로는 bumetanide는 많은 항고혈압약의 작용을 증가시킬 수 있으므로 이 약물을 복용하고 있는 환자에게는 주의하여 사용하여야 한다. 통상 초회 사용량은 0.5~1.0mg을 1~2분 동안 투여한다.

③ Ethacrynic acid(Edecrin)

1일 0.1~0.2g 경구, 25~50mg 정주한다.

④ Torsemide(Torem)

1일 1회 2.5mg 경구투여한다.

⑤ Piretanide(Areiix)

1일 6~12mg 경구투여한다.

(6) K^+ 저류 이뇨약(potassium sparing diuretics)

① Aldosterone 길항약

원위세뇨관에서 aldosterone과 상경적으로 작용하여 Na^+/K^+ 교환을 억제하여 Na^+의 재흡수가 억제되어 이뇨작용이 일어난다. 고칼륨혈증이 유발되는 부작용이 있다.

- Spironolactone(Aldactone): 이뇨목적으로는 25~50mg씩 1일 4회 또는 50~100mg씩 1일 2회 경구투여하며, 고혈압증에는 1일 150mg을 2회 경구투여한다. 부작용으로는 두통, 현기증, 졸음, 피부발작, 여성형 유방, 다모증, 위장관 장애 등이 있다.

② 직접적인 K^+ 저류 이뇨약

원위뇨세관에서 Na^+/K^+ 교환을 억제하여 Na^+의 재흡수가 억제되어 이뇨작용이 나타내며 독성은 고칼륨혈증이다.

- Triamterene(Dyrenium): 1일 150~200mg씩 경구투여한다.
- Amiloride hydrochloride(Colectril): 1일 30mg씩 경구투여한다.

4 요로 방부제

요로(신우, 요관, 방광, 요도)의 세균감염증에 살균, 방부 목적으로 사용하는 약물이다.

1) Quinolone류

- Ciprofloxacin: fluoroquinolone류 중 가장 강력
- Norfloxacin
- Ofloxacin
- Lomefloxacin
- Nalidixic acid

2) 기타 항균제

- Methenamine
- Nitrofuranation(Flandatin)
- Trimethoprim–Sulfamethoxazole

5 자궁 수축제

(1) 자궁평활근에 작용하여 자궁근의 수축력을 증가시키는 약물

- 맥각 알카로이드(Egot alkaloids)
- Methylergonometrine(Methergine)
- Ergonovine maleate(Ergot)

(2) 호르몬 제제

- Oxytocin: 뇌하수체 후엽에서 분비되는 호르몬의 하나로 자궁근에 직접작용하여 수축을 일으킨다.

(3) Prostaglandin 제제

국소 호르몬으로 자궁근에 직접작용하여 수축을 일으킨다.

- Dinoprost($PGF_{2\alpha}$)
- Dinoprostone(PGE_2)

6 주요 비뇨기계 약물

1) 전립선비대 치료제

(1) Oxybutynin(Ditropan)

무스카린성 콜린수용체의 경쟁적 길항제이며 미약하지만 칼슘채널 차단작용이 있으며 방광 주위에 있는 평활근을 이완하여 방광의 긴장을 풀어준다.

- **적응증:** 요실금, 당뇨합병증에 의한 요실금, 절박뇨, 야뇨증 치료에 1일 6~15mg, 2~3회 분복, 1일 최대 20mg, 5세 이상 소아 1회 2~5mg, 1일 2회, 식후 1일 최대 15mg을 경구투여한다.
- **부작용:** 급성 과량투여로 중추신경 장애, 순환계 변화, 호흡부전 등을 일으키고 항콜린작용(구갈, 변비, 시야몽롱, 오심, 복부불쾌감, 안면홍조, 배뇨곤란)을 일으킨다.
- **약물 상호작용:** 항콜린약과 병용은 항콜린효과를 증가하며 phenothiazines, amantadine, butyro-phenone, L-dopa, digoxin, 삼환계 항우울약에 의하여 약효가 증가할 수 있다.

(2) Tolterodine(Detrusitol)

무스카린성 콜린수용체의 경쟁적 길항제이며 oxybutynin보다 더 선택적으로 작용하며 방광 주위에 있는 평활근을 이완하여 방광의 긴장을 풀어준다.

무스카린 수용체는 M_1~M_5까지 5개가 있는데 이 중 방광근에 많이 분포하는 수용

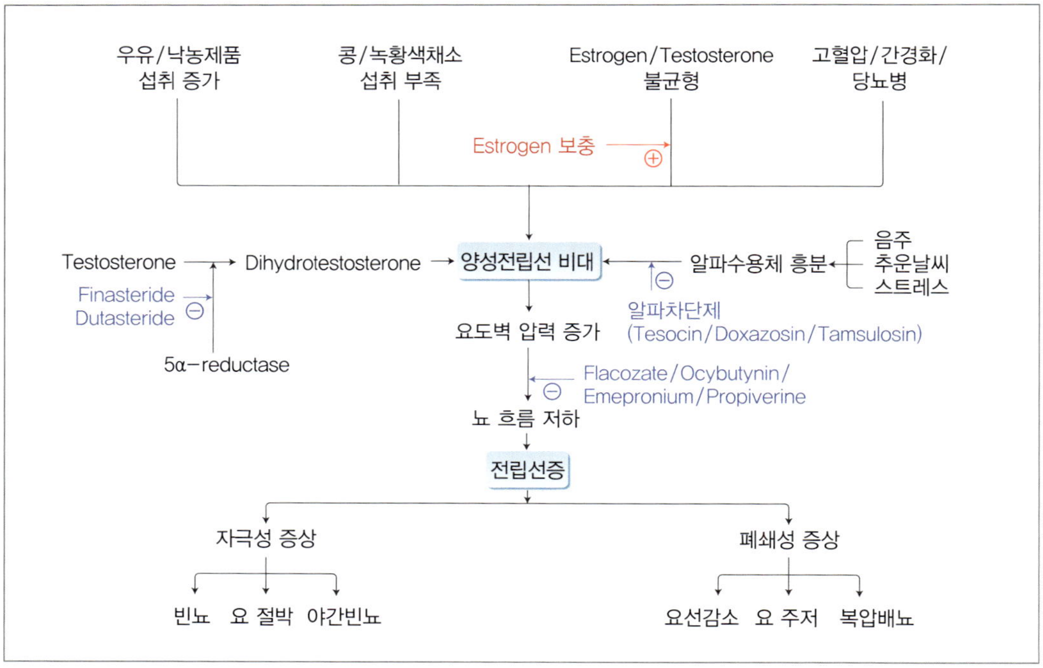

그림 8-5 양성전립선비대 치료제

체는 M_2와 M_3이다. 먼저 M_3 수용체는 방광근을 수축시키고 타액을 분비하는 데 영향을 미친다. 이에 비해 M_2 수용체는 역시 방광근에 주로 분포하지만 M_3와는 반대로 방광근을 이완시킨다.

과민성 방광의 표준치료인 항무스카린제제 중에는 비선택적 무스카린제제(Tolterodine, Fesoterodine)도 있고, M_3 선택적 항무스카린제제(Solifenacin)도 있다. 통상 선택적 무스카린제제가 구갈, 변비 등의 부작용이 적게 나타나지만, 비선택적 제제라도 방광조직 선택성이 높으면 이상반응 측면에서 더 나은 결과를 보여줄 수 있다.

- **적응증:** 과민성 방광(빈뇨, 절박뇨, 절박성 요실금) 치료에 1일 2회, 1회 2mg, 2회 2mg에서 1mg으로 감량하여 1일 2회 투여 가능하다.
- **부작용 및 약물 상호작용:** oxybutynin과 유사하다.

(3) Finasteride(Proscar), Dutasteride(Avodat)

Finasteride는 testosterone에서 dihydrotestosterone(DHT)로 전환 시 필요한 5α-reductase(전립선, 정낭, 부고환, 모낭 및 간에 존재)를 억제한다. PSA(prostate specific antigen)를 감소시키며 조직 내 testosterone 수치를 증가시킨다. Dutasteride는 5α-reductase-I, II형을 억제하여 작용한다.

- **적응증:** 양성전립선비대증(benign prostatic hypertrophy, BPH)를 의해 6~12개월간 사용하면 비후한 전립선이 축소되고 소변 흐름 및 제반 증상을 개선시킨다. 1일 1회, 5mg(최소 투여기간 6개월)씩 투여한다. 남성형탈모증의 경우 1일 1회, 1mg씩 투여한다. 전립선 제거 후 치료 보조, 1단계 전립선 암, 여드름, 다모 치료에도 사용한다.
- **부작용 및 약물 상호작용:** 가장 중요한 부작용은 성기능 장애이며 흔하게 음위, 성욕 저하, 사정량 저하, 유방 긴장 및 비대를 일으키며 임산부는 절대 금기이다. 특별한 상호작용은 없다.

(4) Mirabegron(Betmiga)

과민성 방광의 표준치료인 항무스카린제를 경구복용할 때 나타나는 광범위한 간대사로 인한 약동학적 문제를 극복하기 위해 tolterodine(Detrusitol)의 활성대사체인 5-hydroxymethyl tolterodine(5-HMT)의 전구물질 형태로 개발된 약이다. Detrusitol과 비교해 개인별로 체내 약물농도의 변동이 심하지 않고 권장용량이 4mg에서 최대 투여용량인 8mg으로 증량 시 용량 증가에 따른 약효의 증가를 기대할 수 있는 것이 장점이다. Betmiga는 선택적 β_3 교감신경수용체 효능체로 개발된 최초의 약물로, β_3 수용체를 활성화시켜 배뇨근을 이완시킨다. β_3 교감신경수용체는 대부분 방광에 분포하며 배뇨근의 수축과 이완에 작용한다. 항무스카린제와는 달리 부교감신경작용에 영향을 주지 않기 때문에 배뇨단계에서 급성 요정체의 발생위험을 감소시킨다.

(5) Doxazosin(Cardura XL)

전립선 및 방광 목부의 평활근에 있는 α_1 수용체를 차단하여 평활근을 이완시켜 소변의 흐름을 원활하게 하며 혈관평활근에 있는 α_1 수용체를 차단하여 혈관을 이완시켜 혈압을 저하시킨다. 총 콜레스테롤에 대한 HDL 비율을 증가시키고 중성지방과 콜레스테롤의 수치를 저하시킨다. 1일 1회 4mg, 최대 8mg을 충분한 물과 함께 삼킨다.

- **적응증:** 양성전립선비대에 의한 요폐색과 배뇨장애에 사용하며 고혈압, 중증 이상의 울혈성 심부전, 레이노 증상에 사용한다.
- **부작용:** 생명을 위협하는 부작용은 초회용량 효과에 의한 기립성 저혈압의 실신이며 일반적으로 피로감, 현기증, 두통 등이 있다.
- **유사약물:** Prazosin, Terazosin, Tamsulosin, Alfuzosin
- **약물 상호작용:** 항고혈압약과 병용 시 저혈압 증상이 증가하며 NSAIDs에 의해 약효가 감소될 수 있다.

(6) Allyestrenol(Perseiin)

1회 25mg, 1일 2회 투여하여 전립선비대증에 사용한다.

(7) Chlormadinone(Prostai-L)

1회 1정(50mg), 1일 1회 투여하여 전립선비대증에 사용한다.

2) 발기부전 치료제

(1) Sildenafil(Viagra), tadalafil(Cialis), vardenafil(Levitra)

c-GMP 특이성 phosphodiesterase-5 선택적 억제제이며, 성적 자극 후 성기 해면체의 유리 NO 증가에 의해 guanylate cyclase 효소가 증가하면 c-GMP가 증가되고 해면체 평활근이 이완되면 혈류가 증가되어 발기된다(phosphodiesterase-3는 심장에 있고 phosphodiesterase-6는 망막에 있다).

- **적응증**
  ① 1일 1회, 성행위 1시간 전 25~50mg, 성행위 4시간 전~40분 전 투여 가능하다(Sildenafil).
  ② 성행위 약 25~60분 전 10~20mg 투여한다(Vardenafil).
  ③ 성행위 30분~12시간 전에 1회, 10~20mg 투여한다(Tadalafil).
- **부작용:** 가장 위험한 부작용은 심장마비, 뇌졸중, 불규칙적인 박동과 사망이며 급성 과량투여 시 지속발기증 및 실신을 일으킨다. 흔하게 두통, 안면홍조, 소화불량, 비충혈, 설사, 현기증, 시야몽롱, 발진 등을 일으킨다.
- **약물 상호작용:** Nitrates류와 병용 시 실신을 일으킬 수 있고 고혈압치료제에 의해 혈압이 심하게 저하된다.
- **금기:** Nitrates(nitroglycerin, isosorbide dinitrate, amyl nitrate, nitroprusside) 복용자, 심혈관 질환, 간부전, 저혈압 또는 고혈압 환자

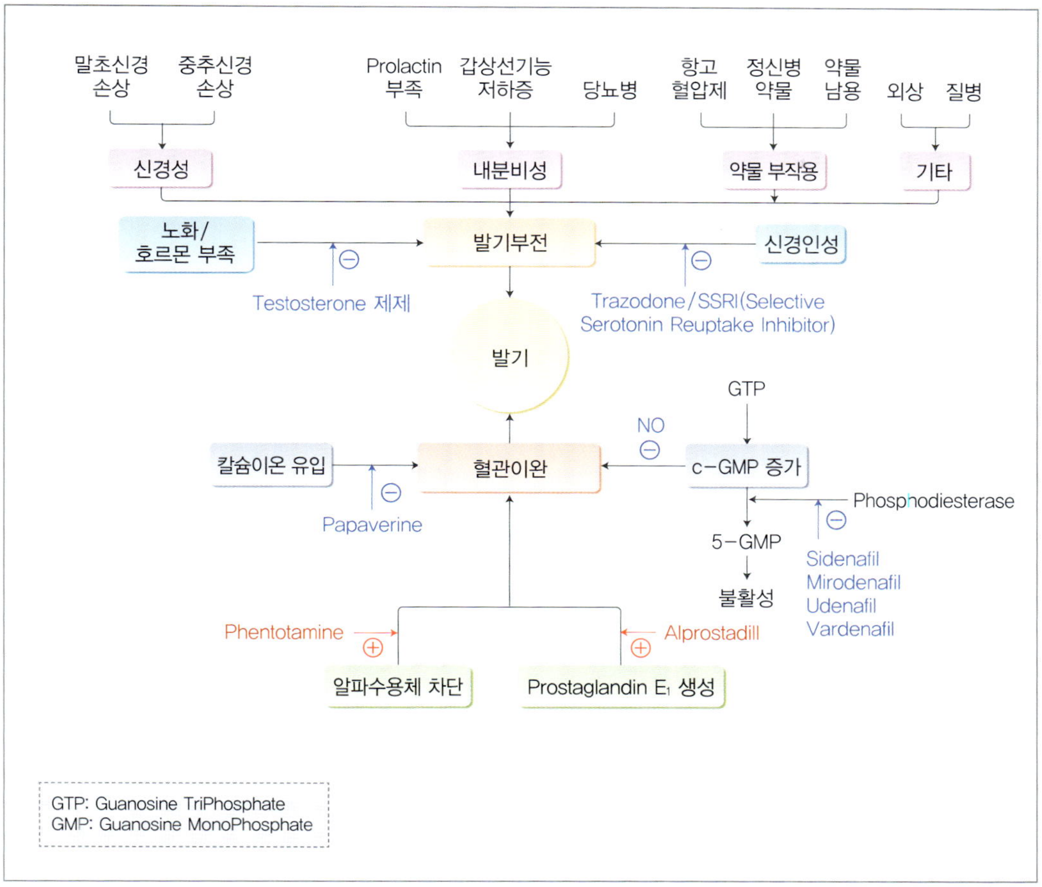

그림 8-6 발기부전 치료제

(2) Alprostadil(Caverject, Muse)

Prostaglandin E_1 유사체로서 미세순환의 혈관 내피에서 생성되는 물질인 prostaglandin과 비슷한 작용을 하며 강력한 혈소판응집저해제이고 폐의 전신순환에 관련하여 강력한 혈관이완제이다. 자궁과 기관지 평활근 수축을 촉진한다.

- **적응증:** 국소적으로 발기부전에 초기 2.5μg을 투여하고 2.5μg씩 증량하며 음경해면체 내에 직접 주사한다. 전신적으로 동맥관 개관, 중증 말초동맥혈관질환, 성인호흡곤란증후군, 폐성고혈압, 허혈성 또는 울혈성 심부전에 사용한다.
- **부작용:** 가장 심한 부작용은 심한 저혈압이며 과용량 투여로 무호흡, 서맥, 발열, 저혈압, 안면홍조 등을 일으킨다. 중요한 상호작용은 없다.

(3) Apomorphine(Uprima)

도파민 효능제로서 뇌의 시상하부를 흥분시켜 발기를 유도하며 성적자극은 발기과정을 시작하는 자연적인 신호물질을 생성한다. 구토유발작용이 있으며 morphine이나 morphine 유사물질과 성질이 다르다.

- **적응증:** 발기부전치료제로서 성행위 20분 전에 소량의 물을 마셔 입을 적신 후 3mg을 혀 밑에 넣고 녹인다. 8시간 이내 다시 사용하면 안 된다.
- **부작용**: 심한 부작용은 혈압 및 심박동수 증가, 흉통, 발목부종, 실신 등이며 오심, 구토, 현기증, 발한 등도 일어날 수 있다.

09 내분비계에 작용하는 약물

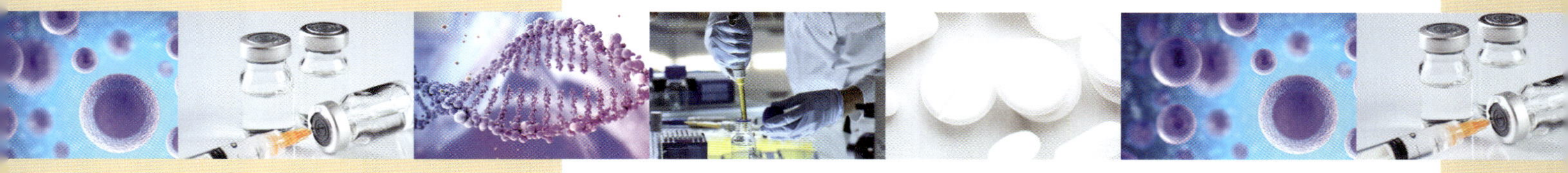

01 내분비계

02 뇌하수체 호르몬

03 갑상선 호르몬

04 부갑상선 호르몬

05 성호르몬

06 부신피질 호르몬

07 항당뇨병약

Endocrine system 01

내분비계

학습목적

시상하부와 뇌하수체 호르몬의 생성과 분비조절기전을 이해하고 이들 호르몬에 대한 유도체의 약리 작용을 설명한다.

내분비계는 호르몬을 직접 혈액으로 분비하는 내분비선으로 구성된다. 호르몬(hormone)이란 특정 조직 또는 기관에서 생성되고 혈행을 따라 다른 조직으로 이행되어 표적기관의 기능과 대사를 조절하는 생리적 물질을 총칭한다. 또한 특정의 내분비선에서 생성되지 않더라도 같은 작용을 나타내는 것도 포함한다. 내분비계에 속하는 것은 뇌하수체, 갑상선(갑상샘), 부갑상선(부갑상샘), 부신, 성선(생식샘), 췌장(이자) 등이다.

1 호르몬의 분류

1) 향선성 호르몬 Trophic hormones

다른 내분비선의 호르몬 분비를 촉진하는 호르몬으로 다음과 같은 것이 있다.

① 뇌하수체 전엽 호르몬 ACTH
② 갑상선 자극호르몬
③ 성선 자극호르몬

2) 효능성 호르몬 Genic hormones

(1) 대사와 성장에 관여하는 것

① Ca 대사: 타액선 호르몬, 상피소체 호르몬
② Na, K 대사: 부신피질의 무기질 스테로이드
③ 당 대사: 췌장 호르몬, 부신피질의 당질 스테로이드, 아드레날린
④ 기초대사: 갑상선 호르몬
⑤ 성장대사: 뇌하수체 전엽의 성장 호르몬

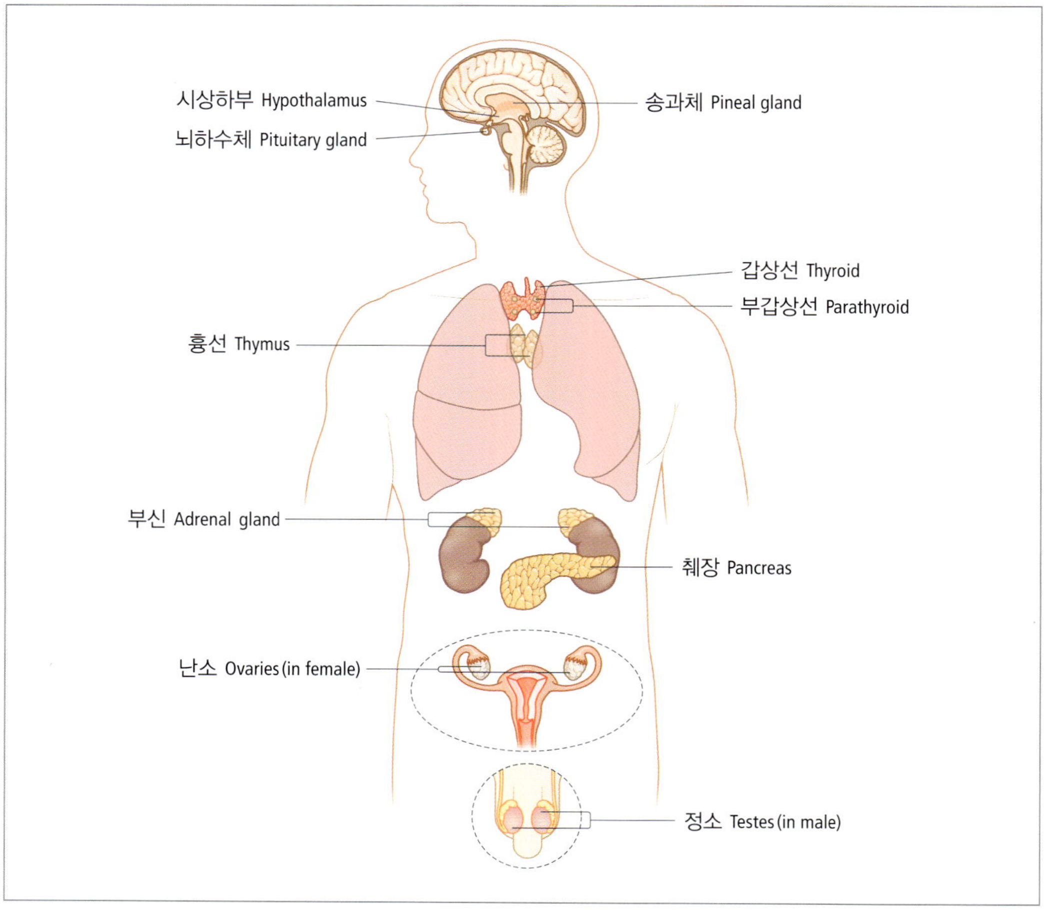

그림 9-1 내분비계

(2) 성기에 작용하는 것

① 남성: 고환 호르몬

② 여성: 난포 호르몬, 황체 호르몬, 성장 호르몬

(3) 신경계에 작용하는 것

① 갑상선 호르몬, 신경 호르몬

(4) 순환기계에 작용하는 것

① Adrenaline

② Noradrenaline

(5) 소화기계에 작용하는 것

① Gastrin(위액 분비 촉진)

② Secretin(췌액 분비 촉진)

2 분비선의 종류 및 분비물의 작용

1) 외분비선 Exocrine gland; duct (소화액 등)

2) 내분비선 Endocrine gland; ductless (호르몬)

표 9-1 호르몬 및 효소, 비타민의 비교

구분 \ 종류	호르몬	효소	비타민
표적장기	있음(혈류로 이동)	합성세포 및 혈액	없음
작용량	극미량(p moL or μg)	다량	미량
체내합성	합성	합성	합성 능력 없음
종에 따른 효과	유사	차이가 있음	차이가 있음
화학적 성질	다양	단백질	수 · 지용성
공통점	신진대사 촉진	신진대사에 관여	신진대사에 관여

3 호르몬의 작용

1) 호르몬 수용체의 종류 및 결합 호르몬

(1) 세포막 수용체 Cell membrane receptor

catecholamines, peptides, polypeptide, proteins

(2) 세포 내 수용체 Intracellular receptor

① cytosolic receptor: steroid hormone(adrenal cortex hormone, sex hormone)

② nucleus receptor: thyroid hormone

2) 호르몬의 작용 기전

(1) Group I

세포 내에 있는 수용체와 결합하여 cell gene을 활성화시키는 호르몬, 장기간 동안 작용(수 시간-수 일, 반감기가 긴 호르몬)

① sex hormone, steroid hormone(지용성)

② adrenocortical hormone: steroid성 호르몬(지용성)

③ thyroid hormone

(2) Group II

세포막 표면에 있는 수용체에 결합하는 호르몬(세포핵을 자극하기 위해 2차 전달자가 필요)

① c-AMP를 2차 전달자로 이용한 호르몬은 polypeptide, protein, glycoprotein, catecholamine류들로 수용성이며 반감기가 짧다.

■ **기전**

세포막 수용체에 결합 → adenylcyclase 활성화 → cAMP 합성 증가 → 대사촉진

ATP --(adenylcyclase)--> cAMP --(phosphodiesterase)--> 5'-AMP(불활성화)

a. ACTH, FSH, LH, MSH, TSH

b. calcitonin, β-adrenergic catecholamines, 시상하부에서 분비되는 유리자극 호르몬

c. Ach, hCG, angiotensin II 등

② Ca^{++} 또는 P_i(또는 둘다)를 2차 전달자로 이용하는 호르몬으로 호르몬 자체의 성상은 group II와 유사하고 Ca^{++}가 세포에 유입된 후 calmodulin(4개의 Ca^{++}와 결합)과 결합해 구조가 변화되어 cAMP와 같은 작용을 한다.

a. adrenergic catecholamines, CCK-PZ, ADH, oxytocin

b. Ach, gastrin, substance-P, angiotensin II, histamine

③ 2차 전달자를 모르거나 불분명한 것: GH, insulin, prolactin

3) 화학적 성질에 따른 분류

(1) 용해도에 따른 분류

① 지용성 호르몬은 cholesterol로부터 유래된 steroid(성) 호르몬(부신피질 및 성호르몬)으로 세포막을 통과 → 세포질의 수용체와 결합 → 핵막 통과 → DNA상에 결합한다.

② 수용성 호르몬은 세포막 통과 불가로 세포막 수용체와 결합 → 2차 전달자 → 핵으로 간다.

(2) 구성물질에 따른 분류

peptide 호르몬	TSH, ACTH, ADH, insulin, glucagon
protein 호르몬	parathormone, GH, 뇌하수체 전엽 호르몬
glycoprotein 호르몬	TSH, FSH, LH, HCG

amino acid 호르몬	부신수질 호르몬, 갑상선 호르몬
steroid 호르몬	부신피질 및 성 호르몬

4) 작용부위에 따른 호르몬

(1) 국소 호르몬

표적장기가 정해져 있는 것으로 소화기계 호르몬으로 ACTH, TSH 등이 있다.

(2) 전신작용 호르몬

특별히 정해진 표적기관이 없고, 전신에 있는 대부분의 조직세포에 작용하는 호르몬으로 GH, 갑상선 호르몬 등이 있다.

5) 호르몬 분비 조절기전

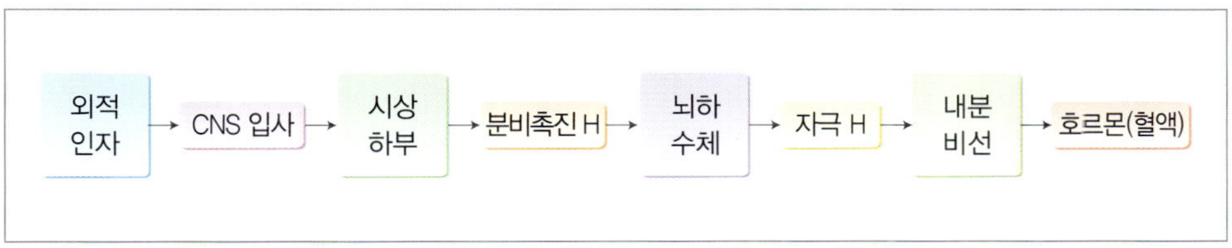

02 Pituitary hormone

뇌하수체 호르몬

학습목적

시상하부와 뇌하수체 호르몬의 생성과 분비조절기전을 이해하고 이들 호르몬에 대한 유도체의 약리작용을 설명한다.

1 간접 호르몬

뇌하수체(hypophysis, pituitary gland)는 접형골(sphenoid bone)의 터키안(sella turcica) 함몰부에 위치하고 있다. 타원체로 단단하며 무게는 0.7~0.8g이다.

1) 뇌하수체 전엽

3종류의 세포로 구성된다.

① α-세포(acidophilic 호산성세포, 전체의 38%): red color로 염색. GH, prolactin

② β-세포(basophilic 호염기세포, 전체의 12%): blue color로 염색. TSH, LH, FSH, ACTH 분비

③ γ-세포(chromophobic 혐색소성세포, 전체의 50%): 비염색성 세포로 α 및 β 세포의 전구체

뇌하수체 전엽 호르몬의 분비조절은 시상하부의 유리조절호르몬에 의해 조절되며 다음과 같은 것들이 있다.

■ **유리자극 호르몬(releasing hormone): RH**

- thyrotropin RH(TRH): TSH의 분비자극 호르몬
- corticotropin RH(CRH): ACTH의 분비자극 호르몬
- growth hormone RH(GHRH): GH의 분비자극호르몬
- luteinizing hormone RH(LHRH): LH의 분비자극 호르몬
- follicle stimulating hormone RH(FSHRH): FSH의 분비자극 호르몬
- prolactin RH(PRH): prolactin의 분비자극 호르몬

■ **유리억제 호르몬(releasing inhibitor hormone): RIH**

- prolactin RIH(PRIH)
- growth hormone RIH(GHRIH)

뇌하수체 전엽 호르몬은 GH를 제외하고는 모두 자극 호르몬이다.

① ACTH: 부신피질의 증식, glucocorticoid의 합성과 분비 촉진

② TSH: 단백성 호르몬, 갑상선의 증식 및 갑상선 호르몬의 합성과 분비 촉진

③ GH: 직접 호르몬, 단백성 호르몬, 단백합성 촉진

- 기능 항진증(어린이-거인증, 성인- 말단비대증): 치료약(octreotide)
- 기능 저하증(성장기-난장이): 치료약(somatropin)

④ FSH: estrogen의 분비촉진 및 남성의 정자 성숙을 촉진

⑤ LH: 여성은 LH, 남성은 ICSH(간질세포자극 호르몬)로, FSH에 의하여 성숙된 난자에서 배란을 촉진하고, 고환에서 testosterone의 합성과 분비를 촉진

⑥ prolactin: lactogenic hormone – 유선자극 호르몬,
luteotropic hormone – 황체자극 호르몬

- 파열된 난포를 자극하여 황체 호르몬인 progesterone의 분비 촉진
- 배란억제(임신유지)
- 출산 후 유즙분비 촉진

■ **성선자극 호르몬(gonadotropin) – FSH, LH(male: ICSH)**

2) 뇌하수체 중엽

α- 및 β-MSH 합성 및 분비되는 melanocyte stimulating hormone(α, β-MSH)으로 피부의 색소침착에 관여한다.

3) 뇌하수체 후엽

시상하부에서 합성된 호르몬을 저장 및 분비하는 곳이다.

① 시상하부의 시삭상핵(superaoptic nucleus)

a. ADH 합성
b. 원위 및 집합관에서 수분의 재흡수 촉진 및 혈관수축에 의한 혈압 상승
c. 분비저하 – 요붕증

② 시상하부의 실방핵(paraventricular nucleus)

a. oxytocin 합성
b. 자궁근 수축에 의한 분만 촉진 및 유즙 분비 촉진, progesterone 분비가 저하되면 oxytocin이 분비됨

2 직접 호르몬

1) 갑상선 호르몬 Thyroid hormone

갑상선(thyroid gland)은 후두하부에서 기관상부에 걸쳐 있는 15~20g 정도의 크기로 나비 모양이다. 좌 · 우엽과 협부로 구성되며 갑상선 호르몬 자체의 혈중 농도에 의하여 음성 되먹이기전으로 시상하부의 TRH 및 뇌하수체의 TSH에 의해 분비조절이 이루어진다.

① 단백질 분자 속의 tyrosine에 요오드가 결합한다.

a. MIT + DIT = T_3

b. DIT + DIT = T_4(thyroxine)

c. 함량: $T_4 > T_3$(T_4를 thyroid hormone이라 한다)

d. 저장: 갑상선의 여포

e. 작용력: $T_4 < T_3$

② 표적기관: 전신의 조직세포

③ 역할: BMR(기초대사률) 상승 작용

a. catabolism 상승(단백질분해 상승으로 체중 감소, 탄수화물 및 지질 분해 증가, 심박동수 증가)

b. 혈당상승

c. 정신발육에 관여

④ Calcitonin: 갑상선에서 합성 → 부여포에 저장, 부갑상선 호르몬의 반대 작용(혈중 Ca^{++}를 뼈에 침착)

a. 갑상선기능항진증(hyperthyroidism): Grave's disease, Basedow's disease, 안구돌출갑상선샘종(exophthalmic goiter), 심박동 증가, 감정불안, 혈당 상승, 체중 감소 등이 나타난다.

b. 갑상선기능저하증(hypothyroidism): 심박동 저하, 피부 건조, 무감동(정신적 둔감)이 나타나며 성인은 점액수종(myxedema)이라 하며, 전신이 부어 있는 증상, 소아는 크레틴병(cretinism)으로 인해 지능 저하, 신체의 균형이 잡히지 않는 전신 발육 지연 등의 장애가 남을 수 있다.

2) 부갑상선 호르몬 Parathyroid hormone

갑상선의 좌 · 우엽에 각 1쌍씩(좌우 2쌍) 부착되어 있는 parathyroid gland(부갑상선)에서, 단백질 호르몬인 parathormone이 합성 및 분비된다.

① 분비조절: 혈중 Ca^{++} 농도 감소 시에 분비가 증가된다. 뇌하수체 전엽에 의한 영향을 받지 않는다.

② 역할: 뼈의 Ca^{++}의 유리를 촉진시켜 혈중 Ca^{++}의 농도를 증가시킨다.

③ Ca^{++}의 혈중 농도 조절

- 부갑상선 호르몬: 혈중 Ca^{++} 농도가 저하되면 뼈에서 Ca^{++}을 유리시켜 혈액으로 이동(과잉 시 osteoporosis, 기능 저하 시 저칼슘혈증(tetany), 경련 증상 야기)
- 갑상선 호르몬(calcitonin): 혈중 Ca^{++} 농도가 상승하면 분비가 자극되어 혈중 Ca^{++}이 뼈로 이동, 저장시킨다(vitamine D: 장과 세뇨관에서 Ca^{++}의 흡수를 촉진시켜 혈중 Ca^{++} 농도를 증가시킨다).

④ Ca^{++}의 역할

a. 혈액응고

b. 근수축

c. 신경흥분의 전도 조절

d. 호르몬과 신경전달물질의 분비 조절

e. 골격 형성

3) 부신 Adrenal gland

(1) adrenal cortex: 재생가능

① 사구대(토리층, zona glomerulosa): 염류성 부신피질호르몬(mineral corticoid, aldosterone) 합성 및 분비

a. 분비조절: renin-angiotensin계 및 혈중 Na^{+}에 의해 분비조절

b. 작용: 원위세뇨관에서 Na^{+}의 재흡수 촉진

c. Conn's syndrome(원발성 aldosterone증): aldosterone 분비 이상증가(고혈압 발생)

② 속상대(다발층, zona fasciculata): 당류성 부신피질호르몬(glucocorticoid, cortisol 및 corticosterone)

a. 분비조절: 혈중 농도에 따라 음성 되먹이기전을 통해 시상하부의 CRH 및 뇌하수체의 ACTH를 통해 분비를 조절

b. 분비: cortisol과 corticosterone을 6:1의 비율로 분비함. 혈중에서는 corticosteroid binding protein(α, β-globulin)과 결합되어 이동

c. 역할: 당신생 촉진으로 혈당 증가, 단백이화작용 촉진(근무력증, 근육발달미숙, 피부나 피하조직 얇아짐), 혈중 유리지방산 및 ketone body 형성 촉진, 소염작용, 면역억제, 생체의 주·야간 리듬조절

d. 기능항진증(Cushing syndrome): ACTH 과다분비, 부신피질 종양, glucocorticoid 장기복용, 체내 단백질 결핍에 의한 근무력증, 근육발달 미숙, 체내 지방의 분포가 복부, 얼굴(moon face) 및 어깨 주위로 축적(buffalo hump), 당뇨와 고혈압 및 정신이상을 야기

e. 기능저하증(Addison's disease): 결핵, 자가면역에 의한 염증 및 부신피질 위축, 피부색소 침착(ACTH 과다분비에 의함), 육체적 및 정신적 피로, 식욕부진, 저혈압, 심근위축, stress에 대한 저항력 감소(부신위기)

③ 망상대(zona reticularis): 남성 hormone(androgen)

(2) adrenal medulla: 재생불가, 교감신경절에 해당 25% NE, 75% Epi

a. 혈관작용: NE > Epi(저혈압 시 NE 선택적 분비)

b. 심장에 대한 작용: Epi > NE

c. 신진대사 및 당질분해: Epi > NE(저혈당일 때 Epi 선택적 분비)

4) 췌장 Pancreas

- Exocrine G: 선방세포(acinar cell) – 췌장액 분비
- Endocrine G: Langerhan's island – 호르몬 합성 및 분비

α–cell(20%): glucagon 합성 및 분비

β–cell(75%): insulin 합성 및 분비

γ–cell(5%): gastrin 합성 및 분비

δ–cell: somatostatin 합성 및 분비

(1) Insulin: polypeptide

① 분비 조절: 혈중 glucose량(Ca^{++}과 함께)에 의한다.

② glucose receptor

a. 시상하부: 혈당감소 감지(음식물 섭취중추 작동)

b. β–cell: 혈당증가 감지(insulin 분비 촉진) → insulin receptor에 결합 → 조직세포 내로 혈당 유입

③ 작용: 유일한 혈당강하 호르몬, 동화작용 촉진

a. 혈중 포도당의 조직세포 내 유입 촉진(혈당감소)

b. 당신생 억제(glycogen으로 저장 촉진)

c. amino acid의 조직 내 이행 촉진(단백질 합성 촉진)

d. 지방산 합성 증가

(2) Glucagon: polypeptide

① 분비: 저혈당 시

② 작용: c–AMP 증가를 통해 세포의 이화작용 촉진

a. 혈당상승(조직에서 당 신생 촉진)

b. 지방분해 촉진(혈중지방 증가)

5) 성호르몬 Sex hormone

(1) 난포호르몬: estrogen

Estrogen은 자궁발육과 자궁내막의 변화에 관여하며 여성의 2차 성징을 나타내며 특정수용체와 반응하여 DNA 및 단백질 형성에 관여하며 세포 내에서 대사에 영향을 미친다. 부작용으로는 오심, 구토, 식욕부진, 월경불순, 부종, 출혈성 발진, 두통, 어지러움, 우울증 등을 나타내기도 한다. 주로 갱년기장애, 골다공증, 폐경기로 인한

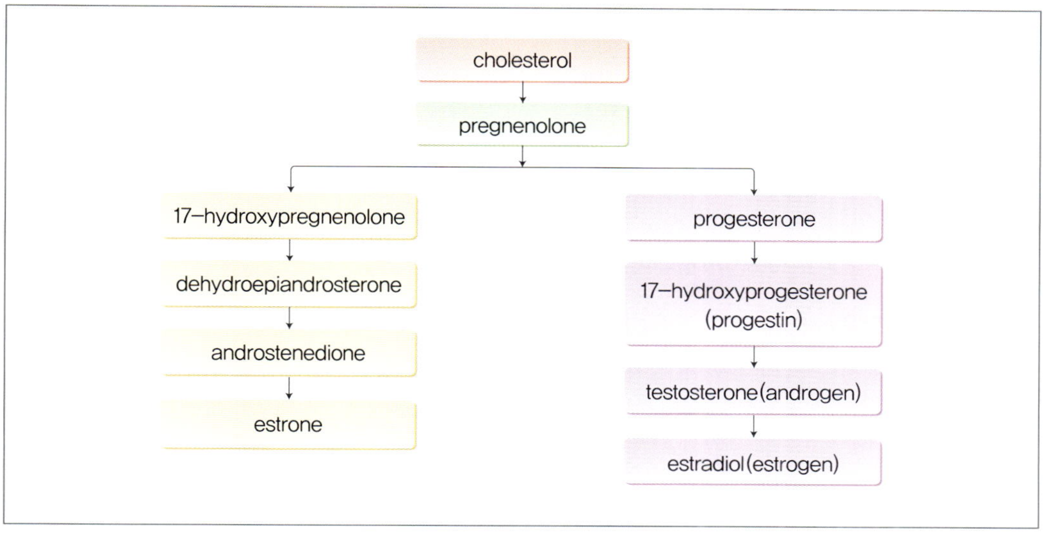

그림 9-2 성호르몬의 합성과정

혈관 운동성 질환(심혈관계 질환)에 유효하며 월경곤란, 여성 성기능부전증, 위축성 질염, 기능성 자궁출혈, 전립선암, 유방암 치료에 사용된다.

■ **분비**

FSH 자극에 의함(estrogen → LH 분비 자극 → LH에 의해 progesterone 분비)

■ **작용**

a. 성주기 전반에 작용
b. 난포발육 촉진: 배란 촉진
c. 자궁내막 증식, 자궁근육 발달 촉진
d. 단백합성 촉진
e. 뼈로부터 Ca^{++}의 유리 억제(파골세포의 활성화를 억제해 골다공증을 방지)
f. 여성의 2차 성징

(2) 황체호르몬(progesterone)

Progesterone은 황체(corpus luteum)에서 생산되고 합성도 가능하며 자궁 내에서 분비기에 질이나 자궁경부의 점액분비에 대한 estrogen의 작용과 반대작용을 하므로 progesterone이 없어지면 월경이 나타난다.

체내에서 progesterone은 pregnandiol로 되어 소변으로 배설되며 대량의 progesterone은 배란 억제, 자궁수축 억제, Na^{+} 배설 증가, negative nitrogen balance 등을 초래한다. 임상적으로 무월경증, 월경곤란증에 주기적 치료 목적으로 사용되고 절박유산이나 습관적 유산, 자궁내막증의 대체요법에 응용되며 피임약으로도 사용된다.

Estrogen은 progesterone 수용체의 농도를 증가시켜 progesterone의 작용조직에 대한 반응을 증강시키는 반면, progesterone은 estrogen 수용체의 농도를 감소시켜 estrogen에 의한 조직반응을 제한한다.

■ **분비**

난포(FSH가 작용) → estrogen 분비 → 배란 촉진 → 배란 후의 난포(LH, LTH가 작용) → 황체(progesterone 분비) → 비임신 시 황체 → 백체

■ **작용**

a. 성주기의 후반에 작용(estrogen의 전작용이 있어야 한다)
b. 자궁내막의 혈관 증식(수정란의 착상)
c. 자궁근의 운동 억제로 임신 유지(낙태방지)
d. 배란억제
e. 유선발육 촉진
f. 배란확인: 기초 체온 측정(progesterone에 의해 0.5℃ 정도 체온 상승)

■ **합성(Progesterone)**

Ethisterone(Pranone)	1일 5~10mg씩 1회 경구투여한다.
Norethisterone(Primolut-N)	1일 10~20mg씩 1회 경구투여한다.
Medroxyprogesterone acetate(Provera, Cycrin)	가장 강력한 제제로 1일 2.5~10mg식 경구투여한다. 무월경 시 1일 5~10mg을 5~10일간 투여, 자궁출혈 시는 월경주기로 제16일 또는 제21일째부터 1일 5~10mg을 5~10일간 경구투여한다.
Hydroxy progesterone captoate(Delalutin)	지속적 주사제 무월경 및 기능성자궁출혈은 375mg을 근육주사한다. 습관성 유산은 250mg 이상을 주 1회 근육주사한다. 절박성 유산은 250mg 이상을 주 1~2회 근육주사한다. 월경곤란증은 1일 125~250mg씩 배란 후 2일간 근육주사한다. 월경이상은 125~250mg을 근육주사한다. 황체기능 부전에 의한 불임증은 65~125mg을 주 1회 근육주사한다.
Dydrogesterone(Duphaston)	1일 5~20mg씩 경구투여한다.
Norethindrone(Norlutin)	1일 10~20mg씩 경구투여한다.

(3) Testosterone

고환의 Leydig's cell에서 분비되는 주된 호르몬은 testosterone이며 이 호르몬을 ester화시켜 만든 methyltestosterone propionate 및 testosterone cyclopentyl propinoate 등이 사용된다.

Androgen은 성인 남성에서는 2차 성징을 나타내고 뇌하수체 전엽을 억제하며 여성에서는 남성화를 일으켜 음핵성장, 성대 변화 및 여드름(좌창) 등이 나타나고 성격

변화와 현저한 성욕 증가를 일으킨다. Androgen은 위장관에서 잘 흡수되나 간에서 신속하게 불활성화된다.

Methyltestosterone은 경구로 잘 흡수되며 간에서 빠르게 불활성화되지 않는다. Testosterone은 단백동화작용이 있으며 남성갱년기 장애, 성선기능부전증, 잠복고환, 유방암, 월경곤란, 남성불임증, 여성의 유즙분비 과다에 응용된다. Androgen 과잉분비 시 억제약은 ketoconazole, spironolactone, flutamide, finasteride 등을 사용한다.

- 간질세포: 정세관(곡정세관) 사이 부분, ICSH(간질세포자극호르몬)에 의해 testosterone 합성
- 정자 생성: 곡정세관의 정원세포
- Testosterone의 작용: 단백질 합성 촉진, 기초대사량 증대, 정자생성 촉진, 남성의 2차 성징 발현

■ Testosterone류

Testosterone	수용성 현탁액으로 10~100mg을 근육주사한다.
Testosterone propionate (Testo)	10~50mg씩 1~2일마다 근육주사하고 유지량은 1일 5~25mg씩 Buccal 정을 경구투여한다.
Testosterone cyclopentyl propionate(Depo-testosterone)	50~200mg씩 2~4주마다 근육주사한다.
Testosterone enanthate	100~500mg씩 2~4주마다 근육주사한다.
Methyltestosterone(Metandron)	경구용 제제로서 초회량 1일 30~50mg, 유지량은 1일 또는 주3회 10~25mg을 투여한다.
Mesterolone(Proviron)	경구용 androgen으로 1일 50~100mg을 경구투여한다.

(4) Desmopressin acetate(Minirin)

뇌하수체에서 분비되는 항이뇨호르몬의 유도체로 신장의 세뇨관에 요 중의 수분이 재흡수되는 것을 촉진하여 다량의 묽은 요가 나오는 것을 억제하는 약물로 부작용으로는 발진, 심계항진, 맥박증가, 부정맥, 협심증, 식욕부진, 구토, 설사, 근육통, 월경장애, 체중 감소, 진전, 불면, 불안감 등이 있다.

03 Thyroid hormone

갑상선 호르몬

학습목적

갑상선 호르몬의 생성과 분비조절기전의 이해를 기초로 갑상선기능항진증과 기능저하증에 사용되는 약물의 작용기전, 부작용 및 임상적 이용을 기술한다.

1 갑상선 Thyroid gland

Thyroxine(T_4)와 triiodothyronine(T_3)은 갑상선에서 분비되는 호르몬으로 단백질 합성과 효소 활성을 조절하며 미토콘드리아의 산화작용을 촉진한다. 순환하고 있는 T_3의 20%는 갑상선에서 만들어지고 나머지 80%는 말초에서 분해된 T_4로부터 생성된다. T_3와 T_4는 thyroxine-binding globulin(TGB)과 알부민에 결합하여 혈액으로 운반되는데 이들 단백질은 호르몬이 분해되지 않도록 하는 역할을 한다. T_3가 T_4보다 강력하며 T_3와 T_4는 단백질과 결합하지 않은 유리형일 때 호르몬 작용을 나타낸다.

Thyroxine의 합성은 다음과 같은 과정을 거친다.

① 식사로 섭취된 I^-가 갑상선에 흡수됨(iodide trapping)

② I^-가 peroxidase에 의해 I_2 혹은 차아요오드산염으로 산화됨

③ I_2와 tyrosine이 결합하여 monoiodotyrosine(T_1)과 diiodotyrosine(T_2) 형성(organi-fication)

④ 두 개의 diiodotyrosine을 연결하여 T_3와 T_4 생성(coupling)

T_3와 T_4의 분비는 음성 되먹이기전(negative feedback)에 의하여 분비가 조절된다. 시상하부에서 분비된 TRH(thyrotropin-releasing hormone)는 뇌하수체를 자극하여 T_3와 T_4가 분비되도록 한다. 과량의 T_3와 T_4는 시상하부에서 TRH가 분비되는 것을 억제하며 반대로 저농도의 T_3와 T_4는 시상하부를 자극하여 TRH 분비가 증가되도록 한다.

갑상선기능저하증이 나타나면 합성 T_3와 T_4를 투여한다. 갑상선기능항진증이 나타나는 경우 항갑상선 약물을 투여하게 된다. 항갑상선제는 T_4에서 T_3로의 전환을 방해하는 작용이 있고 이 약은 요오드의 유기화를 방해하여 갑상선 호르몬의 생성을 억제한다. 갑상선 호르몬제는 단백합성을 촉진시키고 세포의 분화와 성장발육에 관여하고 미토콘드리아에 작용하여 산화대사를 증진시킨다.

1) 갑상선기능저하증 Hypothyroidism

갑상선기능저하증은 갑상선 자체의 기능저하(1차 원인)로 인하여 발생하거나 뇌하수체에서 분비되는 TSH의 분비가 저하되어(2차 원인) 나타나며, 대부분은 1차 원인에 의하여 발생한다. 갑상선기능저하증은 T_4가 감소하고 TSH가 증가하는 특징을 나타내며, 그 주요 원인은 갑상선 염증, radioiodine 치료, 항갑상선 약물의 과용, 수술 등이다.

점액수종(myxedema)은 심한 갑상선기능저하증으로 감정둔화(apathy), 기억력 감퇴, 정서불안, 어눌한 말씨, 목소리의 변화, 눈과 얼굴의 부종, 칙칙하고 두꺼운 피부, 서맥, 변비, 체중 증가, 월경불순 등의 증상이 나타난다. 아동에게 나타나는 갑상선기능저하증은 선천적으로 발생하는 cretinism이나 사춘기 이전에 발발하는 juvenile hypothyroidism이 있다. 이 경우 T_3와 T_4가 단독 혹은 병용 투여된다.

Levothyroxine(T_4)는 약 75%가 위장관으로 흡수된다. 단백질과의 결합률이 높아 단백질결합률이 높은 다른 약물(경구용 항응고제)과 함께 복용하는 경우 부작용이 커진다. Levothyroxine의 반감기는 liothyroxine의 반감기보다 길며 주로 대변을 통하여 배설된다.

2) 갑상선기능항진증 Hyperthyroidism

갑상선기능항진증은 갑상선 기능의 항진으로 순환하는 T_3와 T_4의 농도가 높아져 발병하는 질환으로 그 증세는 경증에서부터 중증까지 다양하다. 호발연령은 20~50세이며 발병률은 여성이 남성보다 4~10배 정도 높다. 심한 경우 혈관의 협착으로 인하여 사망하게 된다. Grave's disease(thyrotoxicosis)는 갑상선기능항진증의 가장 흔한 병으로 빈맥, 심계항진, 발한, 신경증, 안구돌출증, 체중 감소 등이 나타난다. 갑상선기능항진증은 갑상선의 일부를 절제(subtotal thyroidectomy)하거나 요오드 동위원소를 이용한 방사선 치료 혹은 갑상선 호르몬의 합성이나 유리를 저해하는 항갑상선약물을 투여하여 치료한다. 이러한 치료방법은 부작용으로 갑상선기능저하증을 유발한다. 대표적인 치료약물로는 thiamide계인 PTU, methimazole이 있다. Propranolol은 갑상선기능항진으로 일어나는 심계항진, 빈맥을 완화하는 데 이용된다.

2 갑상선 호르몬약

1) 갑상선 호르몬약

- Levothyroxine Na(Synthyroid Tab.)
- Levothyroxine Na/liothyronine Na(Comthyroid Tab.)
- Liothyronine Na(Tetroxin Tab.)

부족한 갑상선 호르몬(thyroxine: T_4, triiodothyronine: T_3)을 보충하여 신진대사를

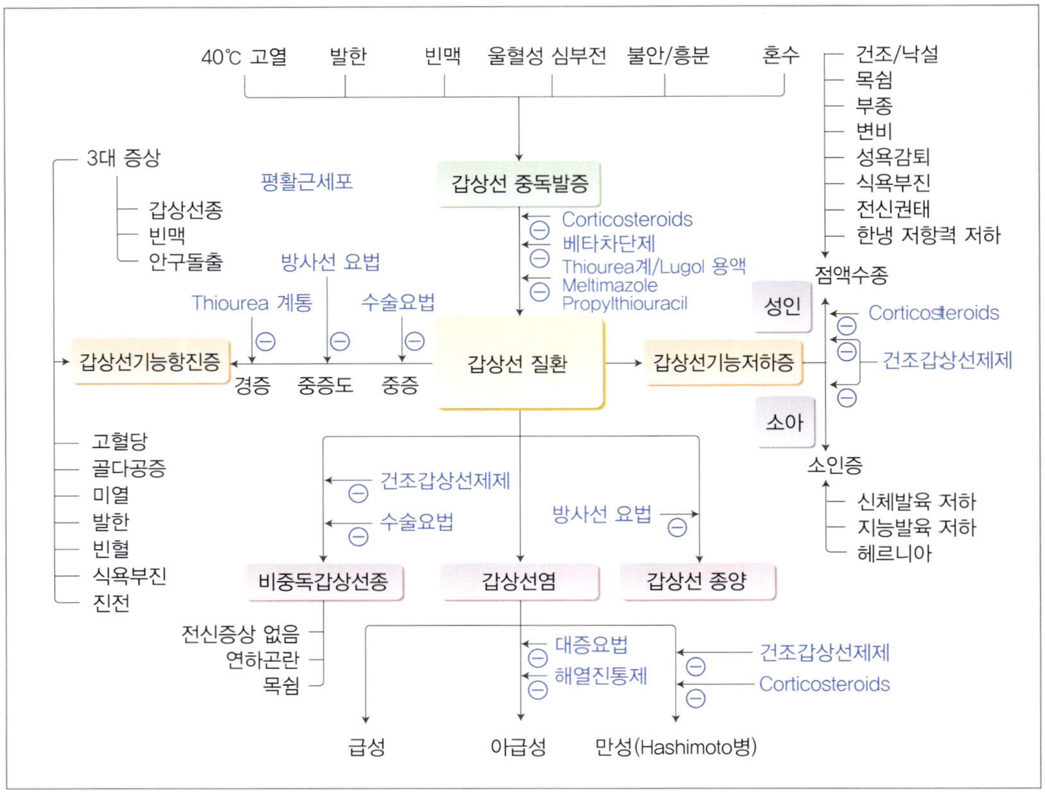

그림 9–3 갑상선 질환 치료제

높이는 약물(갑상선 호르몬 보충작용 = 기초대사 상승작용)

■ **부작용**

심계항진, 맥박증가, 부정맥, 협심증, 식욕부진, 구토, 설사, 근육통, 월경장애, 체중감소, 무력감, 피부홍조, 진전, 불면, 두통, 현기증, 발한, 신경과민, 흥분, 불안, 조울, 더위 참기 힘듦

2) 항갑상선 호르몬약

- Methimazole
- Propylthiouracil(PTU)

갑상선 호르몬의 과다한 합성을 억제하고 갑상선 호르몬에 의한 과다한 신진대사를 억제하는 약물(갑상선 호르몬 합성 억제작용), 유해작용으로는 백혈구 및 혈소판 감소증이 있다.

■ **부작용**

탈모, 피부색소 침착, 소양감, 홍반, 오심, 구토, 설사, 식욕부진, 두통, 현기증, 말초신경 이상, 권태감, 과민증상, 갑상선기능저하(과량투여)

Parathyroid hormone 04

부갑상선 호르몬

학습목적

부갑상선 호르몬의 생체 내 작용에 관하여 이해하고 골 형성에 관여하는 약물들의 임상적 이용을 기술한다.

부갑상선(parathyroid)은 혈장의 칼슘 농도를 조절하는 부갑상선 호르몬(parathyroid hormone, PTH)을 분비한다. 혈장의 칼슘 농도가 저하되면 PTH의 분비가 증가된다.

Calcitonin은 신장에서의 칼슘 배설을 증가시켜 혈중 칼슘 농도를 저하시킨다.

PTH 약물은 부갑상선기능저하증에 사용되며 합성 calcitonin은 부갑상선기능항진증에 사용된다. 저칼슘증(hypocalcemia)은 PTH의 부족이나 vitamin D의 결핍, 신장장애, 이뇨제 투여 등에 의하여 나타날 수 있다. PTH는 위장관에서 칼슘이 흡수되는 것을 증가시키며 신장의 세뇨관에서 칼슘이 재흡수되는 것을 증가시키고 vitamin D를 활성화시킨다.

표 9-2 부갑상선 호르몬제제

일반명	응용 및 용량
부갑상선기능저하증과 저칼슘증 제제(Vitamin D 유도체)	
Calcifediol	골격계 질환 및 만성 신장질환으로 인한 저칼슘증에 사용 PO: initially 300~350mg/wk 50~100μg(mcg)
Calcitriol (Rocaltrol, Bonky)	부갑상선기능저하증, 만성 신장질환으로 인한 저칼슘증, 골다공증 치료(갱년기)에 사용 위장관에서 칼슘의 흡수를 증가시킴 PO: 0.25μg/d IV: 0.5μg 3×wk 신장투석 후
Ergocalciferol (간유구)	부갑상선기능저하증, 구루병에 사용 칼슘과 인의 흡수 증가 PO: 50,000~200,000IU/d
Alfacalcidol (Onealpha)	골다공증, 만성 신부전증(투석환자 신이영양증)에 사용 골연화증에 1일 1회, 0.5~1.0μg/d 부갑상선기능저하증에 1일 1회, 1~4μg/d 투여

표 9-2 부갑상선 호르몬제제(계속)

일반명	응용 및 용량
부갑상선기능항진증과 고칼슘증 제제	
Calcitonin(human)	Paget's disease, 부갑상선기능항진증, 고칼슘증에 사용 SC: initially 0.5mg/d 유지량: 0.25mg/d
Etidronate(Dinol, Osteum)	Paget's disease, 부갑상선기능항진증, 항암제 투여로 인한 고칼슘증에 사용 PO: 5~10mg/kg/d
Alendronate(Marvil)	1일 1회, 5~10mg을 경구투여
Pamidronate(Panorin)	1일 15~90mg을 정주, 1일 100~200mg을 경구투여
Risedronate	1주 1회, 35mg을 아침 식전에 경구투여(충분한 물과 함께)
Ibandronate	월 1회, 100~150mg 경구투여

Sex hormone 05

성호르몬

학습목적

에스트로겐과 프로게스테론의 생체 내 작용을 이해하고 그 임상용도를 기술한다.

1 여성호르몬

1) 에스트로겐 Estrogen

Estrogen은 자궁발육과 자궁내막의 변화에 관여하며 여성의 2차 성징을 나타내며 특정 수용체와 반응하여 DNA 및 단백질 형성, 세포 내의 대사작용에 영향을 미친다. 부작용으로는 오심, 구토, 식욕부진, 월경불순, 부종, 출혈성 발진, 두통, 어지러움, 우울증 등을 나타내기도 한다. 주로 갱년기장애, 골다공증, 폐경기로 인한 혈관 운동성 질환(심혈관계 질환)에 유효하며, 월경곤란, 여성 성기능부전증, 위축성 질염, 기능성 자궁출혈, 전립선암, 유방암 치료에 사용된다.

(1) 천연 Estrogen류

① Estradiol

2-estradiol 혹은 17β-estradiol이라고도 하며 난소에서 생성되는 가장 강력한 estrogen이다. 근육 주사용 제제로 estradiol benzoate(Est), estradiol cyclopentyl-propionate(Mirodepo), estradiol valerate(Divina), estradiol dipropionate, estradiol hemihydrate(Climara), estradiol cypionate (Depofemin) 등이 있고 transdermal 제제로 estradiol patch가 사용되고 있다.

② Estriol

Estrogen의 전환체이며 0.1mg씩 1일 4회 경구투여한다.

③ conjugated estrogen(Premarin, Strogen)

임신한 말의 소변에서 추출한 천연 estrogen으로 난소, 여성 성기능부전증에 1일 2.5~7.5mg을 20일 동안 투여 후 10일간 휴약한다. 노인성 질염에 1일 0.3~1.25mg을 월경주기 제5일부터 2주 투여 후 1주 휴약하며, 골다공증은 1일 1.25mg을 월경주기 5일부터 3주 투여 후 1주 휴약치료한다. 골다공증 치료 시 가장 심각한 유해작용으로 혈전색전증이 있다. 또한 흡연은 estrogen의 효과를 감소시키고 혈전증의 위험을 증가시킬 수 있다.

(2) 반합성 Estrogen류

① Ethinylestradiol(Estinyl)

효력이 강한 반합성 estrogen으로 0.02~0.05mg을 1일 1~3회 경구투여한다. 항수정약으로 progesterone과 병용하여 사용한다.

(3) 합성 Estrogen류

① Diethylstilbestrol(stilbestrol)

비스테로이드성 estrogen으로 갱년기 장애에 1일 0.5~1mg씩 경구투여하거나 전립선암에 1일 3mg 또는 그 이상을 경구 또는 근육주사한다. 또한 유즙분비 억제, 위축성 질염, 유방암에 효과적이다. 부작용으로는 우울증, 편두통, 월경불순, 질칸디다증, 유방통, 점상출혈, 방광염양 증후군(방광염유사 증후군), 황달, 출혈성 발진, 체중변화 등이 나타나며 임신 중 복용 시에는 기형아를 출산할 수 있다.

② Dienestrol(Restrol, Synestrol)

Diethylstolvestrol과 유사하다.

③ Clomiphen

항estrogen 작용이 있고 일부 불임증 치료에 효과적인데 gonadotrophin(FSH, LH)의 분비를 촉진하여 배란을 유발한다. 용량 · 용법으로는 제2주기로서 1일 50mg을 5일간, 효과가 없을 시는 최대 1일 100mg을 5일간 경구투여한다. 유해작용으로 난소비대와 갱년기 증상 등이 있으며 계속 연용하면 다발성 임신이 나타난다. 투여 전 적어도 1개월간 또는 치료기간 중에도 기초체온을 기록하여 배란유발유무를 관찰해야 한다.

2) 프로게스테론 Progesterone

Progesterone은 황체(corpus luteum)에서 생산되고 합성도 가능하며 자궁 내에서 분비기에 질이나 자궁경부의 점액 분비에 대한 estrogen의 작용과 반대작용을 한다. 따라서 progesterone이 없어지면 월경이 나타난다. 체내에서 progesterone은 pregnadiol로 되어 소변으로 배설되며 대량의 progesterone은 배란억제, 자궁수축억제, Na^+ 배설증가, negative nitrogen balance 등을 초래한다. 임상적으로 무월경증, 월경곤란증에 주기적 치료 목적으로 사용되고 절박유산이나 습관적 유산, 자궁내막증의 대체요법에 응용되며 피임약으로도 사용된다.

Estrogen은 progesterone 수용체의 농도를 증가시켜 progesterone의 작용 조직에 대한 반응을 증강시키는 반면, progesterone은 estrogen 수용체의 농도를 감소시켜 estrogen에 의한 조직반응을 제한한다.

(1) 천연 Progesterone

① Progesterone(Progestin, Prolutin)

난소성숙, 유선발육, 배란 억제 작용 등이 있으며 자궁점막을 비후시켜 수정란의 착상을 돕고 임신 유지작용을 가지고 있다.

용량 · 용법은 무월경에 있어서는 주기 마지막 2주간 25mg씩 주 3회 근육주사하고 절박유산은 매일 25~50mg을 근육주사한다. 기능성 자궁출혈은 5~10mg을 근육주사, 황체기능부전에 의한 불임증은 1일 10~50mg을 1~2회 분할 근육주사한다.

부작용으로는 파열, 무월경, 부종, 체중변화, 점상출혈, 자궁경부미란 등이 나타난다.

(2) 합성 Progesterone

① Ethisterone(Pranone)

1일 1회, 5~10mg씩 경구투여한다.

② Norethisterone(Primolut-N)

1일 1회, 10~20mg씩 경구투여한다.

③ Medroxyprogesterone acetate(Provera, Cycrin)

가장 강력한 제제로 1일 2.5~10mg씩 경구투여한다. 무월경 시 1일 5~10mg을 5~10일간 투여하고 자궁출혈 시는 월경주기로 제16일 또는 제21일째부터 1일 5~10mg을 5~10일간 경구투여한다.

부작용으로는 담마진, 소양증, 쇼크, 위장장애, 간장애, 부종, 두통, 무월경, 혈전성 정맥염, 유즙분비과다가 나타날 수 있으며 임신 중에 사용할 때는 여태아의 음핵 이상비대 등이 나타난다. 이 약물은 무월경 유즙분비과다를 유발할 수 있어 bromocriptine의 효과를 저해하므로 병용하지 않는다.

④ Hydroxy progesterone captoate(Delalutin)

지속적 주사제로 무월경 및 기능성 자궁출혈은 375mg을, 습관성 유산은 250mg 이상을 주 1회 근육주사한다. 절박유산은 250mg 이상을 주 1~2회, 월경곤란증은 1일 125~250mg씩 배란 후 2일간 근육주사한다. 월경이상은 125~250mg을 근육주사하고, 황체기능부전에 의한 불임증은 65~125mg을 주 1회 근육주사한다.

⑤ Dydrogesterone(Duphaston)

월경 전기에만 작용하며 배란은 억제하지 못하는 retroprogesterone이며 절박유(조)산, 습관성 유(조)산, 황체기능부전에 의한 불임증, 월경곤란증, 월경주기 조절, 자궁내막증에 1일 5~20mg씩 경구투여한다.

⑥ Norethindrone(Norlutin)

1일 1회, 10~20mg씩 경구투여한다.

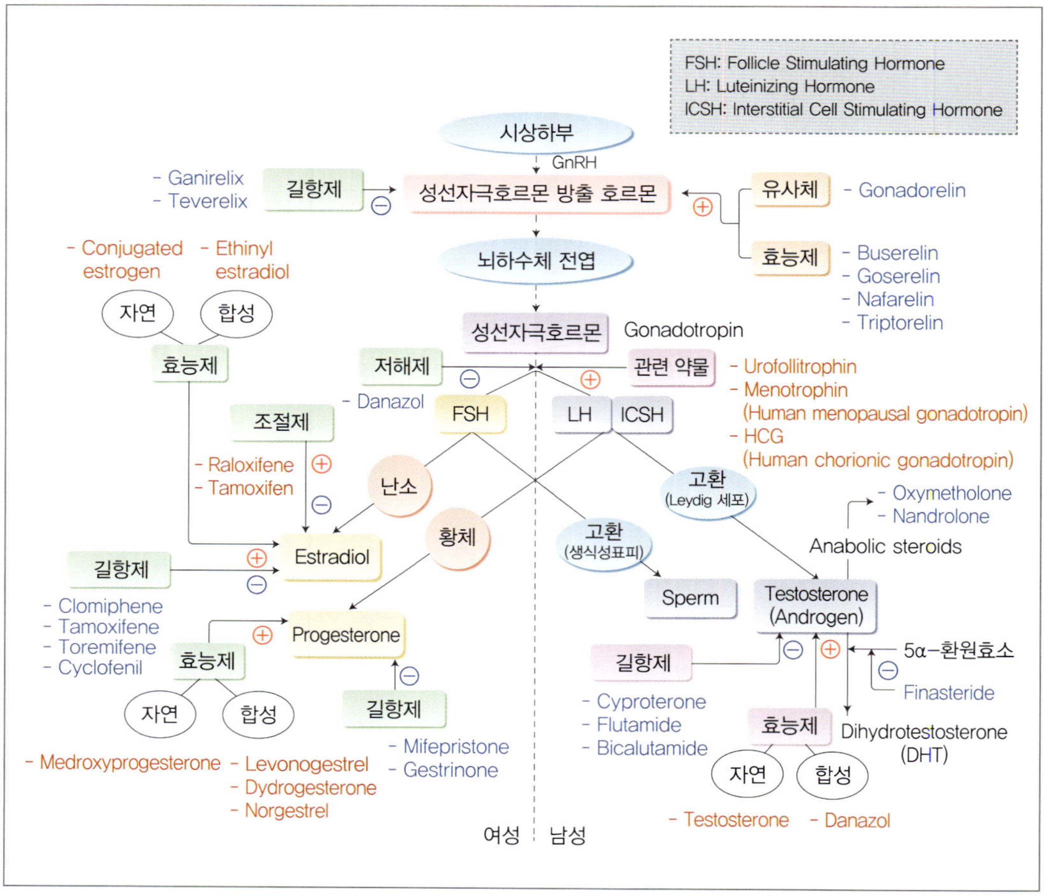

그림 9-4 성호르몬과 관련된 약물

3) 경구피임약

여성호르몬인 난포호르몬과 황체호르몬의 배합제로서 여성호르몬의 활동이 충분치 않은 경우에 발생하는 증상을 개선하는 약물(여포, 황체호르몬 양작용, 배란 억제작용)이다.

- Ethinyl estradiol 0.03mg, gestodene 0.075mg(Myvlar Tab.)
- Ethinyl estradiol 0.03mg, levonorgestrel 0.15mg(Minivlar Tab.)
- Ethinyl estradiol 0.03mg/0.04mg/0.03mg, levonorgestrel 0.05mg/0.075mg/0.125mg(Triquilar Tab.)
- Ethinyl estradiol 0.02mg, desogestrel 0.15mg(Mercilon Tab.)

■ 부작용

편두통, 급성 시력장애, 혈전성 정맥염, 간기능 이상, 오심, 구토, 식욕부진, 설사, 복통, 두통, 권태감, 부정출혈, 월경량의 변화, 대하 증가, 유방긴장감, 유방통, 구내염, 혈압상승, 심계항진, 구갈, 현기증, 좌창, 색소침착, 열감, 위중감, 위통, 두중, 조급함, 하복부통, 변비, 혈압 상승, 현기증, Na 등 체액의 저류에 의한 부종, 체중 증가

4) 사후피임제

① Levonorgestrel 0.75mg을 성교 후 72시간 이내 2정(1.5mg) 복용한다.

② Ulipristal acetate 30mg을 성교 후 120시간 이내 복용한다.

2 남성호르몬

1) Testosterone

- Mesterolone(Vistimon 정)
- Methyltestosterone(Testo 정, Andriol 캅셀): 남성호르몬이 충분치 않을 경우 일어나는 증상을 개선해 주는 약물(남성 성선자극작용)

■ 부작용

- 여성: 다모, 좌창, 색소침착, 월경이상, 음핵비대, 성욕항진
- 남성: 음경비대, 지속성 발기, 대량투여에 의한 고환기능억제

2) 항남성호르몬

- Cyproterone acetate(Androcur): 사춘기에 몸의 발육이 일찍 시작될 경우 사용하는 약물(항androgen작용, gonadotropin 분비 억제작용, 황체호르몬 작용, 골성숙 억제작용)

■ 부작용

오심, 구토, 복통, 여성형 유방, 유방비만감, 유방통, 두통, 생식능 억제, 권태감, 부신피질기능 저하

3) 단백동화호르몬

- Oxymetholone
- Stanozolol
- 골수의 기능을 높여 적혈구를 증가시켜 빈혈을 개선해주는 약물(조혈작용)
- 체력이 소모될 때 사용되는 약물(단백동화작용, Na 저류작용)
- 칼슘의 배설을 감소시켜 뼈가 잘 부러지는 것을 방지하는 약물(Ca 저류작용)

■ 부작용

- 여성: 다모, 여드름, 색소침착, 월경이상, 음핵비대, 성욕항진, 탈모, 대하 증가, 유방팽만, 유두과민, 안면피지방 분비 증가
- 남성: 여드름, 음경비대, 발기부전, 지속성 발기, 정자 감소, 정액 감소 등의 고환기능억제(대량 계속 투여), 여성화 유방

그 외 오심, 구토, 간기능이상, 변비, 설사, 구갈, 식욕부진, 두통, 현훈, 안면홍조, 권태감

06 Adrenocortical hormone

부신피질 호르몬

학습목적

부신피질 호르몬의 약리작용과 기전, 부작용 및 임상적 이용을 기술한다.

부신은 수질과 피질로 구성되어 있으며 피질은 3층으로 구성되어 있고 피질의 속상대(중간층)에서 분비되는 glucocorticoid(cortisol)와 구상대(외층)에서 분비되는 mineralo-corticoid(aldosterone) 두 종류의 corticosteroid 호르몬을 분비한다.

Cortisol 분비는 시상하부뇌하수체-부신으로 이어지는 되먹임기전에 의하여 조절된다. 혈장의 cortisol 분비가 저하되면 CRF와 ACTH의 분비가 증가되어 부신을 자극시켜 cortisol 분비된다. 혈장의 cortisol 농도가 높을 경우 되먹임기전에 의하여 다시 cortisol 분비가 억제된다.

Corticosteroid는 나트륨을 보존하고 칼륨은 배설하며 신장의 세뇨관에서 나트륨은 재흡수되면서 칼륨은 나트륨과 교환하여 배설된다. Corticosteroid는 전해질균형 및 탄수화물, 지방, 단백질의 대사에도 관여하기 때문에 결핍되는 경우, 심각한 질병이나 사망을 초래할 수 있다.

부신의 기능 저하로 인하여 corticosteroid의 분비가 저하되는 경우 Addison's disease를 초래하며 반대로 corticosteroid의 분비가 증가되는 경우 Cushing's syndrome을 초래한다.

■ 작용

- 체내에 부족한 무기질을 조절하는 호르몬을 보충하는 약물(Na 저장, K 배설 증가작용, 간 glycogen 축적작용, 생명유지작용)
- 전해질(Na^+, Ca^{++} 등)의 대사에 작용하는 부신피질호르몬이 부족한 사람에게 사용하여 체내에 나트륨을 저장하고 칼슘을 배설하는 약물

■ 부작용

혈압상승, 고나트륨혈증(hypernatremia), 저칼륨혈증(hypokalemia), 저칼륨알칼리증(hypokalemic alkalosis), 감염증 유발, 당뇨병, 월경이상, 소화성궤양, 췌장염, 설사, 오심, 구토, 복부팽만감, 구갈, 식욕항진, 우울상태, 골다공증, 지방간, 불면, 우울, 백혈구 증대, 혈전증, 좌창, 다모, 탈모, 색소침착, 발한이상, 안면홍조, 체중 증가, 정자 수와 정자 운동성 감소, 연용 시 안압항진, 녹내장, 백내장

표 9-3 부신피질호르몬의 종류

일반명	응용 및 용량
beclomethasone (Becotde, Beconase)	기관지 천식 및 염증, 알레르기성 비염에 사용 흡입제로 사용하는 것은 천식 예방을 위해서이며, 천식 발작에는 사용하지 않는다. 흡입제: bid
betamethasone (Celestone, Celestamine)	강력한 항염증스테로이드제, 관절에 주사 가능 기관지 천식, 관절염, 중증 알레르기, 뇌부종 등에 사용 음식물과 함께 복용 PO: 0.6~7.2mg/d IV/IM: 1~9mg/d, max: IM: 12mg/d
cortisone acetate	부신피질 기능저하에 사용 glucocorticoid와 mineralocorticoid 함유 경구투여 시 흡수가 잘 됨, 음식물과 함께 복용 근육주사 시 깊게 주사함 PO/IM: 25~300mg/d 점차 약물용량을 감소
dexamethasone (Dexan, Dexamethasone)	강력한 항염증제 급성 알레르기, 천식 발작, 뇌부종, 쇼크, Cushing's syndrome과 우울증 진단에 사용 경구투여 시 음식물과 함께 복용 염증 시 PO: 0.25~4mg bid, qid, IM: 4~16mg q1~3wk 쇼크 시 IV: 1~6mg/kg
fludrocortisone acetate	Addison's disease의 부신피질 기능저하에 사용 Mineralocorticoid의 효과 PO: 0.1~0.2mg/d
hydrocortisone (Cortef)	부신피질 기능저하 및 염증에 사용 Hydrocortisone sodium phosphate는 정맥투여, acetate염은 관절주사 가능, 연고제로도 사용 PO: 20~240mg/d 2~4회 분할 투여 IV: 15~240mg q12h
methylprednisolone (Depo Medrol, Repredol)	관절염, 천식, 알레르기, 뇌부종에 항염증제로 사용 PO: 4~48mg/d 분할 투여
paramethasone	알레르기 및 염증에 사용, prednisone과 유사 PO: 0.5~6mg/d tid/qid
prednisolone (Nisolone, Deltacortel)	강력한 스테로이드제 항염증 및 면역억제 작용, 관절 및 연조직에 주사 가능 PO: 2.5~15mg bid/qid IV: phosphate: 2~30mg q12h
prednisone	항염증 및 면역억제 작용, 저렴한 제제로 1차적으로 선택되는 glucocorticoid이다. 음식물과 함께 복용 PO: 5~60mg/d 분할 투여
triamcinolone (Triameinolon)	항염증 및 면역억제 작용, 연고제로도 사용 PO: 4~48mg/d 2~4회 분할 투여

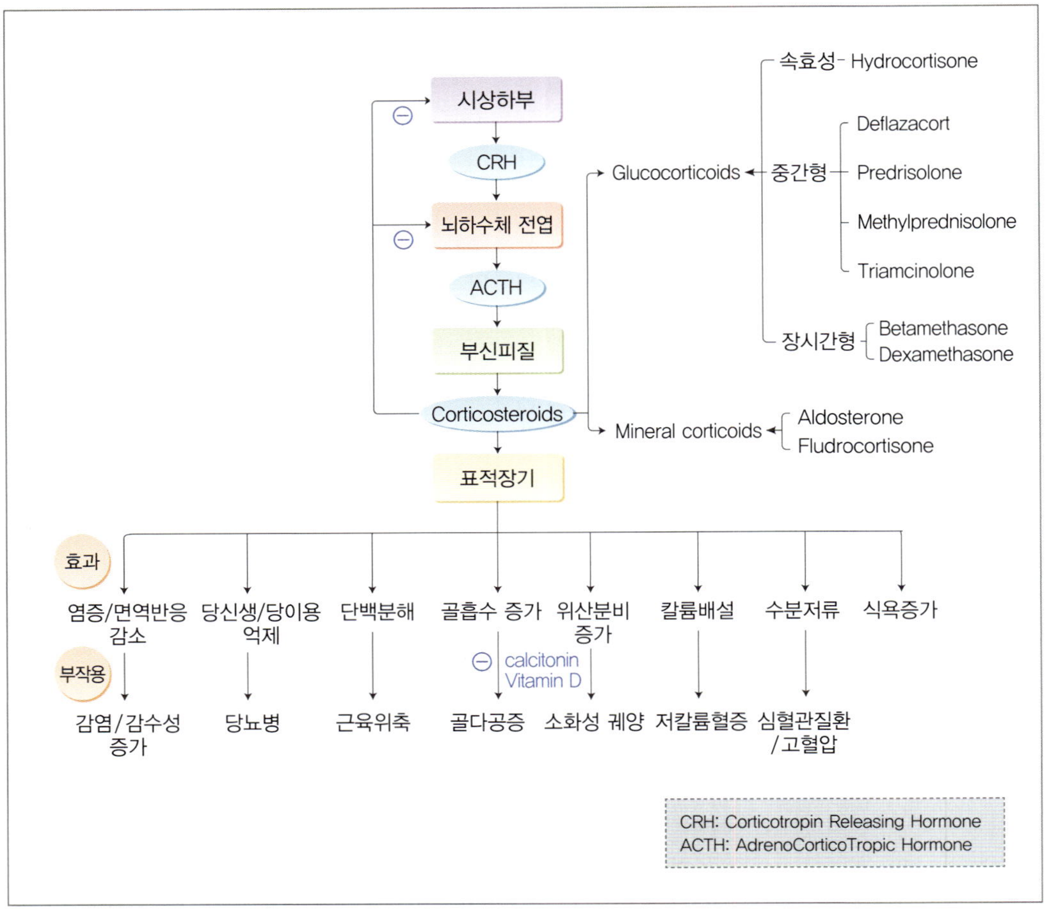

그림 9-5 코르티코스테로이드제의 작용기전

표 9-4 부신피질 호르몬의 비교

일반명	항염증역가	유지량 (mg/d)	전해질대사 작용	대응량 (mg)	1정 중 함유량 (mg)	생물학적 반감기 (hr)
betamethasone	25	0.5~1	0	0.75	0.5	36~72
dexamethasone	25	0.5~8	0	0.75	0.5	36~72
fludrocortisone	10	0.1	125	–	0.1	7
hydrocortisone	1	10~120	1	20	10	8~12
methylprednisone	5	4~48	0.5	4	4.2	18~36
prednisone	4	5~60	0.8	5	5	18~36
triamcinolone	5	8~16	0	4	4	18~36

출처: Goodman & Gilman: The Pharmacological Basis of therapeutics. 7nd Ed. Macmillan. 1446(1996)

Antidiabetic drugs 07

항당뇨병약

학습목적

각 조직에 대한 insulin의 작용을 이해하고, insulin과 혈당 강하제의 임상적 용도를 설명한다.

1 당뇨병

당뇨병(diabetes mellitus)은 췌장의 β세포로부터 분비되는 인슐린의 절대적 혹은 상대적 부족으로 인해 음식을 통해 흡수된 혈액 내 포도당이 신체 내에서 이용되지 못함으로써 고혈당증이 발생되고, 이로 인해 소변으로 포도당이 배설 · 손실되어 섭취된 에너지가 소변으로 손실되는 소모성질환이다.

당뇨병의 초기에는 대부분의 경우 아무런 증상이 없으나 당뇨병이 진행됨에 따라 공복감, 피로, 권태감이 발생하고 식욕은 왕성하나 체중은 감소하고 피부종기가 반복하여 생기기도 하고 여성의 경우 음부 소양감이 나타나기도 한다. 더 심해질 경우 잘 알려진 3다 증상(다음, 다식, 다뇨)이 나타나고 계속 진행됨에 따라 당뇨병성 말초신경병증과 말초혈관 순환부전의 합병으로 팔, 다리저림, 감각이상, 통증 등이 생길 수도 있으며 팔 부위에 심한 염증 혹은 괴사가 나타나기도 한다. 그리고 동맥경화증의 합병증으로 뇌졸중, 협심증, 심근경색증, 심부전 등과 같은 대혈관질환이 발생할 수 있다. 또한 망막혈관침범으로 망막출혈, 초자체출혈 혹은 망막박리로 실명이 되거나 당뇨병성 신증으로 인한 만성 신부전증과 같은 미세혈관합병증도 발생할 수 있고 이외도 백내장, 녹내장, 외안근 마비 혹은 피부병변 등이 동반될 수 있다.

인슐린 비의존형 당뇨병의 경우 인슐린 분비량에는 차이가 있지만 췌장의 세포의 기능이 남아 있어 췌장의 β세포를 자극하여 인슐린의 분비를 자극하는 경구용 혈당강하제에 의하여 혈당조절이 가능하다. 그러나 수술이나 창상, 감염, 임신 등 스트레스가 증가하는 경우에는 인슐린 투여가 필요하다. 인슐린 비의존형 당뇨(II형)가 인슐린 의존형 당뇨(I형)도 전환되기도 한다.

표 9-5 인슐린 의존형 당뇨병과 인슐린 비의존형 당뇨병의 일반적 특징

구분	인슐린 의존형 당뇨병(I형)	인슐린 비의존형 당뇨병(II형)
유전자부위	6번 염색체	불명
발병 연령	40세 이전	40세 이후
체형	정상 또는 왜소	비만
혈장 인슐린 수치	낮거나 없음	높음, 억제 안 됨
급성 합병증	케톤산혈증	고삼투성 혼수
인슐린 치료	반응 있음	반응 있거나 저항성
설포닐요소제 치료	반응 없음	반응 있음

2 인슐린

혈당이 증가하면 췌장의 랑게르한스섬의 β세포가 자극받아 인슐린(insulin)을 분비하며 인슐린은 포도당, 아미노산, 지방의 흡수를 증가시키고 체내 저장형으로 전환되는 것을 촉진한다.

포도당은 글리코겐으로 전환되어 간과 근육에 저장되며 결과적으로 혈당이 감소된다. 정상 혈당농도는 70~110mg/dL이며 혈당의 농도가 180mg/dL가 되면 소변으로 당이 배설되기 시작하며 소변 중의 당으로 인하여 이뇨효과가 나타나 다뇨(polyuria) 현상이 일어난다. 혈당의 농도가 200mg/dL 이상이 계속되면 당뇨병이 유발된다. 췌장의 β세포는 하루 약 0.2~0.5U/kg의 인슐린을 분비하며 체중 70kg인 사람은 하루에 약 14~35U의 인슐린이 분비된다. 많은 양의 칼로리를 섭취하면 인슐린의 분비가 증가한다. 제II형 당뇨병에서 안정적인 혈당 조절의 임상지표로 당화혈색소(HbAlc) 수치가 가장 유용하다. HbAlc는 포도당이 결합된 혈색소의 한 형태이다. 경구용 혈당강하제에 대한 치료적 약물 반응을 위한 모니터링 지표로 가장 적절하다.

1) 인슐린 주사

당뇨병 환자는 하루 약 0.2~1.0U/kg의 인슐린이 필요하다. 비만인 경우나 스트레스를 받을 경우 혹은 조직에 인슐린 저항성이 있는 경우 더 고용량의 인슐린을 필요로 한다.

돼지나 소의 췌장으로부터 얻어지는 인슐린은 사람의 인슐린과 약간 다른 아미노산 배열을 가지고 있다. 돼지 인슐린의 경우 아미노산 1개의 배열이 다르며 소의 인슐린의 경우 4개의 아미노산 배열이 다르다. 사람의 인슐린은 돼지 인슐린의 아미노산을 변화시키거나 유전공학(DNA technology) 방법에 의하여 대량 생산된다. 개봉된 인슐린은 반드시 냉암소나 냉장고에 보관하여야 한다. 인슐린의 농도는 40U/mL 혹은 100U/mL이며

10mL vial로 생산된다.

인슐린 주사용 주사기는 unit로 눈금이 표시되어 있으며 최대 1mL당 100U로 되어 있다. 인슐린은 반드시 정확한 양이 투여되어야 하며 투여 시 주사기의 눈금과 인슐린의 농도가 일치하는지 반드시 확인하여야 한다. 인슐린 액은 거품이 나지 않도록 잘 섞은 후 투여하여야 하며 거품이 생기면 정확한 양을 투여하기 어려워지므로 거품이 나지 않도록 섞어야 한다. 인슐린 필요량은 항상 변화한다.

운동을 하는 경우 인슐린 필요량이 감소하며, 감염이나 발열이 있는 경우 인슐린 필요량은 증가한다.

2) 인슐린 주사의 종류

인슐린은 작용 시간에 따라 속효성(rapid acting), 중간형(intermediate acting), 장시간형(long acting)으로 나뉜다.

속효성	일반적으로 사용되는 인슐린은 약효 발현시간이 약 30분에서 1시간이며, 지속시간은 6~8시간이다. 예) Lispro(Humalog), Aspart(Novolog)
중간형	약효 발현시간이 1~2시간이며, 지속시간은 18~24시간이다.
장시간형	발현시간이 4~8시간이며, 지속시간은 24~36시간이다. 예) Lantus(Glargine)

3) 인슐린 투여방법

인슐린의 용량용법은 초기량 1일 1회 4~20U, 아침 식사 전 30분 이내에 피하주사하며 유지량은 1일 4~100U이다.

인슐린은 단백질이므로 구강 투여 시 위장관의 소화 효소에 의하여 분해되므로 피하주사로 사용된다. 인슐린은 보통 아침 식사 전에 투여한다.

4) 인슐린 주사 시 유의점

주사 부위의 지방이영양증(lipodystrophy: atrophy 혹은 hypertrophy)을 방지하기 위하여 주사 부위를 변경해가며 놓는다.

지방조직위축증(lipoatrophy)은 보통 소나 돼지의 인슐린에 의하여 일어나며 피하조직이 위축되어 일어난다. 지방비후증(lipohypertrophy)은 한 부위에 계속적으로 주사하였을 때 단단한 멍울이 생기는 것으로 이 부위에 재주사하는 경우 인슐린의 흡수를 저해하게 된다.

비만은 인슐린에 대한 저항성을 일으킬 수 있다. 소나 돼지의 인슐린을 투여 받는 환자는 체내 항체가 생겨나 인슐린의 효과가 나타나는 시간이 늦어지고 작용기간이 길어지며 이러한 항체로 인하여 인슐린 저항성이 나타나며 알레르기가 유발된다. 피부 테스트를

표 9-6 저혈당증 및 Ketoacidosis

이상증	증세 및 증후
저혈당증	두통, 신경증, 진전, 발한, 빈맥, 언어장애(slurred speech) 기억력 감퇴, 혼동, 경련 혈당 농도 < 60mg/dL
Ketoacidosis (케톤산증)	심한 갈증, 다뇨, 호기에서 냄새(fruit breath odor) 호흡곤란증(깊고 빠른 호흡) 빈맥, 점막 건조, 피부 건조 혈당 농도 > 250mg/dL

통하여 여러 인슐린 제제에 대한 알레르기 유무를 판단할 수 있다. 사람의 인슐린은 알레르기 유발이 적다.

질병이나 감염이 발생하거나 스트레스를 받을 때에는 인슐린 투여량을 증가하여 고혈당증이나 케토산증(ketoacidosis)이 나타나는 것을 방지하여야 한다.

중간형과 장시간형 인슐린은 프로타민(protamine)이나 아연(zinc)이 포함된 제제로 인슐린의 흡수를 느리게 하여 작용시간을 연장시킨다.

일반적으로 인슐린은 피하주사로 투여되며 IV로 투여하는 경우는 환자가 혼수상태에 있을 때로 속효성 인슐린 제제(Regula Insulin,)만이 IV로 투여 가능하다.

인슐린을 사용할 때 저혈당증(hypoglycemia)이 나타나는지 주의하여야 하며 저혈당증의 증세는 신경증, 진전, 혼동, 발한, 빈맥 등으로 신속하게 탄수화물을 보충(오렌지 주스, 사탕 등)하여 주어야 한다.

혼수상태가 되는 경우 D50W를 투여하고 10~15분 이내에 1 unit의 glucagon을 투여한다.

속효성 인슐린은 하루에 여러 차례 투여량을 조절하여 투여할 수 있다. NPH나 lente는 하루 한번 투여하며 약효 발현시간을 단축시키기 위하여 속효성 인슐린과 병용투여된다.

인슐린이 과량 투여되는 경우 인슐린 쇼크(insulin shock)를 유발하여 신경증, 진전, 피부창백, 두통 등의 증세가 나타난다. 경구나 IV로 탄수화물을 투여하면 즉시 증세가 사라진다.

인슐린이 부족할 경우 탄수화물이 대사되지 못하므로 지방이 대사된다. 그 결과 체액이 산성화되어 혼수(ketoacidosis, diabetes coma)를 유발한다(표 9-6).

3 항당뇨병약

항당뇨병약은 탄수화물 대사이상 질환인 당뇨병에 사용되는 약물로서 인슐린과 경구용 혈당

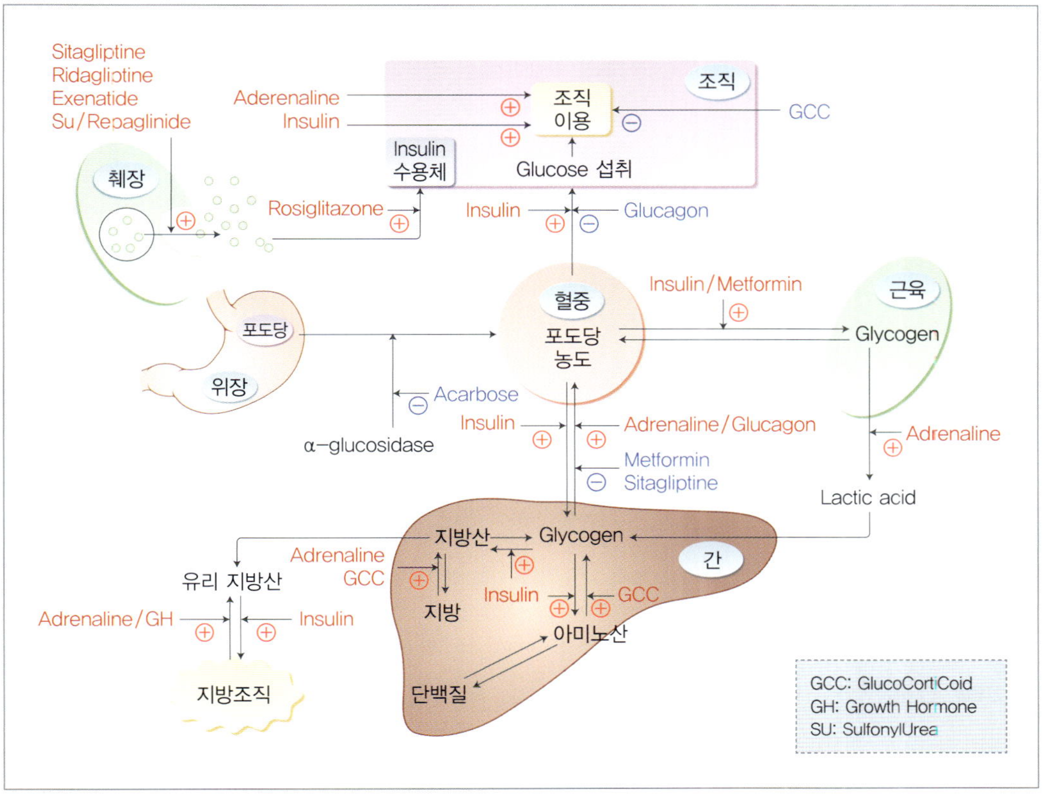

그림 9-6 혈당강하제

강하제가 이에 속한다.

경구용 혈당강하제는 합성 제제로서 인슐린의 분비를 자극하거나 고혈당에 대한 대사 반응을 변화시킨다. 인슐린은 췌장의 β 세포에서 분비되는 호르몬으로 탄수화물 대사에 필수적이며 단백질과 지방의 대사도 조절한다. 췌장의 β 세포는 췌장의 75%를 차지하며 혈당을 높여주는 glucagon을 분비하는 α 세포는 약 20%를 차지한다. 인슐린의 작용은 근육과 지방조직에서 glucose와 AA의 흡수 및 이용을 증가, 지방합성을 촉진하고 지방분해를 억제하여 유리지방산의 산화를 막아 케톤체(ketone body) 형성을 억제한다. 또는 단백질, 핵산 합성을 촉진하며 혈중 칼륨농도를 감소시킨다. 합병증으로 백내장, 시력상실, 사구체 질환, 신경계질환, 죽상동맥경화증, 고혈압, 심장병 등이다. 인슐린 결핍 시 지방분해 증가로 유리지방산이 증가되어 케톤혈증이 유발되어 산혈증으로 인하여 혼수, 사망하게 된다.

1) 경구용 혈당강하제(SU계) Oral hypoglycemic drugs

경구용 혈당강하제는 1950년대에 개발된 약물로 인슐린 비의존형 당뇨병(NIDDM) 환자에게 투여된다. 인슐린 비의존형 당뇨는 췌장의 기능이 남아 있어 약간의 인슐린이 분비되므로 sulfonylurea는 췌장을 자극하여 인슐린 분비가 증가되도록 한다. 또한 인슐린

표 9-7 경구용 혈당강하제: Sulfonylureas

일반명	용량
제1세대: 속효성	
tolbutamide	NIDDM에 사용. 과량 사용할 때 저혈당증 유발 PO: 500~3000mg/d, 2~3회 분할 투여
제1세대: 중간형	
acetohexamide	NIDDM에 사용. 일부 IDDM에 사용. 이뇨 효과 있음 지속시간 12~24시간 PO: 250~1000mg/d, 1~2회 분할 투여; max: 1.5g/d, 유지량: 1000mg/d
tolazamide	acetohexamide와 동일 PO: 100~250mg/d, 1~2회 분할 투여
제1세대: 장시간형	
chlorpropamide(Diabinese)	NIDDM에 사용. 일부 IDDM에 사용 PO: 초기투여 100~250mg/d 유지량: 100~500mg/d, 1~2회 분할 투여
제2세대	
gliquidone(Glurenorm)	NIDDM에 사용, 초기용량 15mg, 1일 최고 120mg
glipizide(Digren)	acetohexamide와 chlorpropamide와 동일 지속시간 10~24시간. 약효 강력 PO: 초기투여: 2.5~5.0mg a.c./bid 유지량: 10~15mg/d(15mg 이상 투여할 때 분할 투여)
gliclazide(Diamicron)	1일 40~80mg, 1~2회 투여 1일 최대량 320mg
glibenclamide(Daonil)	초기 1일 2.5mg, 유지량 1일 2.5~5mg 최대량 15mg
glyburide(nonmicronized)	chlorpropamide와 동일. 약효 강력. 지속시간 10~24시간 PO: 초기투여 1.25~5.0mg 유지량: 1.25~20mg/d q.d./bid max: 20mg
glyburide micronized	chlorpropamide와 동일(약효 강력). 지속시간 10~24시간 PO: 초기투여 1.5~3.0mg AM 유지량: 3~4.5mg/d/bid max: 12mg
glimepiride(Amaryl)	1일 1회 1mg, 아침 식전 복용(초기량)

수용체(receptor)를 증가시켜 포도당의 세포 내 유입을 증가시킨다.

Sulfonylurea는 제1세대 약물과 제2세대 약물로 구분되며 제1세대 sulfonylurea는 속효성, 중간형, 장시간형으로 나뉜다(표 9-7).

Acetohexamide는 위장관으로 잘 흡수되며 단백질과 결합률이 높고 간에서 50%가 대사되며 대사되지 않은 것은 신장으로 배설된다. Acetohexamide는 투여 1시간 후 약효가 나타나기 시작하며 2~6시간 후 최고 농도를 나타내며 이 약물은 지속시간이 길어 하루 1회 아침에 투여한다.

제2세대 sulfonylurea는 조직의 인슐린에 대한 반응을 증가시키고 간에서 포도당이 유리되는 것을 감소시키므로 제1세대 약물에 비하여 역가(potency)가 높아 투여량이 적다. 제1세대 약물에 비하여 혈장 단백질과의 결합이 적어 salicylate나 warfarin과 같이 혈장 단백질과 결합이 높은 약물과의 상호작용이 적다. 제2세대 약물은 신장이나 간 기능장애가 있는 경우 투여해서는 안 된다.

부작용은 인슐린과 비슷하다. 항당뇨 약물과 함께 적절한 열량을 섭취하지 않을 경우 저혈당증이 나타난다. 경구용 혈당강하제의 독성은 재생불량성빈혈(aplastic anemia), 백혈구감소증(leukopenia), 혈소판감소증(thrombocytopenia) 등이 나타난다.

경구용 혈당강하제는 인슐린 의존성 당뇨병(IDDM)인 경우는 투여해서는 안 되며, 이외에도 임산부, 수유부, 수술이나 심각한 감염증, 스트레스를 받는 경우에도 투여를 금한다.

경구용 혈당강하제를 투여 받을 수 있는 인슐린 비의존형 당뇨의 경우는 다음과 같다.

- 40세 이후 당뇨가 발생한 것
- 당뇨가 발생한 지 5년 이내의 환자
- 정상 체중이거나 체중과다일 것
- 공복 시의 혈당치가 200mg/dL 이하일 것
- 하루 인슐린 필요량이 40unit 이하일 것

2) 비SU계 혈당강하제

포도당 대사과정에 관한 연구가 진행되면서 혈당을 조절할 수 있는 새로운 약물이 개발되고 있다. Metformin과 acarbose는 sulfonylurea와는 달리 간과 위장관에서의 포도당 생성에 사용한다.

(1) Metformin(Glucophage)

Biguanide 화합물인 metformin은 간에 저장된 글리코겐이 포도당으로 전환되는 것을 막아 식후 고혈당증을 억제한다(gluconeogenesis 억제). Metformin은 또한 소장에서 포도당이 흡수되는 것을 막으며 세포의 포도당 흡수 및 인슐린 수용체의 감수성을 증가시킨다.

Metformin은 저혈당증이나 고혈당증을 유발하지 않으며 metformin은 주로 소장에서 흡수되며 간대사 없이 소변으로 배설된다. 신장장애가 있는 경우 투여하지 않는다.

단독 투여하거나 경구용 혈당강하제에 대한 저항성이 있는 경우 sulfonylurea와 함께 투여한다. Sulfonylurea에 무효한 NIDDM에 사용하며 음식물과 함께 복용하고 sulfonylurea와 병용 시 용량 감소한다.

- **용량 · 용법**: PO. 500mg daily/bid를 초기투여하고 점차 용량을 증가하며 최대 2500mg/d 투여한다.

(2) α-glucosidase 억제약

소장의 점막세포에 분포하여 섭취한 탄수화물의 분해물인 말토스, 자당 등의 이당류를 최종적으로 포도당이나 과당 등의 단당류로 분해하여 혈중으로의 흡수를 돕는다.

① Acarbose(Glucobay)

Acarbose는 소장에서 복합 탄수화물을 분해하는 소화효소의 작용(α-glucosidase)을 가역적 · 경쟁적으로 저해하여 전분과 서당의 소화를 지연시켜 흡수를 억제하므로 식후 혈당의 상승을 억제하여 식후 고혈당(postprandial hyperglycemia)과 HbAlc를 개선하므로 제2형 당뇨병 환자에게 1차 선택약으로 사용 가능한 항당뇨병약이다.

Acarbose는 식이요법만으로 혈당 조절이 안 되는 당뇨 환자에게 투여된다. 분해되지 않은 탄수화물이 대장의 미생물에 의하여 발효되어 많은 가스를 유발시킨다. NIDDM에 사용하며 설사, 복통, 복부팽만감 유발 가능성이 있다.

- **용량 · 용법**: PO. 25mg, tid, 최대 300mg/d 투여한다.

② Voglibose(Basen)

식사, 운동요법을 행하고 있는 환자에서 충분한 효과를 얻을 수 없는 경우 1회 0.2mg, 1일 1회 식전 복용한다.

(3) Thiazolidinedione계 항당뇨병약

치아졸리딘디온계 약물은 인슐린의 분비에 영향을 미치지 않는 대신 근육과 지방의 세포가 인슐린에 더 민감하게 반응하도록 도와 혈당을 저하시키며 작용기전은 세포핵 수용체인 peroxisome proliferators-activated receptror γ(PPAR γ)를 자극하여 체내 인슐린의 감수성을 향상시킨다. 사람에 따라서는 몸이 붓는 부종이나 체중이 증가하는 등의 부작용이 나타날 수 있다. 인슐린 분비와는 무관하게 말초조직의 인슐린 감수성을 증가시키고 간의 포도당생성을 감소시키는 작용을 한다. 인슐린감작제로 알려져 있으며 인슐린 비의존형 당뇨 환자에게 보이는 고인슐린혈증과 인슐린 저항성의 개선에 유용한 약이다.

① Troglitazone(Rezulin)

Sulfonylurea계와 병용할 때는 초기에 하루 200mg을 사용하며 최대량은 600mg이고 단독으로 사용 시는 하루에 1회 400~600mg을 사용한다. 이 약물은 간의 당신생합성을 억제하고 지방조직과 근육에서 인술의 감수성을 개선하여 제2형 당뇨병치료약으로 사용한다.

② Rosiglitazone(Avandia)

인슐린 비의존성 당뇨병에 식사, 운동요법의 보조제로 단독 또는 sulfonylurea 또는 metformin과 병용투여한다.

③ Pioglitazone(Actos)

제2형 당뇨병에서 단독요법 및 병용요법 식사와 관계없이 1일 1회, 15mg 복용한다.

(4) Meglitinide계

설폰요소제와 마찬가지로 췌장으로부터 인슐린 분비를 촉진시키지만 설폰요소제에 비해 작용 시간이 짧기 때문에 혈당수치가 빠르게 올라가는 식후 혈당 조절에 효과적이다. 전반적으로 혈당을 내리기보다 식후 혈당을 내리는 데 목적을 두고 처방받는 경우가 많다. 이 경우 식사를 못하면 약을 건너뛰는 것이 좋다. 사람에 따라 저혈당이나 두통, 오심 등의 부작용이 생길 수 있다.

① Repaglinide(Novonorm)
최근에 sulfonylurea계와 구분되는 새로운 인슐린 분비 촉진제로 개발된 meglitinide계 약이며 경구흡수가 매우 빠르고 주로 간에서 대사되어 99% 이상이 담즙으로 배설되며 신장기능이 저하된 환자에서도 사용 가능하다.

② Nateglinide(Fastic)
성인 1회 90mg, 1일 3회, 식사 직전에 복용하며, 효과 불충분 시 1회 120mg까지 증량 가능하다.

(5) DPP-4 억제약

혈당을 낮추는 GLP-1(Glucagon-like peptide-1=Incretin)을 신속하게 불활성화시키는 효소인 DPP-4(dipeptidyl-peptidase-4)의 작용을 억제하는 약물이다. 그 결과 인슐린 분비 증가와 함께 글루카곤 분비 감소를 통해 혈당이 감소한다. 음식물의 소화흡수 속도도 낮추어 전체적으로 혈당의 상승이 느리고 천천히 이루어지게 만든다. 경우에 따라 비인두염, 상기도감염, 두통, 저혈압 등의 부작용이 나타난다.

① Sitagliptin(자누비아정, 100mg/T)
② Vildagliptin(가브스정, 50mg)
③ Linagliptin(트라젠타정, 5mg)
④ Alogliptin(네시나정, 12.5, 25mg)
⑤ Saxagliptin(온글라이자, 5mg)

(6) GLP-1 수용체 효능약

DDP-4 억제약과는 달리 체중 감소 및 고혈압, 지질개선 효과가 있으며, GLP-1(Incretin)은 장에서 분비되는 인슐린 분비 촉진물질로 GLP-1 수용체 효능약으로는 exenatide가 있다. Exenatide는 GLP-1과 유사한 구조를 가지고 있으며 1주 1회 투여한다. 부작용으로 드물게 급성 췌장염과 오심이 보고되고 있다.

① Exenatide(Byetta)
② Liraglutide

(7) SGLT-2 억제제

신장의 사구체 여과 과정에서 포도당의 재흡수에 관하여는 sodium-glucose co-transporter 2(SGLT-2, 나트륨-포도당 공동 수송체)를 선택적으로 억제함으로써 포도당이 세뇨관에서 재흡수되는 것을 차단하여 포도당을 소변으로 배출시켜 혈당을 낮춘다. 이 약물의 유해작용은 요로감염, 생식기 요도감염이다.

① Dapagliflozin Propanediol Hydrate(Forxiga)
② Empagliflozin(Jardiance)
③ Ipragliflozin(Suglat)

3) 혈당을 상승시키는 약물

(1) Glucagon

Glucagon은 췌장 랑게르한스섬의 α세포에서 분비되는 호르몬으로 간에서 glycogen의 분해(glycogenolysis)를 자극하여 혈당을 상승시킨다.

Glucagon은 인슐린으로 인한 저혈당증에 사용되며 주로 환자가 의식이 분명하지 않아 경구로 당을 투여할 수 없을 때에 사용된다. β-blocker의 과량 사용으로 인한 쇼크에도 glucagon을 IV 투여한다.

(2) Diazoxide(Proglycem)

경구용 diazoxide(Proglycem)는 췌장의 β세포에서 인슐린이 분비되는 것을 억제하고 부신수질에서 epinephrine(adrenaline)의 분비를 자극하여 혈당을 상승시킨다. 이 약물은 랑게르한스섬의 암이나 이상증식(hyperplasia)으로 인한 인슐린의 과다분비에 의하여 발생하는 만성저혈당증에 사용된다(1mg당 diazoxide 50mg).

10 Autacoids 및 Autacoid 길항약

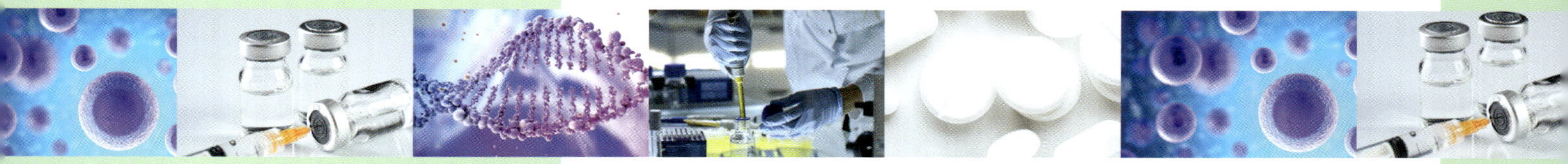

01 오타코이드

Autacoids 01
오타코이드

학습목적
히스타민, 세로토닌 및 각 길항제의 부작용 및 독성을 이해하고 임상적 응용을 기술한다.

생체는 신경계와 내분비계에 의하여 조절되는 것으로만 알려져 왔는데 이들과 중간적인 성질을 가지고 있는 autacoid라고 분류되는 물질이 있다. Autacoid는 Greece어의 autos(self)와 akos(remedy)의 접합어로서 prostaglandin, histamine 그리고 serotonin이 대표적인 화합물인데 이들 외인성 물질은 구조와 약리작용이 다르지만 이들이 작용하는 조직에 의해 생성되고 그 조직에 존재한다는 공통점이 있다. 이들은 국소호르몬으로 작용하는데 염증과 혈관의 긴장 등에 깊이 관여하고 있다.

1 Histamine

Histamine은 체내 모든 조직에 분포하나 특히 폐, 피부, 위장관에 많이 분포하며 비만세포(mast cell)에서 만들어져 과립 속에 저장되어 있다가 자극을 받으면 분비된다. 즉, 염증 시 또는 항원-항체반응(antigen-antibody reaction)의 결과 histamine이 유리되어 알레르기 반응(anaphylaxis)을 일으킨다.

1) 생리작용

국소적으로 적용되는 경우에는 모세혈관 투과 증가로 인한 국소부종과 혈관확장으로 인한 발적 및 소양증(가려움증)의 3대 증상을 일으킨다. 기관지에서는 기관지 평활근을 수축시키고, 전신적으로는 혈관확장을 유발할 수 있다.

(1) 심장혈관계에 대한 작용

소동맥, 모세혈관, 소정맥의 확장을 일으키며 안면홍조, 박동성, 두통, 혈압 저하가 일어난다.

(2) 비혈관 평활근에 대한 작용

기관지 평활근의 수축작용 및 소화관 운동의 항진이 일어나며 이들 작용은 H_1-수용체를 통해서 일어난다.

(3) 분비에 대한 작용

위점막에 다량 존재하며 H_2-수용체를 통해서 위산 및 pepsin의 분비를 강력하게 증가시킨다.

2) Histamine 수용체

(1) H_1 수용체

혈관확장, 혈관투과성 증가, 기관지, 장관, 자궁과 방광의 평활근을 수축시킨다.

(2) H_2 수용체

위액분비와 심박동수를 증가시킨다.

(3) H_3 수용체

연접 전 영역에 존재하며 특히 중추신경계와 위장관계에서 다양한 신경전달물질의 유리를 억제한다.

2 Antihistamine

1) H_1-수용체 차단제

H_1-수용체 차단제는 혈관투과성 항진, 혈관평활근의 이완, 기관지 및 소화관 평활근의 수축을 억제한다. H_1-수용체 차단제는 진정작용이 있어 뱃멀미 등의 예방에도 쓰이며, 임상에서는 흔히 antihistamine제라 한다.

(1) 분류 및 약품명

① Alkylamines

- Chlorpheniramine(Chlormeton)
- Brompheniramine(Dimetane)
- Pheniramine(Avil)

② Ethanolamine

- Diphenhydramine(Benadryl)
- Dimenhydrinate(Dramanine)
- Piprinhydrinate(Plokon)
- Carbinoxamine(Clistin)
- Clemastine(Tavegyl)

③ Ethylenediamines

- Tripelenamine(Pyribenzamine)
- Pyrilamine(Neo-antergon)

④ Phenothiazines

- Promethazine(Phenergan)
- Meththilazine(Tacaryl)

⑤ Piperazines

- Cyclizine(Marezine)
- Chlorcyclizine(Di-paralene)
- Meclizine(Bronine)
- Buclizine(Softran)

⑥ 기타

- Astemizole(Hismanal)
- Azelastine(Azeptin)
- Loratadine
- Cetirizine
- Fexofenadine

2) H_2-수용체 차단제

위액분비와 심장기능의 항진 등이 있다. Brimamide, metiamide, cimetidine 3가지의 H_2-수용체 차단제 중 cimetidine을 위궤양 치료에 많이 사용하였으나 부작용이 적은 ranitidine과 nizatidine이 개발되어 사용되고 있다.

3) Antihistamine의 기타 작용

Histamine에 대한 길항작용 외에 중추신경계에 대한 작용으로 진정작용과 졸음을 일으키며 용량을 늘려 중독량에 이르면 중추 흥분작용을 나타낸다. 이런 중추에 대한 효과를 이용하여 멀미 예방에 사용한다.

3 Serotonin(5-hydroxytryptamine; 5-HT)

말초에 있는 serotonin은 주로 장관점막에 존재하는 크롬친화성 세포(enterochromaffin cell)에서 tryptophan으로부터 생합성된다. 간과 폐에서 대사되지 않은 serotonin은 혈소판에 들어와 저장되었다가 혈소판 응집 시 다시 혈액 중으로 유리된다. 이 방출된 serotonin은 혈관벽에 여러 가지 작용을 나타낸다. Serotonin은 포유동물의 소화관 점막에 널리 분포되어 있으며 혈소판, 중추신경계(송과체, 시상하부) 등에 존재한다.

최종 5-HI_{AA}(5-hydroxyindoleacetic acid)로 대사되어 1일 소변으로 배설되는 양은 정상성인에서 2~10mg이다. Serotonin은 치료에 쓰이는 물질은 아니지만 약리작용 연구에 있어 중요한 물질이다.

1) 약리작용

(1) 심장혈관계 및 호흡기계에 대한 작용

정맥투여하면 혈압 저하, 심박수 감소가 신속히 일어나고 뒤이어 심박수 증가, 혈압 상승이 나타났다가 최종적으로는 지속적인 혈압의 저하가 일어난다.

(2) 비혈관 평활근에 대한 작용

비혈관 평활근은 serotonin에 의해 활동성이 증가하며 serotonin의 평활근에 대한 작용에는 직접작용과 신경절의 자극을 통한 간접작용 등 2가지가 있다. Serotonin의 평활근에 대한 직접작용은 phenoxybenzamine에 의해 억제되며 교감신경절 세포에 대한 작용은 morphine에 의해 억제된다.

4 Serotonin 길항물질

(1) Methysergide

자궁수축약인 ergot alkaloid인 methylergonovine과 화학적으로 유사하며 편두통 예방에 효과가 있으며 1일 2~4회, 4mg씩 경구투여한다.

(2) Cyproheptadine

H_1 수용체 길항체 및 5-HT_2 길항제로 알레르기, 각종 피부질환에 1일 4회, 2~4mg씩 경구투여하며, 부작용으로 구갈, 오심, 기면작용이 있고 항histamine 작용도 있다.

또한 시상하부의 포만중추를 억제함으로써 식욕증진제[1.5mg(1정)씩 1일 2회 복용]로 사용된다.

5 Angiotensin(renin angiotensin aldosterone system)

1) 약리작용(renin-angiotensin-aldosterone system의 역할)

세포외액량이 감소하면 신장에서 renin이 분비되며 renin은 효소로서 혈액 중에 유리되면 간장에서 합성된 angiotensinogen을 가수분해하여 angiotensin I을 만들고, angiotensin I은 말초조직 특히 폐포의 내피세포에 존재하는 angiotensin 변환 효소(Angiotensin Converting Enzyme, ACE)에 의해 angiotensin II으로 된다.

Angiotensin II는 강력한 혈관수축 작용이 있으며 부신피질 내에서 aldosterone의 분비를 항진시키는 작용이 있다. Angiotensin II에 의해 분비된 aldosterone은 신장의 원위세뇨관에서의 Na^+ 및 수분의 재흡수와 K^+의 분비를 촉진하는 작용을 한다. 이러한 작용의 결과 생체내의 Na량과 세포외액의 양이 증가하고 그에 따라 혈압이 상승한다. 이와 같이 생체 내에서 renin-angiotensin-aldosterone system은 수분, 전해질 대사 및 혈압 조절에 중요한 역할을 하고 있다.

2) Renin-angiotensin 길항제

(1) Angiotensin 변환효소 저해제(ACE inhibitor)

- Captopril
- Enalapril
- Lisinopril
- Perindopril

(2) Angiotensin II 수용체 길항약

Angiotensin II의 혈관수축작용을 억제하는 작용으로 경도, 중등도의 고혈압치료제로 Losartan이 개발되었다.

6 혈장 kinin류

혈장 kinin류에는 bradykinin과 Kallidin이 있으며 이 kinin은 혈장 α_2 globulin에서 bradykininogen으로 존재하다가 kininogenase(Kallikrein)라는 효소에 의해 nonapeptide인 bradykinin으로 된다. Kinin은 shock, 염증발현에 깊이 관여한다. 혈중에 kinin으로 존재하는 시간은 극히 짧아서 kininase에 의해 신속히 분해된다.

1) 약리작용

염증, 알레르기에 관여하는 kinin은 심장, 신장, 소장 등에서 혈관을 확장하고, 세정맥에서의 모세혈관 투과성을 증가시키고 동통을 유발하며 비혈관평활근을 수축시키는 peptide이다.

독사와 벌의 독 또는 endotoxin shock에서 endotoxin은 직접 kinin에서 bradykinin을 생성시키고 그 결과 전신혈압을 떨어뜨린다.

(1) Aprotinin(Trasylol)

Kallikrein, trypsin, chymotrypsin, plasmin 같은 단백분해효소와 가역적으로 결합하여 이 효소들의 작용을 저해한다. 부작용으로 빈맥, 호흡곤란, 창백, 청색증, 오심, 발한 등이 나타날 수 있다. 용량은 쇼크의 경우는 처음 20~100만 KIU를 천천히 정맥주사한다.

약물의 임상적 응용은 급성 췌장염, 췌장병변으로 인한 shock, 폐색전증, 췌장괴사 등 수술 후 및 외상 후의 합병증 예방, 천공에 의한 복막염과 외상성 shock에 이용된다.

(2) Gabexate mesilate(Foy)

저분자량의 합성 protease 억제약으로서 trypsin, plasmin, kallikrein, thrombin 같은 단백분해효소를 억제하고 췌장의 Oddi 괄약근을 이완시켜 관류액을 증가시킨다. 1회 100~300mg을 5% 포도당 등에 용해하여 8mL/min 이하로 점적주사한다.

(3) Kallikrein(Kallina)

혈행장애 등의 순환장애에 임상적으로 응용되고 있으며 돼지 췌장에서 추출한 정제 kallidinogenase로 혈류를 개선하고 kininogen에 작용하여 활성 peptide를 증가시키는 작용이 있다. 주로 사지저림, 수족냉증에 사용된다.

7 Prostaglandin

Prostaglandin류는 생체의 생리적 병리적 반응의 조절인자로 매우 중요한 역할을 하고 있다. Prostaglandin의 종류는 매우 다양하나 그 중에서도 생리작용이 중요한 것으로 prostaglandin E_2, F_2, I_2, thromboxane A_2 등이 있다.

1) 약리작용

Prostaglandin류는 평활근에 대한 수축·이완 작용과 관계가 있는데, 특히 혈관평활근과 자궁평활근에 대한 작용, 위액분비와 혈소판 응집에 대한 작용에 관여하고 있다. 또 다른 중요한 작용은 염증에 대한 작용으로, 생체에 유해한 자극이 들어오면 histamine, bradykinin 등에 이어 prostaglandin류가 유리되어 염증의 4대 증상(발적, 발열, 동통, 부종)에 깊이 관여한다.

표 10-1 Prostaglandin류의 작용

종류	혈관	자궁	위액분비	혈소판 응집
G_2, H_2	수축	–	–	–
E_2(dinoprostone)	확장	수축	억제	억제–촉진
$F_2\alpha$	확장	수축	억제	–
I_2(prostacycline)	확장	–	–	억제
Thromboxane A_2	수축	–	–	촉진
Misoprostol	–	수축	억제	–

(1) 발열

인체의 체온조절 중추는 시상하부에 있는데 여기에 prostaglandin이 작용하면 열생산과 발산의 균형이 높은 수준에 설정되어 체온이 상승한다. 비스테로이드성 항염증제인 해열진통제는 prostaglandin의 생성을 억제하므로 체온을 정상수준으로 유지하게 한다(정상체온 이하로 내려가게 하지는 않는다).

(2) 동통 및 염증

Prostaglandin류 자체가 동통을 일으키는 것은 미약하여 주로 bradykinin이 동통을 일으키는데, prostaglandin류는 bradykinin의 작용을 증강시키고 지속시간을 연장해 준다.

비스테로이드성 항염증제인 해열진통제는 prostaglandin의 생성을 억제하는 것이므로 일단 생성된 prostaglandin에 의한 동통은 제어하지 못한다.

Prostaglandin은 histamine과 bradykinin에 의한 혈관 투과성을 증강시키는데, 특히 PGE_2의 경우 매우 강한 혈관투과성 항진작용이 있다. 염증반응이 일어나는 손상부위에 이들 물질이 국소적으로 생성되어 모세혈관 투과성이 증가하고, 혈액성분이 세포 간에 유출되고 백혈구가 동원되어 염증반응을 촉진한다.

11 화학요법제

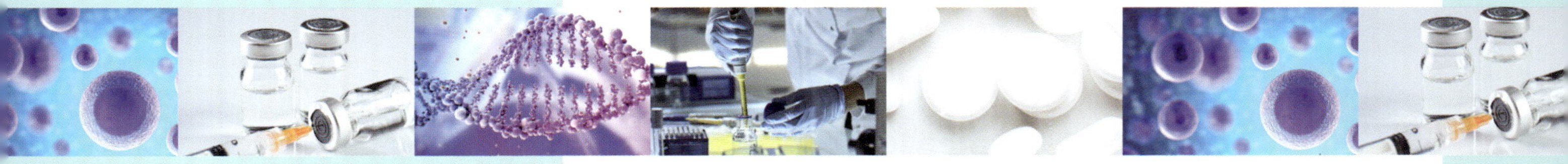

01 항균제

02 Penicillin류

03 Aminoglycoside류

04 Chloramphenicol 및 Tetracyclines

05 Sulfonamide계 약물(설파제)

06 Macrolide계 항생제

07 Polypeptide계 항생물질

08 Fluoroquinolones(Quinolones)

09 기타 항생물질

10 항진균성 항생물질

11 항바이러스약

12 항결핵약

13 항말라리아약

Antibacterial agent 01

항균제

학습목적

감염증 치료에 사용되는 각종 항균제의 작용기전, 약리작용 및 부작용을 설명하고, 각 질환에 따른 적절한 약물을 선택한다.

감염성 질병을 일으키는 미생물은 크게 세균, 바이러스, 진균으로 나뉜다. 세균은 단단한 세포벽을 가진 단세포 원핵생물로 그 모양에 따라 구균(cocci), 간균(bacilli), 나선균(spirilla)으로 구별한다.

바이러스는 세포 구조물이 없는 형태의 미생물로 RNA 또는 DNA와 단백질 외피로 된 간단한 구조를 하고 있다. 바이러스의 종류는 매우 다양하여 herpesvirus, adenovirus, human immunodeficiency virus(HIV) 등이 있다. 바이러스의 복제를 저해할 수 있는 항바이러스제가 개발되고 있고 AIDS를 퇴치하고자 하는 노력이 계속되고 있다.

병원성 진균은 보통 효모와 곰팡이이며 대부분의 진균은 비병원성이고 진균 감염증은 보통 피부와 피하 조직에 국한된다. 그러나 전신적인 진균 감염증도 일어나며, 이 경우 강력한 항진균제를 투여한다. 진균의 기회 감염증(opportunistic infection)은 항생제를 오래 복용할 경우나 스테로이드제의 장기 복용 시, 암과 같이 전신이 쇠약해지는 경우 빈발한다. 효모인 *Candida albicans*는 구강, 위장관, 질이나 피부 점막에 기회 감염증을 쉽게 일으킨다.

1 화학요법의 기초 개념

병원성 세균을 저해하는 것을 항균제(antibacterial agent) 혹은 항생제(antibictics)라 한다. 이러한 화학물질(화학요법제)을 사용해서 숙주에 대해서는 별로 해를 주지 않고 생체에 침입한 병원미생물에 대해 특이적으로 작용해서 질병을 예방하고 치료하는 방법을 화학요법(chemotherapy)이라고 부른다.

화학요법제가 가져야 할 필수적 요소로 선택독성(selective toxicity)이 있는데 숙주세포에는 독성을 나타내지 않고 기생체에만 독성을 나타내어 죽이고 파괴시키는 것을 말한다.

1) 역사

- 1913년 Paul Ehrlich는 가축들의 질병을 일으키는 trypanosoma 감염증에 유기 비소(As)화합물이 치료적 효과가 있음을 발견하고 매독에 탁월한 효과가 있는 최초의 화학요법제인 비소화합물인 salvarsan 606호를 개발하였다.
- 1928년 영국의 Alexander Fleming은 푸른곰팡이로부터 강력한 살균효과를 가진 항생물질인 penicillin을 발견하여 임상에서 치료 효과를 확인하였다.
- 1935년 독일의 Gerhard Domagk는 azo 색소인 prontosil이 연쇄상구균(*streptococcus*)에 효과가 있음을 관찰하였다. 생체 내에서 이 물질이 sulfanilamide로 전환되어 효과를 나타내며, 이후 많은 sulfanilamide 제제가 합성되어 세균감염의 치료에 기여하였다.
- 1938년 영국의 Howard W. Florey와 Ernst Chain이 sulfonamide의 개발로 관심을 끌지 못하던 Fleming의 penicillin을 추출하여 임상치료에 적극 활용하였다. 이후 penicillin 대량 생산에 성공하였을 뿐만 아니라 수많은 항생물질이 개발되어 세균, 바이러스, 진균, 원충류의 감염을 치료하고 있다.

2 화학요법제의 항균범위 Antibacterial spectrum

각종 병원미생물에 대해 효과를 나타내는 정도에 따라 광범위(broad spectrum)과 협범위(narrow spectrum) 약물로 나뉜다.

1) 정균작용 및 살균작용

정균작용(bacteriostaic activity)은 세균의 성장과 번식을 일시적으로 정지시키는 약물로 tetracyclines, chloramphenicol, erythromycin, sulfa제 등이 대표적이다. 살균작용(bactericidal activity)은 병원균을 직접 사멸시키는 약물로 penicillin, streptomycin, neomycin, polymycin 등이다.

같은 약물이더라도 어떤 균에는 정균, 어떤 균에는 살균적으로 작용하는 경우도 있다. 예를 들면 chloramphenicol은 그람 음성간균에는 정균제로, 폐렴구균에는 살균제로 작용한다.

2) 세균에 대한 감수성과 저항성

세균에 대한 항균제의 감수성(susceptibility)이 매우 중요하다. 인체 세포에 독성이 없는 농도에서 균의 성장과 번식을 저지하고 살균효과를 나타낼 때 '균에 대한 항균제의 감수성이 강하다' 또한 화학요법제를 장기간 투여하여 감수성이 있는 균을 소실시키지만 동시에 정상세균총의 균에까지 영향을 미쳐 결과적으로 정상세균총의 균형이 깨져 2차 감염을 초래할 때 이를 균교대증(super infection)이라 한다.

표 11-1 화학요법제의 항균범위

병원미생물		Sulfa제	Penicillin	Strepto-mycin	Chloram-phenicol	Tetra-cycline
그람 양성균	포도상구균(*Staphylococcus aureus*)	+	+++	+	+++	+++
	연쇄상구균(*Streptococcus*)	+++	++++	+	+++	++++
	폐렴균(*Pneumococcus*)	+++	+++	+	+++	+++
	디프테리아균(*Corynebacterium diphtheriae*)	+	+	+	+	+
그람 양성균	임균(*Neisseria gonorrhoeae*)	+	++++	+++	+++	+++
	수막염균(*Neisseria meingitidis*)	++++	+++	+++	+++	+++
	대장균(*Escherichia coli*)	+++	–	+++	+++	+++
	이질균(*Shigella dysenteriae*)	+++	–	+++	+++	+++
항산균 리케치아	장티푸스(*Salmonella typhi*)	–	–	+	++++	+
	백일해균(*Bordetella pertussis*)	–	–	+	++++	+++
	결핵균(*Mycobacterium tuberculosis*)	–	–	+++	–	–
	발진티푸스리케치아(*Rickettsia prowazeki*)	–	–	–	+++	++++
아메바	아메바성 이질균(*Entameba histolytica*)	+	–	–	–	+++
스피로헤타	매독균(*Treponema pallidum*)	–	++++	+	+	+++

3) 화학요법제의 사용 원칙

① 항균제는 임상에서 가장 많이 사용되는 약물로 치료를 시작하기 전에 세균학적 감수성 검사를 하여 항균제를 선택해야 한다.

② 원인균 규명이 어려우면 그람 양성균 또는 음성균 여부라도 결정하여 병원균의 범위를 좁혀 항균범위가 좁은 항생제를 우선 선택한다.

③ 최소 유효량을 단기간 투여하고 급성 감염증에서는 24시간 최대량을 투여한다.

④ 항생제 병용은 가급적 피하나 만성 질환, 혼합감염증, 재발 위험이 큰 감염에는 병용요법을 장기간 시행한다.

⑤ 약물 독성에 의한 부작용을 항상 주의한다.

4) 화학요법제의 작용기전

항균제는 세포벽 합성을 저해하거나 세포막 투과성을 변화, 단백질합성을 저해, 세포 내 대사과정 저해 등의 작용기전에 의해 병원미생물을 죽이거나 성장을 억제시킨다(표 11-2).

표 11-2 항균제의 작용기전

작용	종류
세포벽 합성 억제(살균효과)	① 제1단계 – cycloserine ② 제2단계 – vancomycin, bacitracin ③ 제3단계 – penicillins, cephalosporins
세포막 투과성 변화(살균 또는 정균 효과)	Amphotericin B, nystatin, polymyxin B, colistin
DNA 합성 장애(정균 효과)	novobiocin, quinolones
RNA polymerase 억제(정균 효과)	rifampin, isoniazide(INAH)
단백질 합성 억제(살균 또는 정균 효과)	① 30S ribosome 억제–tetracycline, streptomycin, kanamycin, gentamicin, tobramycin, amikacin, spectinomycin ② 50S ribosome 억제–erythromycin, chloramphenicol, lincomycin, clindamycin
엽산 대사억제(정균 효과)	trimethoprim, sulfonamide

(1) 세포벽 합성 억제

세균은 인간에게는 없는 세포벽이라는 구조를 가져 인체 내의 높은 삼투압보다 훨씬 높은 세균 내 압력을 유지하며 살아간다. 세균의 생존에 필수적인 세포벽의 합성 과정을 저해하여 세균을 파괴시키는 항생제는 β–lactam계 항생제(penicillins, cephalosporins 등)과 vancomycin 등이 속한다. 세포벽이 없는 mycoplasma의 경우 이러한 항생제로는 죽일 수 없다.

(2) 세포막 투과의 변화

투과장벽인 세포막은 인간이나 세균 모두 가지고 있지만, 구조적 차이를 이용하여 세균의 세포막의 투과성만을 조절하여 세포 안팎의 이온 등의 농도 차이를 야기시켜 사멸시킨다. 그러나 대량 투여 시에는 인체에도 독성을 야기시킬 수 있음을 주의해야 한다. 이러한 항생제로는 항진균제와 그람 음성균에 작용하는 polymyxin 등이 있다. 항진균제로는 amphotericin B, ketoconazole, fluconazole, itraconazole 등이 대표적이다.

(3) 단백합성 억제

세균이 증식하기 위해서는 필요한 단백질이 세포질 내에서 합성되어야 한다. 이러한 필수적인 단백질의 합성을 억제하면 세균은 더 이상 증식할 수 없어 죽게 된다. Aminoglycoside, tetracycline, macrolide, lincosamide, chloramphenicol 등이 대표적인 단백합성 억제 항생제이다. 표적인 리보솜(단백질 합성에 관여)은 사람의 ribosome과 세균의 ribosome이 다르게 구성되어 위의 항생제들의 영향을 적게 받을 수 있다.

(4) 핵산 합성 억제

세균이 증식하기 위해서는 유전물질인 DNA의 전사 및 RNA의 형성을 필요로 하는데 이를 방해한다. 항결핵제인 rifampicin은 DNA–dependent RNA polymerase와 결합하여 RNA 합성을 방해한다. DNA 복제과정이나 필요로 하는 유전물질의 형태(예를 들어, 이중가닥 유전물질, 단일가닥 유전물질, DNA 유전물질, RNA 유전물질) 가 사람과 다른 경우에는 이를 이용하여 인간에게 미치는 영향을 최소화시킬 수 있다. 퀴놀론계 항생제는 DNA gyrase(세균의 DNA 복제 과정에서 이중나선이 갈라진 다음 각 가닥이 엉키는 과정을 방지하기 위하여 역행으로 틀게 하는 효소)의 A–subunit과 결합하여 세균의 성장을 억제한다.

(5) 엽산 합성 억제

엽산은 핵산을 합성하는 데 중요한 전구물질로 이를 억제하는 약물이 항생제로 이용된다. DNA 합성에 관여하는 엽산은 인체에서는 생합성되지 않아 외부로부터 음식을 통해 섭취해야 한다. 그러나 세균은 자체 내에서 생합성하여 사용하며 외부에서 생성된 엽산을 이용할 능력이 없는 차이를 이용해서 인간에 미치는 악영향을 최소화할 수 있다. Sulfamethoxazole과 trimethoprim을 함께 복용할 경우, 일련의 엽산 합성과정 중 각기 다른 단계에서 억제하는 작용으로 상승효과가 있다.

5) 항균제의 일반적인 독성

표 11–3 항균제의 부작용

부작용	효과
알레르기 혹은 과민반응 (allergy or hypersensitivity)	가벼운 알레르기 반응으로는 발진, 두드러기, 소양증 등이며, 이때는 항히스타민제를 투여해야 한다. 심한 반응으로는 anaphylactic shock가 대표적이며 증세는 혈관수축, 후두부종, 기관지수축, 심장마비 등이다. 호흡곤란 먼저 일어나며 epinephrine, 기관지확장제를 투여한다.
균교대증 (superinfection)	항생제를 장기간 투여할 경우 인체의 정상 상재균총(normal microbial flora)의 균형이 깨져 일어나는 2차 감염이다. 주로 입, 호흡기, 장관, 생식기계에 진균감염이 나타나며 균교대증은 보통 1주일 이상 투여할 때 나타난다.
장기 독성 (organ toxicity)	대사와 배설에 관여하는 간과 신장에서 나타나며 대표적으로 aminoglycoside는 주로 이독성(ototoxicity)과 신독성(nephrotoxicity)이 나타난다.

6) 항생제의 선택 기준

① 숙주조직에 독성이 낮아야 한다.
② 숙주과민반응을 나타내는 부작용이 없어야 한다.
③ 많은 다른 형태의 미생물들에 광범위한 항생작용을 나타내어야 한다.
④ 정균작용보다는 살균작용을 나타내어야 한다.
⑤ 쉽게 항생제 내성을 나타내지 않아야 한다.

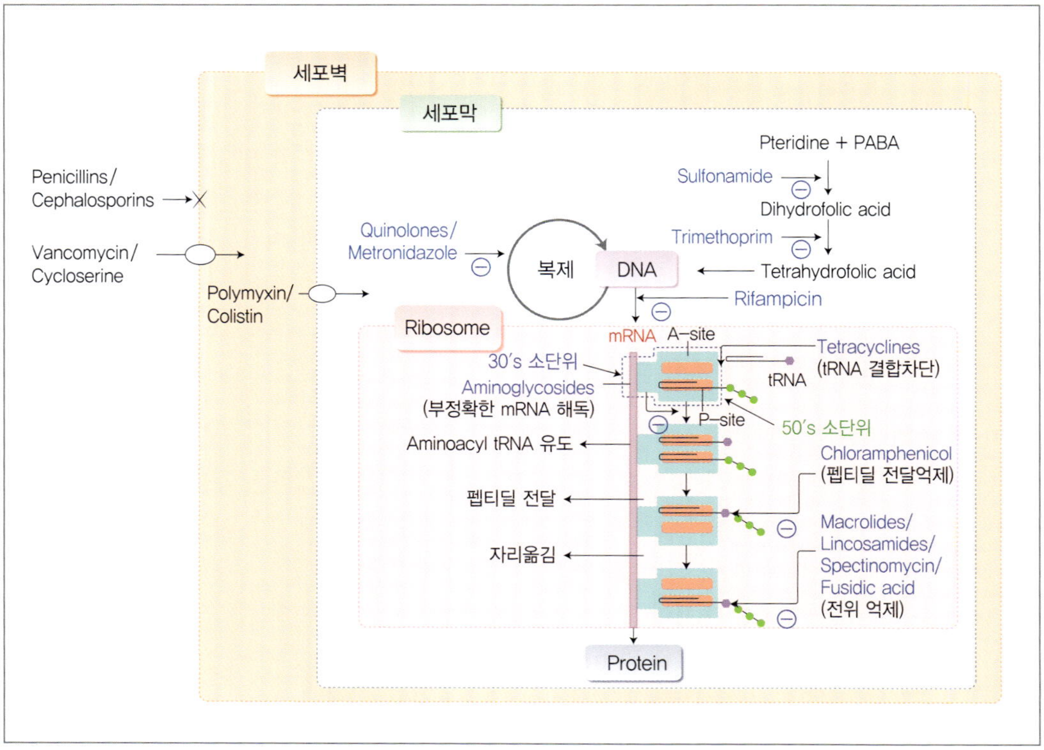

그림 11-1 항생제의 작용기전

7) 항생제 병용

같은 군에 속하는 항생물질끼리는 상가적으로 작용하거나 아무런 작용을 하지 않지만, 1군과 2군끼리는 길항적으로 작용한다고 생각되고 있다. 1군에 속하는 약물은 살균작용에 있어서 상가, 상승 작용을 하지만 2군의 약물은 세균발육 억제작용에서 상가작용을 나타낸다.

작용양식은 다음 2군으로 나눌 수 있다.

① 제1군: penicillin, streptomycin, bacitracin, neomycin 등
② 제2군: chloramphenicol, tetracycline, erythromycin, novobiocin 등

Penicillins 02

Penicillin류

학습목적

페니실린계 약물의 작용기전, 부작용 및 임상적 이용을 기술한다.

1 Penicillin류

Penicillin의 β-lactam 구조는 세균의 세포벽 합성을 차단하여 세균의 세포 내용물의 유출을 일으켜 살균작용을 나타낸다. 화학적으로 β-lactam thiazolidine 핵인 6-aminopenicillanic acid(6-APA)를 함유하며 amino기에 붙은 radical에 따라 각종 유도체가 존재한다. 부작용은 적은 편이나 알레르기(allergy) 반응에 의한 아나필락시스(anaphylaxis) 반응이 이 약물의 큰 결점이며 과민반응은 6-aminopenicillanic acid에 의한다. Penicillin G의 경우는 작용이 강력하여 주로 살균작용을 나타낸다.

Penicillin G는 가장 먼저 사용된 penicillin류로 경구용과 주사제로 사용되었다. 경구투여 시 흡수율이 낮아(30%) 주사제가 개발되었으나 주사 시 통증이 심하여 procaine과 복합제제로 개발되었다.

Penicillin V는 그 다음 개발되었으며 경구투여 시 흡수율이 60% 이상이나 penicillin G에 비해 효력이 약하여 경증 감염증에 사용된다.

항균능력은 그 구조 β-lactam에 있으며 이것이 효소, 산에 의해 파괴되면 항균작용이 없어지며 penicillin류에는 다음과 같은 것들이 있다.

- Penicillin G
- Penicillin V
- Methicillin
- Nafcillin
- Oxacillin
- Cloxacillin
- Dicloxacillin
- Ampicillin
- Amoxicillin
- Carbenicillin
- Ticarcillin
- Piperacillin
- Mezlocillin
- Azlocillin

1) 분류

천연 penicillin	Benzyl penicillin(Penicillin G), Procaine penicillin G(Hostacillin), Benzathine penicillin G(Mycin)
생합성 penicillin	Methicillin, Cloxacillin, Oxacillin, Ampicillin, Becampicillin, Amoxicillin, Carbenicillin, Piperacillin

2) 구조

- Thiazolidine Ring
- Beta-Lactam Ring

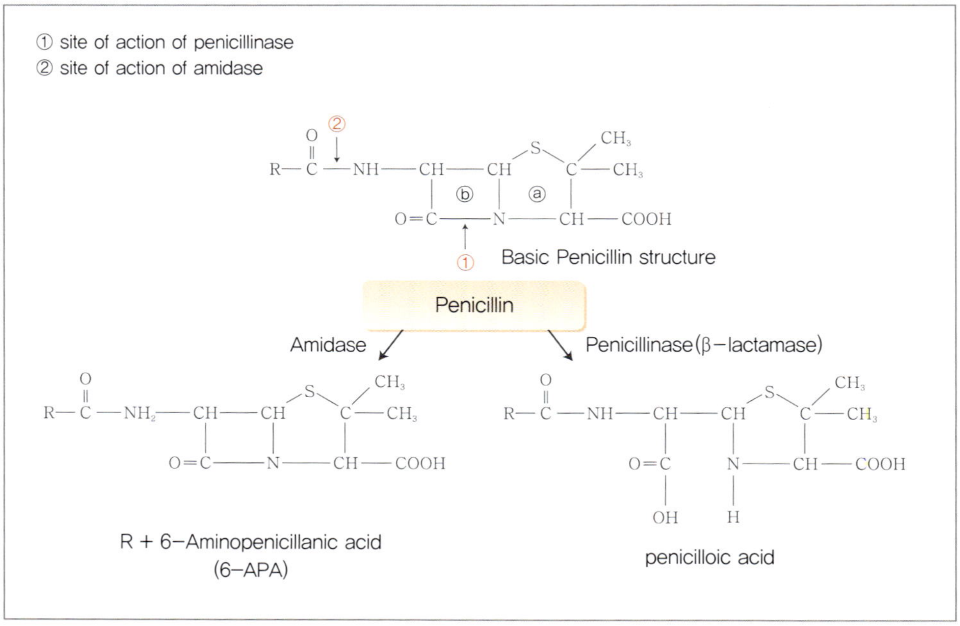

그림 11-2 페니실린의 구조

3) 작용기전 및 부작용

세포벽 합성을 방해하여 세포용해가 일어나게 하므로 살균제이며, 작용기전에 의하여 세포벽이 없는 세균, 예를 들면 결핵균, 원충류, 진균류, 바이러스 등에는 불활성이다.

부작용으로는 penicillin의 가장 흔한 부작용은 과민반응(알레르기)과 균교대증(superinfection)이며 오심, 구토, 설사가 나타나기도 한다. 경증 알레르기는 발진이 가장 흔하며 중증 알레르기 증상은 아나필락시스이다. Penicillin에 대한 알레르기 발생률은 약 5~10%이며 알레르기 반응은 첫 투여 시에는 나타나지 않으나 두 번째 투여 시부터 나타나므로 환자를 잘 관찰하여야 한다.

4) β-lactamase의 파괴를 방지하는 물질

β-lactam 고리가 파괴되면 항균작용이 줄어들어 효과가 없어지므로 β-lactam 고리의 파괴를 방지해야 하며 파괴를 방지하는 물질은 다음과 같다.

- Clavulanic acid(amoxicillin + clavulanic acid)
- Sulbactam(ampicillin + sulbactam, piperacillin + sulbactam)
- Tazobactam(piperacillin + tazobactam)

2 Cephalosporin류

1948년 진균인 *Cephalosporium acremonium*에서 유도된 dihydrothiazine 핵과 β-lactam 핵으로 구성된 7-amino cephalosporanic acid(7-ACA)를 기본구조르 하는 골격을 가지고 있다. Side chain에 따라 여러 종류가 있으며 그람 양성균과 그람 음성균에 유효한 cephalosphorin이 발견된 후 1960년대부터 임상에 사용되었다. Cephalosporin은 광범위한 세균에 대하여 유효하였기 때문에 화학적 구조를 여러 가지로 변형시킨 반합성 유도체가 다양하게 개발되었다.

Cephalosporin은 penicillin과 같이 β-lactam 구조로 되어 있어 세균의 세포벽 합성을 차단하여 cell lysis를 일으킨다. 반면 penicllin과 달리 β-lactamase(Penicillinase)에 의해 파괴되지 않는다.

1) 작용기전 및 부작용

구조적으로 penicillin과 비슷한 β-lactam 고리가 있어서 세포벽 합성을 저해, 살균작용을 한다.

부작용으로는 cephalosporin의 부작용은 위장관계 이상(오심, 구토, 설사), 고용량 투여 시 혈액응고 지연, 신장 질환이 있는 경우 신독성을 유발한다. 이뇨약 병용 시 신장애가 증강되므로 주의해야 하며 PC과 교차내성이 일어난다.

2) 분류

구분	특징	종류
제1세대 cephalosporins	그람 양성균에 강하고 그람 음성균에 중등도이며 β-lactamase를 분해시켜 내성이 빨리 나타난다.	• Cephradine • Cefadroxil • Cefazolin • Ceftezole • Cephalothin • Cephacertile • Cephapirin • Cefazedone • Cephalexin

구분	특징	종류
제2세대 ceohalosporins	β−lactamase에 안정성이 강하고 그람 음성균에 대해 1세대보다 강하며 3세대보다 약하다.	• Cefprozil • Cefamandol • Cefoxitin • Cefaclor • Cefminox • Cefotetan • Cefotiam
제3세대 cephalosporins	β−lactamase에 안정성이 강하고 그람 음성균에 대해 광범위한 작용을 나타내며 그람 양성균에 대하여는 1세대보다 약하다.	• Cefixime • Cefpodixime • Cefotaxime • Moxalactam • Ceftizoxime • Cefoperazone • Cefmenoxine • Ceftriaxone • Cefodizime • Cefditoren pivoxil • Ceftibuten • Cefpodoxime • Cefpiramide
제4세대 cephalosporins	β−lactamase에 안정성이 높고 다른 cephalosporins에 저항성이 있는 경우 사용한다.	• Cefepime

Aminoglycosides 03

Aminoglycoside류

학습목적

아미노글라이코사이드의 작용기전, 부작용 및 임상적 이용을 기술한다.

그람 음성 장내세균 및 포도상구균에 가장 강력한 항균작용을 나타내며 황색 포도상구균에 예민하다. 대표적인 부작용으로 신독성, 청각장애를 일으키므로 7~10일 이상 투여 시에는 신장기능, 청각기능 검사를 실시해야 한다. 신독성은 약물 투여량, 신장기능 이상 유무, 나이 등에 의해 영향을 받는다. 노인과 어린이에게는 특히 투여량을 신중히 결정해야 한다.

1) 분류

Streptomycin	주로 결핵치료에 사용된다.
Neomycin	그람 양성균이나 음성균의 변이체에 유효. 강력한 장내 방부약으로 장관수술 시 장내세균을 억제할 목적으로 경구투여하며, 결핵균, *salmonella*, *cholera*, ameba성 이질 등에 사용한다.
Kanamycin(Kanacin)	특히 요로감염에 유효하며 부작용으로는 청각장애를 일으키며 신장독성이 나타난다.
Gentamycin(G-mycin)	그람 음성간균에 유효하며, *Pseudomonas*에도 효과가 있다.
Tobramycin(Nebcin, Tenebra)	그람 음성균 감염과 원인을 모르는 중증의 염증에 매우 유효한 물질이다.
Spectinomycin(Trobicin)	그람 양성, 음성에 모두 작용하며 penicillin에 과민성인 환자의 임질과 penicillin 내성균인 임균에 감염된 경우에만 사용한다.
Amikacin	Kanamycin의 유도체로 *Pseudomonas*에 유효하며 청각장애를 유발한다.
Netilmicin(Netilmicin)	그람 음성균에 유효한 새로운 약물로 부작용이 적다. Gentamicin과 tobramycin과 유사하다.
Isepamicin(Isepacin)	1일 400mg을 1~2회 분할 근육 점적주사한다.

04 Chloramphenicol and Tetracyclines

Chloramphenicol 및 Tetracyclines

학습목적

클로람페니콜과 테트라사이클린의 작용기전, 부작용 및 임상적 이용을 기술한다.

1) Chloramphenicol

Chloramphenicol(Chloromycetin)은 1947년 발견된 항생제로 세균의 단백질 합성을 차단한다. Chloramphenicol은 골수를 억제하여 혈액이상(blood dyscrasias)을 초래하므로 심각한 감염증에만 사용된다. Chloramphenicol은 그람 양성균, 그람 음성균 및 *Rickettsiae*, *Mycoplasma*, *Haemophilus influenzae*에도 효과가 있다.

2) Tetracycline류

Tetracycline은 1948년 방선균인 *Streptomyces aureofaciens*로부터 분리되었다. 그람 양성균 및 그람 음성균, *Mycobacteria*, *Rickettsiae*, *Spirochete*, *Chlamydiae* 등에도 유효한 광범위 항생제이다. 세균의 단백질 합성을 차단하여 정균 효과를 나타낸다. Tetracycline은 *Staphylococcus aureus*, *Pseudomonas*, *Proteus*에는 효과가 없다. Tetracycline은 *Mycoplasma pneumoniae*에도 사용된다.

Tetracycline 주사제는 통증을 유발하여 주로 경구용으로 식사 1시간 전 혹은 식후 2시간 후에 투여한다. IV 주사는 심한 감염증에 사용한다. 새로 개발된 doxycycline과 minocycline은 흡수가 빠르고 좋다. Tetracycline은 마그네슘과 알루미늄 제제(제산제), 우유(칼슘 포함) 혹은 철분이 함유된 약을 함께 복용하면 이들 금속염과 결합하여 흡수를 억제하므로 병용하지 않는다. Tetracycline은 널리 사용되고 있기는 하지만 부작용과 약물 상호작용이 큰 약물이다. 부작용으로는 오심, 구토, 설사 등 위장장애가 나타난다. Tetracycline을 복용하는 동안 광과민성(photosensitivity)이 나타나기도 한다.

임신부의 경우 첫 12주 내에 복용하면 기형이 발생할 수 있고 임신 후반기의 임신부나 8세 이하의 어린이가 복용할 경우 치아착색을 일으키므로 투여하지 않는다. Minocycline은 내이의 전정기관에 손상을 주어 평형감각에 이상을 초래할 수 있고 유효기간이 지난 tetracycline은 독성물질을 생성하므로 반드시 폐기해야 한다. 고용량 투여시 신독성이 나타나므로 주의하여야 하며 또한 균교대증이 나타날 수 있으므로 주의한다.

3) 분류

Chlortetracycline (Auremycin)	그람 양성균 및 음성균에 억제작용하나 결핵균에는 작용하지 않고 폐렴, 파상열, 성병, penicillin 저항성 포도구균에 의한 질환 치료에 사용된다.
Oxytetracycline (Teramycin)	그람 양성균 및 음성균, 호기성균, 혐기성균, Spirocheta, Rickettsia, virus 등 광범위한 병원체에 항균작용을 한다.
Doxycycline (Vibramycin)	신독성이 없으며 쯔쯔가무시병, 임질, 매독에 투여한다.
Minocycline	뇌졸중 발작 시 24시간 이내 하루 1회, 200mg씩 5일간 투약한다.

05 Sulfonamides

Sulfonamide계 약물

학습목적

설파제와 트리메토프림의 작용기전, 부작용 및 임상적 이용을 기술한다.

설파제(sulfonamide)는 감염증에 가장 오랫동안 사용되어온 약물 중의 하나로 penicillin의 사용이 시작되면서 점차 사용이 줄어들었다. 그러나 새로운 sulfonamide가 개발되고 다른 약물과의 복합제제인 Trimethoprim–sulfamethoxazole(cotrimoxazole, Bactrim)가 개발되어 다시 널리 사용되고 있다.

1) 항균작용

Sulfonamide는 1900년대 초 coal tar aniline 화합물에서 추출되었으며 1935년 구균 감염증에 처음으로 사용된 약물로 세균 감염증에 최초로 사용된 약물군이었다. Sulfonamide는 미생물에 의해 생성되는 물질이 아니므로 항생제로 분류되지 않으며 sulfonamide는 세균의 엽산(folic acid) 합성을 차단하여 단백질 합성 및 핵산의 합성을 차단하여 정균작용을 나타낸다.

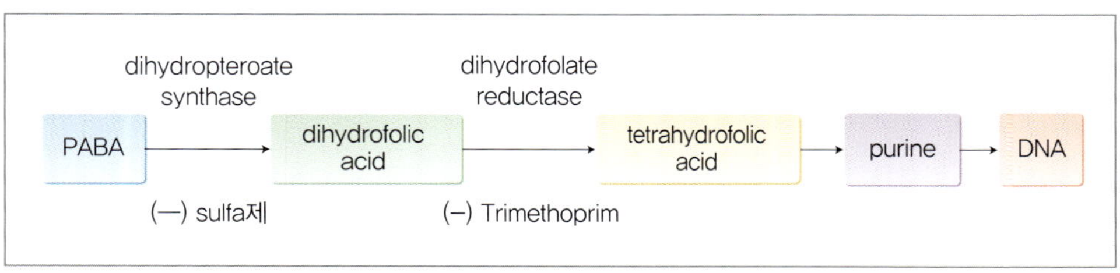

Penicillin 등 다른 항생제들의 개발이 이루어지고 sulfonamide에 대한 내성 균주가 출현하면서 sulfonamide의 사용이 줄었으나 아직도 요로감염 및 귀감염증, 신생아의 눈감염 예방을 위해 사용되고 있다. Sulfonamide는 바이러스나 진균에는 효과가 없다.

Sulfonamide와 복합제제로 쓰이는 Trimethoprim은 세균의 엽산(folic acid) 합성을 차단하는 항균물질로 sulfonamide에 대한 내성균주가 생기는 것을 방지하는 역할을 한다. Trimethoprim은 *Proteus* spp., *Klebsiella* spp., *Escherichia coli* 등 그람 음성균에 효과가 있다.

Trimethoprim과 sulfonamide인 sulfamethoxazole이 혼합제제(Bactrim)로 생산되어 여러 병원균 감염증에 사용되고 있다. 이 두 약물은 서로 상승효과(synergistic effect)를 나타낸다. 이 복합제제는 위장관으로 흡수가 잘 되며 반감기가 길어(8~12h) 하루에 2회 복용한다. 경구투여 및 주사제로도 투여한다. 이 복합제제는 경구용 혈당강하제인 sulfonylurea와 항혈액응고제의 작용을 증강시킨다.

Sulfonamide 제제는 경구용 제제 및 눈 감염에 사용되는 용액제와 연고제, 화상치료용 크림제제(silver sulfadiazine과 mafenide acetate)도 생산된다.

2) 분류

단시간형	Sulfisoxazole, Sulfamethizole, Sulfadiazine
중간형	Sulfasalzine, Sulfamethoxazole
장시간형	Sulfadimethoxine

3) 주의사항 및 부작용

알레르기 반응으로 피부발적(Stevens-Johnson 증후군)이 나타나며 anaphylaxis는 드물다.

Sulfonamide를 장기간 고용량으로 투여했을 경우 용혈성 빈혈(hemolytic anemia), 재생불량성 빈혈(aplastic anemia), 백혈구와 혈소판 감소를 가져올 수 있다. 식욕부진, 오심, 구토 등의 위장관 장애도 나타날 수 있다. 초기에 개발되었던 sulfonamide는 산성뇨에 불용성이었기 때문에 결정뇨증(crystall uria)과 혈뇨(hematuria)가 빈번히 나타났다. 새로 개발된 sulfisoxazole은 sulfadiazine이나 sulfamethoxazole에 비하여 결정뇨증이 덜 발생한다.

광과민증이 나타날 수 있으므로 햇빛에 노출되는 것을 금하며 sulfonamide는 임신 말기(third trimester) 3개월 동안에는 투여하지 않으며 주의사항으로는 다음과 같다.

① Trimethoprim-sulfamethoxazole 복합제제는 심각한 신장이상이나 간질환이 있는 경우 사용하지 않는다.

② 광과민이 나타날 수 있으므로 직사광선을 피하고 보호 의복과 화장품을 사용하여야 한다. 과민반응이 나타나는지 주의해야 하며 흔한 알레르기 반응은 발적, 가려움증 등이다. 알레르기가 심한 경우 수포, 농포 등이 전신에 생기거나 박리(desquamation), 인설(scaling) 등 표피 박리성 피부염(exfoliative dermatitis)이 생길 수 있다.

③ 환자가 현재 복용하고 있는 약물을 체크하고 sulfonamide는 경구용 혈당강하제인 sulfonylurea와 항응고제인 warfarin의 작용을 증가시킨다.

④ Sulfonamide는 충분한 물과 함께 복용하여 결석뇨증 및 신결석을 방지하여야 하며, 소변량이 하루 1200mL/d 이상이어야 결석뇨증(crystalluria)을 가능한 한 방지할 수 있다. Sulfadiazine과 sulfamethoxazole의 경우 결석뇨증(crystalluria)을 일으킬 가

능성이 커지므로 하루 2000mL 이상 수분의 섭취하도록 한다.

⑤ 장기간 복용 시 구내염, 위염, 질염 등 균교대증이 일어나는지 확인한다.

⑥ Sulfonamide를 복용하는 환자에게서 빈혈이 일어나지 않는지 주의하여 살핀다. 초기증상은 인두염, 자반증(purpura), 백혈구와 혈소판의 감소이다.

⑦ 제산제는 sulfonamide의 흡수를 저해하므로 함께 복용하지 않아야 한다.

⑧ 임신부의 경우 마지막 3개월 임신기간 동안 sulfonamide를 복용해서는 안 된다.

⑨ 한 가지 sulfonamide 약물에 대하여 알레르기가 있는 경우 교차감수성(cross sensitivity)이 나타날 수 있으므로 다른 sulfonamide 약물의 복용을 금한다.

4) 임상응용

Sulfa제는 급·만성 요로감염증, 방광염, 신우염, 신우신염에 많이 사용한다.

5) 제제

요로감염에 사용되는 제제	Trimethoprim–sulfamethoxazole(cotrimoxazole, bactrim)
장내감염에 사용되는 sulfa제	Sulfasalazine(Salazopyrin)

Macrolide antibiotics 06

Macrolide계 항생제

학습목적

Macrolide계의 작용기전, 부작용 및 임상적 이용을 기술한다.

1 Erythromycin

Macrolide계의 대표적인 항생제인 erythromycin은 1950년대 초 방선균인 *Streptomyces erythreus*로부터 발견되었다. Erythromycin은 단백질 합성을 차단하며 보통 정균작용을 나타내나 고용량에서는 살균작용을 나타낸다. Erythromycin은 경구용, 주사제로 모두 사용된다. 경구투여 시 위산에 의해 분해되는 것을 방지하기 위해 여러 염의 형태(ethylsuccinate, stearate, estolate 등)로 개발되었다. Erythromycin은 *Staphylococcus aureus*를 제외한 대부분의 그람 양성균에 유효하며 그람 음성균에 대해서도 어느 정도 효과를 나타내며 투여하는 동안 내성균주가 나타나기도 한다.

Penicillin의 대용 약물로 자주 처방되는 약물이며, 특히 mycoplasma로 인한 폐렴에 가장 유효한 약물이다.

Erythromycin 경구용 제제는 흡수가 잘 되며 주사제는 반드시 saline이나 5% 포도당액에 희석하여 사용하여야 주사부위의 정맥염(phlebitis)이나 통증을 완화시킬 수 있다. 혈장 단백질과의 결합이 적어 반감기가 짧으며 주로 담즙으로 배설되므로 신장장애가 있는 경우에도 투여가 가능하다.

Erythromycin의 일반적인 부작용은 위장장애로 오심, 구토, 설사, 복통 등이다. 알레르기는 드물다. 이명(tinnitus), 현훈(vertigo) 등 청각장애가 나타날 수 있다. 고용량 투여 시 드물게 간독성이 나타날 수 있는데 acetaminophen(고용량), phenothiazine, sulfonamide와 같은 간독성이 있는 약물과 병용했을 때 나타난다.

1) 분류

Erythromycin(Ilosone)	Mycoplasm 감염에 의한 폐렴, 디프테리아, 백일해에 1차 선택약이다.
Clarithromycin(Klaricid)	*Haemophilus influenza*에 대한 효과가 erythromycin의 2배나 되며, 특히 *Helicobacter pylori* 감염치료에 많이 처방되고 있다.
Azithromycin(Zithromax)	중이염, 기관지염, 폐렴, 피부감염 및 생식기감염에 사용한다.
Roxithromycin(Rulid)	1회 150mg을 1일 2회 경구투여한다.

Polypeptide antibiotics 07

Polypeptide계 항생물질

학습목적

Polypeptide계 항생물질의 작용기전과 부작용 및 임상적 응용을 기술한다.

Peptide로서 항생제로 쓰이고 있는 약물군은 polymyxin과 bacitracin이다. Polymyxin계 약물은 일찍이 항균제로 사용되어 왔으나 대부분이 신독성이 커서 사용이 중단되었다. 현재 쓰이고 있는 약물은 colistin과 polymyxin B이며 전신투여 시 신독성을 나타내므로 주로 국소용으로 사용된다.

Polymyxin계는 세균의 세포막에 작용하여 살균작용을 나타내며 polymyxin계 항생제는 *Pseudornonas aeruginosa*, *Escherichia coli*, *Klebsiella* spp., *Shigella* spp. 등 대부분의 그람 음성균에 유효하다.

Colistin은 경구투여하여 결장에 작용한 후 대변으로 배설되나 다른 polymyxin계 항생제는 위장관에서 흡수되지 않으므로 주사제로 사용되나 근육주사는 통증을 유발하므로 피하고 IV 주사한다.

Polymyxin의 혈장 농도가 높아지면 신독성과 신경독성을 유발하며, 신독성이 나타나는 경우 BUN과 혈장 creatinine 수치가 증가한다. 이 경우 투여를 중지하면 신장 기능이 복구된다.

신경독성의 주요 증상은 무감각증(anesthesia), 말단의 저림, 이상감각증(paresthesia), 어지러움 등이며 신경독성은 투여를 중지해도 복구되지 않는다.

Bacitracin은 세균의 세포벽 합성을 저해하여 세포막에 손상을 주어 정균 효과 혹은 살균 효과를 나타내며 bacitracin은 위장관흡수가 안 되어 주사제로 사용된다. 이 약물은 혈액뇌장벽(blood brain barrier, BBB)을 통과하므로 수막염에 사용된다. Bacitracin은 대부분의 그람 양성균과 일부 그람 음성균에 유효하며 bacitracin 연고제는 피부에 사용된다.

일반적인 부작용으로는 오심과 구토가 나타날 수 있고 심각한 부작용으로 신독성, 기도마비(respiratory paralysis), 혈액이상 및 발적에서 anaphylaxis에 이르는 알레르기 반응이 나타날 수 있다.

1) 분류

Bacitracin	그람 양성구균 및 음성구균에 유효하다.
Colistin(Polymyxin E)	백일해에 현저히 작용한다.
Polymyxin B	그람 음성균에 유효하고 다른 약물에 효과가 없는 심한 감염에만 주로 국소작용한다.

Quinolones 08

Fluoroquinolones

학습목적

Quinolone계 항생물질의 작용기전과 부작용 및 임상적 응용을 기술한다.

Fluoroquinolone은 세균의 DNA gyrase 작용을 억제하여 DNA 합성을 차단한다. 그람 음성균 및 양성균에 대하여 살균작용을 나타낸다. Nalidixic acid와 cinoxacin은 초기에 개발된 fluoroquinolone계 항생제로 주로 *Escherichia coli*와 같은 그람 음성균에 의한 요로감염에 사용된다.

Ciprofloxacin과 norfloxacin은 합성에 의해 생성되며 광범위 항균효과를 가지고 있어 그람 양성균 및 *Pseudomonas aeruginosa*를 포함한 그람 양성균에도 효과적이다.

Norfloxacin은 요로감염증에 쓰이고 ciprofloxacin은 요로감염, 기도감염, 피부감염증, 연조직, 관절 및 골 감염증에 사용된다.

Ciprofloxacin은 70%가 위장관으로 흡수되고 음식물에 의해 흡수가 저해되므로 식사 전에 복용하며 제산제(antacid)는 약물의 흡수를 방해한다. Probenecid은 ciprofloxacin의 효과를 증가시키고 ciprofloxacin은 theophylline의 작용시간을 늘려준다.

요의 pH가 6.7 이하인 경우 결정뇨증(crystalluria)이 생길 수 있으므로 물을 하루 2000mL 이상 충분히 섭취해야 한다.

Ciprofloxacin은 식사 1시간 전이나 식후 2시간 후 복용하며 제산제나 철분 함유 제제를 복용한 경우 2시간 후에 ciprofloxacin을 복용하며 위장장애가 있는 경우 음식물과 함께 복용한다.

Theopylline과 병용 시 theophylline의 혈장 농도를 증가시켜 불면, 불안, 빈맥, 신경증 등 중추신경 흥분작용이 나타날 수 있다.

부작용으로 어지럼증이 나타날 수 있으므로 약물을 복용하는 동안 운전이나 기계 조작을 삼가야 하며 그외 광과민, 구토, 설사, 복통, 이명, 발진 등의 부작용이 나타날 수 있다.

표 11-4 Fluoroquinolones 및 그 외 항생제

일반명	적용 및 용량
Fluoroquinolones	
Ciprofloxacin HCl(Ciprobay)	광역성 항균제, 비뇨기계, 피부, 연조직, 골격 및 관절 감염증에 사용, 제산제가 흡수 저해 PO: 1회 250~500mg 1일 2회, IV: 200mg 1일 2회 중증 감염 PO: 500~750mg 1일 2회
Lomefloxacin HCl(Lomexacine)	비뇨기계 감염, 하기도감염, transurethral surgery에 사용 creatinine clearance가 낮은 경우 용량을 감소 PO: 200~400mg/d, 7~14일간 투여
Nalidixic acid(Neg-Gram)	급만성 비뇨기계 감염에 사용 내성 발생, 전립선에 분포되지 않음 PO: 1g qid, 7~14일간 투여
Norfloxacin(Neutam-400)	급 · 만성 비뇨기계 감염에 사용 fluoroquinolones 중에서 가장 효과적임, 음식물에 의해서 흡수 저해 PO: 400mg bid ac 또는 pc, 1~3주간 투여
Ofloxacin(Tarivid)	기도 및 비뇨기계, 전립선, 피부 감염에 사용 음식물과 함께 섭취하지 않는다. 균교대증과 광과민에 유의 PO: 200~400mg 1일 2회, 10일간 투여
Tosufloxacin(Ozex)	1일 300~450mg, 2~3회 분복
Moxyfloxacin(Avelox)	1일 1회 400mg 경구투여
Levofloxacin(Cravit)	1일 2~3회, 1회 100mg
Gemifloxacin(Factive)	1일 1회 320mg
Balofloxacin(Q-foxin)	1일 2회, 1회 100mg
기타 항생제	
Aztreonam(Azactam)	그람 음성균에 의한 하기도감염, 비뇨기계 감염, 피부 및 여성생식기 감염증에 사용 비뇨기계 감염 IM/IV: 0.5~1.3g 1일 2~3회, 최고량 1일 8g
Chloramphenicol(Helocetin)	중증감염에 사용, 독성 유의 중증감염: IM/IV: 1.2~2.0g 1일 3~4회

Other antibiotics 09

기타 항생물질

학습목적

기타 항균제의 작용기전, 부작용 및 임상적 이용을 기술한다.

(1) Vancomycin(Vancocin)

Glycopeptide계 항생제로 세균의 세포벽, 세포막 및 RNA 합성을 저해하여 살균작용을 나타내고 penicillin이나 cephalosporin계 항생제로 치료가 되지 않는 중증 감염증에 사용한다.

(2) Fusidic acid(Fucidine)

중증인 포도상구균 감염증에 사용한다.

(3) Lincomycin(Lincocin)

Erythromycin과 유사한 항균작용을 가지고 있고 세균의 ribosome에서 단백질 합성을 억제하며 페니실린계 알레르기 환자의 그람 양성균 감염증에 유효하다.

(4) Meropenem, Imipenem, Aztreonam

β-lactam 고리를 가지고 있지만 penicillin이나 cephalosporine과는 다른 화학요법제들이다.

10 Antifungal agents

항진균성 항생물질

학습목적

항진균제의 작용기전, 부작용 및 임상적 이용을 기술한다.

항진균제는 antifungal drugs 혹은 antimycotic drugs라고 한다. 진균감염증은 크게 피부나 점막의 국소감염증과 폐나 신경계 등의 전신감염증으로 나뉜다. 진균감염증은 백선(무좀, tinea pedis, athlete's foot)과 같이 경미하기도 하나 폐렴이나 수막염(meningitis)과 같이 심각할 수도 있다. 효모의 일종인 Candida속 진균은 사람의 구강, 피부, 점막, 장관, 질 등에 정상적으로 상주하고 있으나 면역체계의 이상이 생기면 진균이 이상 번식하여 기회감염이 칸디다증(candidasis)을 일으킨다. 항생제나 경구용 피임제, 면역억제제 등이 인체의 면역체계 이상을 일으키며 이러한 진균의 기회감염증은 주로 경미한 감염증을 일으키나 심각한 전신감염을 일으키기도 한다.

항진균제는 다음 4가지 그룹으로 나눌 수 있다.

Polyenes	amphotericin B, nystatin
Imidazoles	ketoconazole, miconazole, clotrimazole, itraconazole, fluconazole
Antimetabolic antifungal	flucytosine

■ **작용기전**

항진균제의 작용기전은 진균의 ergosterol의 생합성을 억제하여 세포막의 투과성을 증가시켜 세포 호흡을 억제함으로써 세포막 구조를 파괴한다.

1) Polyenes

Polyene계 항진균제 중 전신감염증에 주로 사용되는 약물은 amphotericin B이다. 이 약물은 1956년에 사용되기 시작하여 현재도 사용되고 있으며 독성이 강하여 주의를 요한다.

Histoplasmosis, cryptococcosis, coccidioidomycosis, aspergillosis blastomycosis, 전신 candidasis 등 다양한 전신 진균감염증에 사용된다. Amphotericin B는

위장관으로 흡수가 안 되므로 IV로 투여하며, 혈장단백질과의 결합율이 커서 반감기가 길다. 소변으로의 배설이 적어(5%) 신장장애에 의해 배설이 영향을 받지 않는다.

Amphotericin B의 부작용은 안면홍조, 발열, 오심, 구토, 저혈압, 이상감각증(paresthesis), 혈전정맥염(thrombophlebitis) 등이 있으며 독성이 강해 신독성(nephrotoxicity), 저칼륨증(hypokalemia), 저마그네슘증(hypomagnesemia) 등의 전해질불균형을 가져올 수 있으므로 urinary output, BUN, serum creatinine 수치를 주의하여 관찰해야 한다.

Nystatin은 칸디다감염증에 경구로 투여하거나 국소적으로 사용되며 현탁제, 연고제, 크림, 질정(vaginal tablet) 등 다양한 제제로 개발되어 있다. Nystatin은 위장관 흡수가 잘 안 되나 경구로 투여하여 장 칸디다증에 사용하고 nystatin 현탁제는 구강 칸디다증에 사용된다. Nystatin은 흡수가 거의 되지 않으며 대부분 대변으로 배설되며 진균의 세포막에 작용하여 투과성을 증가시켜 세포 내용물이 유출되게 한다.

2) Imidazoles

Imidazole계 항진균제는 candidasis(국소 및 전신 감염), histoplamosis, cryptococcosis, coccidioidomycosis, paracoccidioidomycosis 등에 사용된다. Ketoconazole은

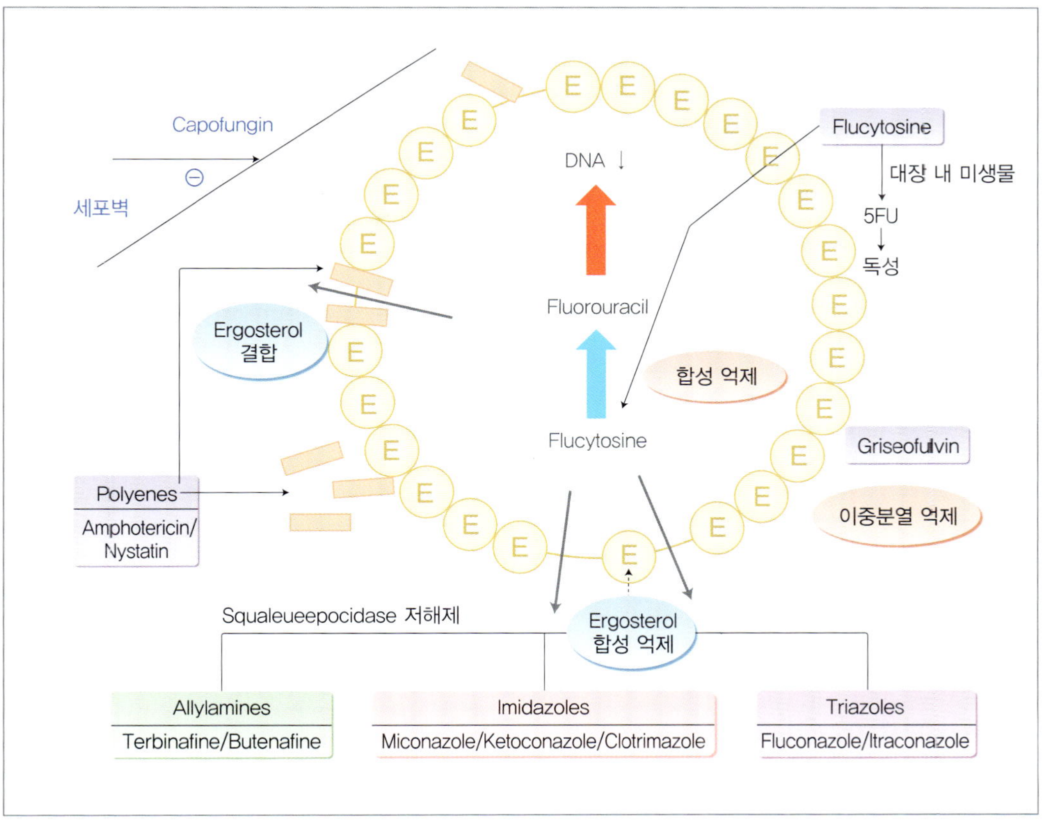

그림 11-3 항진균제의 작용기전

최초로 개발된 위장관 흡수 항진균제이며 itraconazole과 flucomazole은 전신 진균 감염증에 사용된다. 이들 약물들은 IV 투여만 가능한 amphotericin B에 비해 경구용으로 투여할 수 있는 장점을 가지고 있으며 clotrimazole, butoconazole, econazole은 국소제제로만 사용된다. 가장 나중에 개발된 miconazole은 방광염이나 수막염에 IV 주사제로 투여하거나 질염에 국소적으로 사용된다.

3) 대사길항제

대사길항제(antimetbolite)로서 항진균제로 사용되는 flucytosine은 위장관 흡수가 잘 되며 주로 amphotericin B 등 다른 항진균제와 병용하여 사용된다.

■ 주의사항

① Amphotericin B, fluconazole, flucytosine, ketoconazole 등은 심각한 신장 이상이나 간질환이 있는 경우 금기이다. 장기간 고용량의 항진균제 투여는 간기능 이상을 초래할 수 있다. 항진균제는 신독성을 유발할 수 있다.

② 오심, 구토, 두통, 정맥염(phlebitis), 저칼륨증(hypokalemia: amphotericin B의 경우) 등 부작용이 나타나는지 유의한다.

③ 반드시 처방에 따라야 한다. 약물을 지시한 대로 복용하거나 적용하지 않을 경우 치료가 효과적으로 되지 않으며 치료기간이 길어진다.

④ Amphotericin B, ketoconazole, flucytosine을 복용하는 환자는 중장비나 자동차 운전을 금한다. 이들 약물은 시력이상, 졸음, 어지럼증 등을 일으킬 수 있다.

(1) Griseofulvin(Fulvicin)

피부, 모발 및 손톱 등에 결합하여 진균류에 대하여 항진균작용을 나타낸다. 치료기간 중에 간기능 검사를 해야 하며 임신 중에 투여는 신중을 기해야 한다.

(2) Nystatin(Mycostatin)

*Candida albicans*에 유효하다.

(3) Amphotericin B(Fungizone)

Aspergillosis(아스페르길루스증; 국균증), mucomycosis(모균증), cryptococcosis(효모균증) 및 *Candida albicans*로 인한 감염증에도 효과적이다.

표 11-5 호흡기계 감염(Respiratory system infection)

감염증	주요 원인균	약물 선택		
		1차	2차	3차
인후두염 Pharyngolaryngitis	*H. influenzae*	Amoxicillin + Clavulan산, Amoxicillin	Cefaclor, Cefuroxime, Cefadroxil	Ciprcfloxacin
	Sta. aureus P-G 감수성균 P-G 내성균 Methicillin 내성균	6-APA Cloxacillin Vancomycin	Cepha-1st, Vancomycin Cepha-1st Ciprofloxacin + Rifampicin	Clindamycin, EM Clindamycin, EM Vancomycin
	Str. pyogenes	6-APA	Cepha-1st, EM	Vancomycin
	Str. pneumoniae	6-APA	Cepha-1st, EM	Clindamycin
	Corynebacterium diphtheriae	penicillin-G	EM	Cepha-1st
중이염 Otitis Media	*Sta. aureus* P-G 감수성균 P-G 내성균 Methicillin 내성균	6-APA Cloxacillin Vancomycin	Cepha-1st, Vancomycin Cepha-1st Ciprofloxacin + Rifampicin	Clindamycin, EM Clindamycin, EM Vancomycin
	Str. pyogenes	6-APA	Cepha-1st, EM	Vancomycin
	Str. pneumoniae	6-APA	Cepha-1st, EM	Clindamycin
	H. influenzae	Amoxicillin + Clavulan산, Amoxicillin	Cefaclor, Cefuroxime, Cefadroxil	Ciprofloxacin
	P. aeruginosa	Ciprofloxacin	Aztreonam, Amino-G	
	Moraxella catarrhalis	6-APA + 락탐분해 억제제(Sulbactam/Clavulan산)	Cepha-2nd, Cefuroxime	Ciprofloxacin
부비강염(축농증) Sinusitis	*H. influenzae*	Amoxicillin + Clavulan산, Amoxicillin	Cefaclor, Cefuroxime, Cefadroxil	Ciprofloxacin
	Sta. aureus P-G 감수성균 P-G 내성균 Methicillin 내성균	6-APA Cloxacillin Vancomycin	Cepha-1st, Vancomycin Cepha-1st Ciprofloxacin + Rifampicin	Clindamycin, EM Clindamycin, EM Vancomycin
	Str. pyogenes	6-APA	Cepha-1st, EM	Vancomycin
	Str. pneumoniae	6-APA	Cepha-1st, EM	Clindamycin
	P. aeruginosa	Ciprofloxacin	Aztreonam, Amino-G	
	Moraxella catarrhalis	6-APA + 락탐분해 억제제(Sulbactam/Clavulan산)	Cepha-2nd, Cefuroxime	Ciprofloxacin

표 11-5 호흡기계 감염(Respiratory system infection)(계속)

감염증	주요 원인균	약물 선택		
		1차	2차	3차
급성 기관지염 Acute bronchitis	*H. influenzae*	Amoxicillin + Clavulan산, Amoxicillin	Cefaclor, Cefuroxime, Cefadroxil	Ciprofloxacin
폐렴 Pneumonia	*Str. pyogenes*	6-APA	Cepha-1st, EM	Vancomycin
	Str. pneumoniae	6-APA	Cepha-1st, EM	Clindamycin
	Sta. aureus P-G 감수성균 P-G 내성균 Methicillin 내성균	6-APA Cloxacillin Vancomycin	Cepha-1st, Vancomycin Cepha-1st Ciprofloxacin + Rifampicin	Clindamycin, EM Clindamycin, EM Vancomycin
	H. influenzae	Cepha-3rd	Ampicillin + Sulbactam	
	Klebsiella pneumoniae	Amino-G + Cepha	Aztreonam, Piperacillin + Amino-G	Imipenem 6-APA + 락탐분해 억제제
	Serratia marcescens	imipenem, Cepha-3rd	Aztreonam	Ticarcillin + Clavulan산
	Moraxella catarrhalis	6-APA + 락탐분해 억제제(Sulbactam/Clavulan산)	Cepha-2nd, Cefuroxime	Ciprofloxacin
	Corynebacterium diphtheriae	penicillin-G	EM	Cepha-1st
	P. aeruginosa	6-APA + Amino-G	Ceftazidime + Amino-G	Aztreonam, Imipenem
비정형성 폐렴 Atypical Pneumonia	*Mycoplasma pneumoniae*	EM, TC		
결핵 Tuberculosis	*Mycobacterium tb*	Isoniazid + Rifampicin + Pyrazinamide	Isoniazid + Rifampicin + Ethambutol	Streptomycin + Rifampicin + Ethambutol
폐농양/폐농 Lung abscess/Empyema	*Bacteroides fragilis*	Clindamycin, Metronidazole	Cefoxitin, Cefotetan, Ticarcillin + Clavulan산 or + Amino-G	Imipenem

표 11-6 피부 감염(Skin infection)

감염증	주요 원인균	약물 선택		
		1차	2차	3차
농가진 impetigo	*Str. pyogenes*	6-APA	Cepha-1st, EM	Vancomycin
	Sta. aureus			
	P-G 감수성균	6-APA	Cepha-1st, Vancomycin	Clindamycin, EM
	P-G 내성균	Cloxacillin	Cepha-1st	Clindamycin, EM
	Methicillin 내성균	Vancomycin	Ciprofloxacin + Rifampicin	Vancomycin
화상/농양/피부병변 Burn/Abscess/Skin infection	*P. aeruginosa*	Ciprofloxacin		
	Sta. aureus			
	P-G 감수성균	6-APA	Cepha-1st, Vancomycin	Clindamycin, EM
	P-G 내성균	Cloxacillin	Cepha-1st	Clindamycin, EM
	Methicillin 내성균	Vancomycin	Ciprofloxacin + Rifampicin	Vancomycin
	Klebsiella pneumoniae	Cepha	Amino-G	
단독 Erysipelas	*Str. pyogenes*	Penicillin, EM		
단순포진 Herpes simplex	Herpes virus	Acyclovir(증상완화)		

표 11-7 소화기계 감염(Digestive system infection)

감염증	주요 원인균	약물 선택		
		1차	2차	3차
십이지장 궤양	*Helicobacter pylori*	Amoxicillin, Bismuth, Metronidazole		
장염	*Campylobacter jejuni*	Ciprofloxacin	EM	Clindamycin Doxycycline
위막성대장염	*Clostridium difficile*	Vancomycin	Bacitracin	
복막염	*Bacteroides fragilis*	Clindamycin, Metronidazole	Cefoxitin, Cefotetan, Ticarcillin + Clavulan산 or + Amino-G	Imipenem
장티푸스	*Salmonella typhi*	Chloramphenicol Ciprofloxacin	Cefoperazone Ceftriaxone	Ampicillin
콜레라	*Vibrio cholerae*	Doxycycline	Ciprofloxacin	
세균성이질, 세균성설사	*Shigella*	Ciprofloxacin	Cotrimoxazole	Ampicillin
	Salmonella typhi	Ciprofloxacin, Chloramphenicol	Ceftriaxone, Cefoperazone	Ampicillin

표 11-8 심혈관계 감염(Cardiovascular system infection)

감염증	주요 원인균	약물 선택		
		1차	2차	3차
심내막염 Endocarditis	*Str. viridans*	6-APA +/-Amino-G	Cepha-1st	Vancomycin
	Sta. aureus P-G 감수성균 P-G 내성균 Methicillin 내성균	6-APA Cloxacillin Vancomycin	Cepha-1st, Vancomycin Cepha-1st Ciprofloxacin + Rifampicin	Clindamycin, EM Clindamycin, EM Vancomycin
	Enterococcus faecalis	6-APA +/-Amino-G	Vancomycin	Ciprofloxacin
	Serratia marcescens	Imipenem, Cepha-3rd	Aztreonam	Ticarcillin + Clavulan 산
	Bacteroides fragilis	Clindamycin, Metronidazole	Cefoxitin, Cefotetan, Ticarcillin	imipenem
류마티스성 열 Rheumatic fever	Group Aβ-hemoly	penicillin G, Amoxicillin, EM		
	Str. pyogenes	6-APA	Cepha-1st, EM	Vancomycin
균혈증/패혈증 Bacteremia/ Sepsis	*Sta. aureus* P-G 감수성균 P-G 내성균 Methicillin 내성균	6-APA Cloxacillin Vancomycin	Cepha-1st, Vancomycin Cepha-1st Ciprofloxacin + Rifampicin	Clindamycin, EM Clindamycin, EM Vancomycin
	Str. pyogenes	6-APA	Cepha-1st, EM	Vancomycin
	Str. viridans	6-APA	Cepha-1st	Vancomycin
	Enterococcus faecalis	6-APA +/-Amino-G	Vancomycin	Ciprofloxacin
	Neisseria meningitidis	penicillin-G	Cepha-3rd	Chloramphenicol
	Escherichia coli	Cepha, 6-APA +/-Amino-G	Aztreonam, 6-APA + 락탐분해억제제	
	Bacteroides fragilis	Clindamycin, Metronidazole	Cefoxitin, Cefotetan, Ticarcillin + Clavulan산 or + Amino-G	Imipenem
	Salmonella typhi	Ciprofloxacin Chloramphenicol	Cefoperazone Ceftriaxone	Ampicillin
	Citrobacter	Quinolone, Cepha-2nd		
	Enterobacter aerogenes	Cepha-2nd		
	P. aeruginosa	6-APA + Amino-G	Ceftazidime, Amino-G	Aztreonam, Imipenem

표 11-9 눈, 신경계 감염(Eye & Nervous system infection)

분류	감염증	주요 원인균	약물 선택		
			1차	2차	3차
눈	결막염 Conjunctivitis	*Haemophilus aegyptius*	6-APA	Cepha-2nd	Ciprofloxacin
		Sta. aureus P-G 감수성균 P-G 내성균 Methicillin 내성균	6-APA Cloxacillin Vancomycin	Cepha-1st, Vancomycin Cepha-1st Ciprofloxacin + Rifampicin	Clindamycin, EM Clindamycin, EM Vancomycin
	결막농루 Inclusion conjunctivitis	*Chlamydia trachomatis*	Doxycycline	EM	
	각막염 Keratitis	(바이러스성) Herpes virus (herpes simplex type I)	Idoxuridine, Vidarabine, Trifluridine, Acyclovir		
신경계	뇌막염 Meningitis	*Neisseria meningitidis*	penicillin-G	Cepha-3rd	Chloramphenicol
		H. influenzae	Cepha-3rd	Ampicillin + Sulbactam	
		Sta. aureus P-G 감수성균 P-G 내성균 Methicillin 내성균	6-APA Cloxacillin Vancomycin	Cepha-1st, Vancomycin Cepha-1st Ciprofloxacin + Rifampicin	Clindamycin, EM Clindamycin, EM Vancomycin
		Str. pneumoniae	penicillin-G	Cepha-3rd	Chloramphenicol
	뇌농양 Brain abscess	*Bacteroides fragilis*	Clindamycin, Metronidazole	Cefoxitin, Cefotetan, Ticarcillin + Clavulan산 or + Amino-G	Imiperem

표 11-10 비뇨생식기계 감염(Urinary & Reproductive system infection)

분류	감염증	주요 원인균	약물 선택		
			1차	2차	3차
비뇨기계	요로감염/방광염 Urinary Tract infection Cystitis	*Escherichia coli*	Cepha, 6-APA +/-Amino-G	Aztreonam, 6-APA + 락탐 분해억제제	Aztreonam
		Enterococcus faecalis	6-APA +/-Amino-G	Vancomycin	Ciprofloxacin
		Proteus mirabilis	Amoxicillin	Cepha, Amino-G	Ciprofloxacin
		Proteus(others)	Amino-G, Cepha-3rd	6-APA + 락탐 분해억제제	Aztreonam, imipenem
		Klebsiella pneumoniae	Cepha	Amino-G	
		P. aeruginosa	Ciprofloxacin	Amino-G, Aztreonam	
	신우신염 Pyelonephritis	*Escherichia coli*	Aztreonam, 6-APA + 락탐 분해억제제	Aztreonam	
		Enterococcus faecalis	Vancomycin	Ciprofloxacin	
		Enterobacter aerogenes	Cepha-2nd		
		Proteus mirabilis	Cepha, Amino-G	Ciprofloxacin	
		Proteus(others)	6-APA + 락탐 분해억제제	Aztreonam, imipenem	
		Klebsiella pneumoniae	Amino-G		
		Citrobacter	Cepha-2nd, Quinolone		
		P. aeruginosa	Amino-G, Aztreonam		
	비특이성 요도염 Nonspecific urethritis	*Chlamydia trachomatis*	TC	EM	Ciprofloxacin, Quinolone

표 11-10 비뇨생식기계 감염(Urinary & Reproductive system infection)(계속)

분류	감염증	주요 원인균	약물 선택		
			1차	2차	3차
생식기계	임질 Gonorrhoea	*Neisseria gonorrhoeae*	(감수성균) 6-APA (내성균) Ceftriaxone	Ceftriaxone Cefuroxime, Cefoxitin	Spectinomycin Ciprofloxacin
	매독 Syphilis	*Treponema pallidum*	Penicillin-G	Ceftriaxone	TC
	연성하감 Chancroid	*H. Ducrey*	EM	Ceftriaxone	
	비임균성 요도염 Nongonococcal urethritis(NGU)	*Chlamydia*, *Mycoplasma* *hominis*	TC EM		
	질염 Vaginitis	*Candida albicans*	Clotrimazole, Miconazole, Nystatin		
		Trichomonas vaginalis	Quinolone, Metronidazole		
		Gardnerella vaginalis	Metronidazole		
	헤르페스 genital herpes	*Herpes simplex virus* type II(종종 type I)	Acyclovir(증상완화)		
	골반염 Pelvic Infection	*Bacteroides fragilis*	Clindamycin, Metronidazole	Cefoxitin, Cefotetan, Ticarcillin + Clavulan 산 or + Amino-G	Imipenem

표 11-11 기타

감염증	주요 원인균	약물 선택		
		1차	2차	3차
자궁경, 복부, 흉부감염	*Actinomyces israelii*	6-APA	TC	EM
골수염	*Sta. aureus* P-G 감수성균 P-G 내성균 Methicillin 내성균	6-APA Cloxacillin Vancomycin	Cepha-1st, Vancomycin Cepha-1st Ciprofloxacin + Rifampicin	Clindamycin, EM Clindamycin, EM Vancomycin
치근막염	*Actinomyces*, *Nocardia*, *Corynebacterium*	6-APA + TC계		
가스괴저	*Clostridium perfringens*	Penicillin-G	Cepha-3rd, Clindamycin	Imipenem

출처: GOODMAN & GILMANS. THE PHARMACOLOGICAL BASIS OF THERAPEUTICS, EIGHTH edition, Vol. II., 1990

11 Antiviral agents

항바이러스약

학습목적

항바이러스 치료제의 작용기전, 부작용 및 임상적 이용을 기술한다.

항바이러스제는 바이러스를 죽이거나 바이러스 감염을 방지하거나 억제하는 역할을 한다. 바이러스는 여러 단계를 거쳐 복제를 하며 항바이러스제는 복제 단계 중 어느 한 단계를 차단하여 복제를 막는 역할을 한다. 이러한 항바이러스제는 influenza, herpes virus,

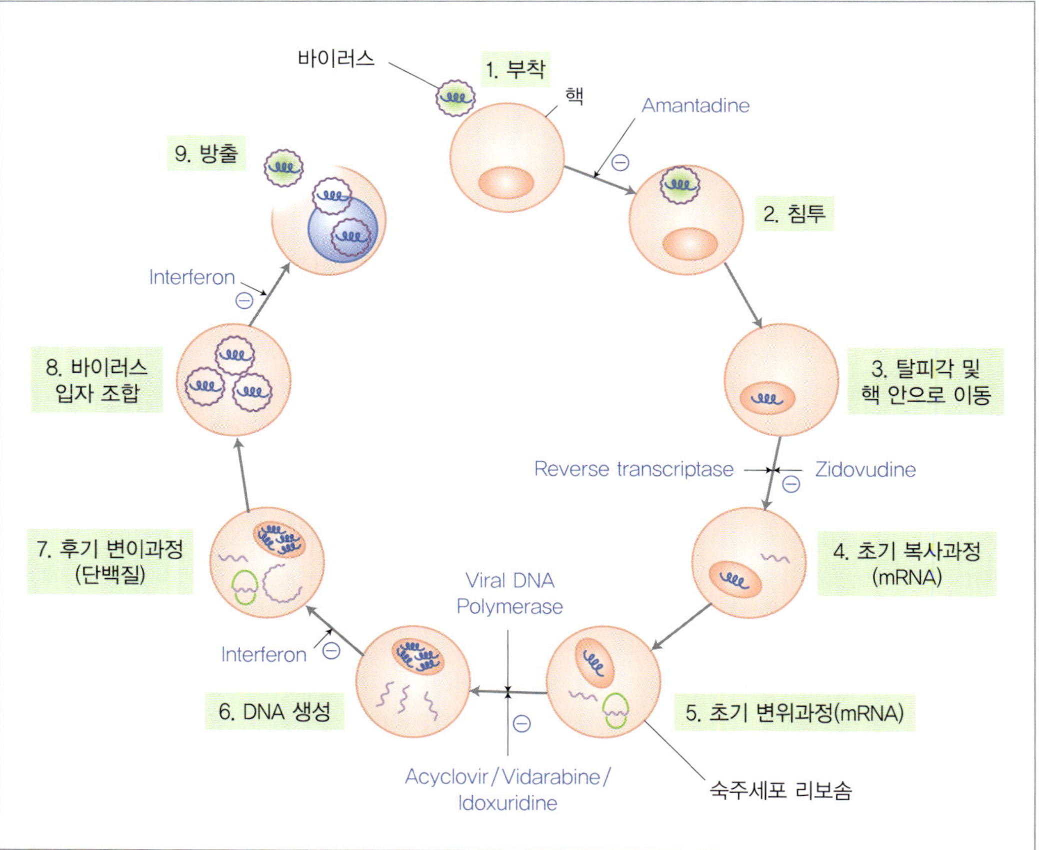

그림 11-4 항바이러스약의 작용기전

표 11-12 대표적인 항바이러스약

구분	Acyclovir	Famciclovir	Valacyclovir
작용기전	바이러스 thymine kinase에 의해 전환되어 바이러스 DNA 합성과 복제 억제	활성형인 penciclovir로 대사되어 바이러스 DNA 합성과 복제 억제	acyclovir로 대사되어 바이러스 DNA 합성과 복제 억제
약동학	• BA: 15~30%, 음식물 영향 없음 • 반감기: 3시간 • 소량은 간에 대사되고 30~90%가 미변화체로 신배설	• BA: 77%, 음식물에 의해 흡수속도 감소하거나 흡수량 변화 없음 • 반감기: 2~3시간 • penciclovir로 간대사되고 90% 이상이 미변화체로 신배설	• BA: acyclovir로 대사 후 55%까지 • 반감기: 3시간 • 소장과 간대사로 빠르고 거의 완전하게 acyclovir로 전환
용량	• 단순포진: 200mg, 4시간마다, 1일 5회 10일 • 대상포진: 800mg, 4시간마다, 1일 5회, 7~10일 • 수두: 20mg/kg(최대 800mg) 1일 4회, 5일 • 면역저하 시 예방: 400mg, 4시간마다, 1일 5회, 7~10일	• 대상포진: 250mg, 1일 3회, 7일 • 초발 생식기 포진: 250mg, 1일 3회, 5일 • 재발 생식기 포진: 125mg, 1일 2회, 5일 • 면역저하 시(대상포진: 500mg, 1일 3회, 10일, 단순포진: 500mg, 1일 2회, 7일)	• 대상포진: 1g, 1일 3회, 7일 • 초발 생식기 포진: 500mg, 1일 2회, 5~10일 • 재발 생식기 포진: 500mg, 1일 2회, 5일 • 면역저하 시: 정상 면역환자와 치료 동일
신장에서 용량조절	Clcr(mL/min) • 10~25: 8시간 간격으로 투여 • < 10: 12시간 간격으로 투여	Clcr(mL/min) 60mL/min 이하부터 조절 20mL/min 단위로 시간간격을 12, 24, 48시간으로 투여	Clcr(mL/min) • 50: 1g, 1일 2회 • 30: 1g, 1일 1회 • 10: 500mg, 1일 1회
부작용	두통, 권태감, 오심, 구토, 발진, 인후통, 식욕부진, 신기능 저하	오심, 두통, 소양증, 두통, 졸음, 어지럼증, 감각이상	두통, 복통, 오심, 설사, 변비, 식욕부진

HIV(human immunodeficiency virus) 등에 유효하다.

Amantadine은 파킨슨병에 사용되던 약물이었으나 influenza A를 일으키는 바이러스에 유효하다는 것이 밝혀졌다. 이 약물은 influenza A가 유행하는 동안 예방약으로 쓰이거나 조기 발견된 influenza A의 악화 방지에 사용되나 influenza B에는 효과가 없다. 이 약물은 구조변형 없이 그대로 소변으로 배설되므로 신장장애가 있는 경우 위험하며 신장 기능이 떨어져 있는 경우 약물 용량을 줄여야 한다. 바이러스 사멸은 세균보다 어렵고 오늘날 사용되고 있는 항바이러스 약물은 바이러스의 감염을 방지하거나 억제하는 역할을 한다.

1) 작용기전에 따른 분류

(1) 숙주세포에 침입을 억제하는 약물

바이러스 M2 단백질막 도메인 기능을 방해함으로써 바이러스 핵산이 숙주세포에 침투하는 것을 막음

① Amantadine

② Rimantadine

③ γ－Globulin(immunoglobulin)

(2) 바이러스 유전자의 전사를 억제하는 약물

① DNA polymerase 억제약: Aciclovir, Ganciclovir, Vidarabine, ribavirin,

② Reverse transcriptase 억제약: Zidovudine, Didanosine, Zalcitabine, Lamivudine, Amuvidine, Stavudine

③ 후기 번역과정 억제약: Indinavir, Saquinavir, Ritonavir

(3) 면역조절약

Interferon은 면역조절작용과 세포증식 억제작용을 갖는 당단백질로 바이러스에 감염되었을 때 인체세포에서 생성되는 물질이다.

2) 임상제제

(1) Idoxuridine(5-iode-2-deoxyuridine)

Herpes simplex 바이러스에 의한 수두성 대상포진의 치료에도 유효하며, 부작용으로는 간독작용, 황달 등이 있다.

(2) Amantadine, Rimantadine

Influenza와 rubella 바이러스에 유효하다.

(3) Ribavirine(Virazole, Viramid)

Influenza, parainfluenza herpes 바이러스 감염증에 응용된다.

(4) Acyclovir

생식기 포진을 포함한 점막 및 피하에 발생한 초발성 및 재발성 herpes simplex의 예방 및 치료 및 대상포진 감염증 치료에 사용 초기 급성 통증에 사용한다.

(5) Zidovudine(Retrovir)

AIDS 환자나 AIDS 관련 복합징후환자에 사용한다.

(6) Interferon

바이어스 감염 시 세포에서 생성하는 항바이러스성 단백화합물이다. Interferon α, herpes virus 감염, B형 간염에 응용한다.

(7) Adepovir(Hepsera)

- 아데노신 아날로그로서 비환상 뉴클레오티드 역전사효소 억제제(acyclic nucleotide reverse transcriptase inhibitor)이다.
- B형 간염 바이러스(HBS)의 RNA-dependent DNA polymerase를 간섭하여 바이러스 복제를 억제하여 ALT 또는 AST가 지속적으로 상승되거나 조직학적 활성

질환을 나타내는 만성 활동성 B형 간염 바이러스 감염증 환자의 치료에 사용한다.

(8) Lamivudine(Zefix)

- B형 간염 바이러스의 polymerase를 억제하고, HBV 역전사 효소를 저해한다.
- Monophosphate 형태는 B형 간염 바이러스의 polymerase에 결합하여 DNA 사슬을 종결시킨다. 만성 활동성 B형 간염 치료제로 사용한다.

(9) Ribavirin(Viramid)

- RNA 바이러스와 DNA 바이러스의 복제를 억제한다.
- RNA polymerase 활성을 억제하고 RNA의 initiation과 elongation을 억제해서 바이러스의 단백합성을 저해하여 혈구모세포 이식 환자의 호흡기 세포융합 바이러스(respiratory syncytial virus, RSV) 감염증, 대상성 간질환 환자의 만성 C형 간염, 대상성 간질환 환자에서의 만성 C형 간염과 HIV의 중복감염, 호흡기 세포융합 바이러스 감염증 등에 사용한다.

(10) Entecavir(Baraclude)

- Guanosine nucleoside analogue로서 세포 내에서 활성형 triphosphate 형태로 된다.
- B형 간염 viral polymerase 활성을 저해함으로써(base priming, negative strand pregenomic mRNA의 역전사, B형 간염 DNA의 양성 strand 합성 포함), B형 간염 바이러스 합성이 저해된다.
- 활동성 바이러스 복제가 확인되고, 혈청 ALT 또는 AST의 지속적 상승 또는 조직학적으로 활동성 질환이 확인된 성인(16세 이상)의 만성 B형 간염바이러스 감염 치료에 사용한다.

(11) Oseltamivir(Tamiflu)

- Neuraminidase inhibitor: 인플루엔자 바이러스의 neuraminidase를 억제한다.
- Neuraminidase는 바이러스 표면의 효소로 인플루엔자 바이러스(A형, B형) 복제에 필요한 효소이다. Oseltamivir가 이 효소를 선택적 · 경쟁적으로 저해한다.
- 숙주세포에서 바이러스 입자가 방출되는 것을 억제하여 독감 예방 및 치료에 사용한다.

12 Antitubercular drugs

항결핵약

학습목적

결핵균 감염 치료제의 작용기전, 부작용 및 임상적 이용을 기술한다.

결핵은 항산성균(acid fast bacillus)인 결핵균(*Mycobacterium tuberculosis*)에 의해 발생되는 질환으로 기침이나 재채기에 의한 도말 감염으로 전파된다.

결핵의 발생은 1980년대까지 감소하다가 다시 증가하기 시작하였는데 그 이유는 면역체계이상 환자들의 증가와 인구밀집 도시의 열악한 환경 때문이다. 결핵균에 감염되기 쉬운 사람들은 알코올 중독자, AIDS 환자, 노약자들이며, 결핵 환자와 접촉하는 사람들이나 HIV 양성이면서 결핵에 양성 반응을 보이는 사람들에 대하여 예방적 결핵치료가 행해지고 있다.

결핵치료제로 처음 사용된 항생제는 streptomycin이며 1952년 isoniazid(INAH)가 개발되어 최초의 경구용 치료제로 쓰였다. Isoniazid를 단독 투여하면 짧은 시간에 내성균이 생성되므로 다른 약제와 병용한다. 이러한 병용요법으로 항결핵제 투여기간이 2년에서 6~9개월로 줄었다. 항결핵제의 병용약물의 예는 isoniazid와 rifampin, isoniazid와 rifampin, ethambutol, 혹은 isoniazid와 rifampin, pyrazinamide이다.

Rifampin과 ethambutol은 1960년대 초에 개발된 약물로 이들 약물의 단독 투여로는 결핵균에 효과적이지 못하다. 결핵 예방을 위해서는 isoniazid를 단독 투여하며 isoniazid는 위장관으로 흡수가 잘 되며 주사제로도 사용된다.

Isoniazid는 결핵균의 세포벽 합성(mycolic acid의 생합성을 억제)을 차단한다. 부작용으로 말초신경장애(peripheral neuropathy)가 나타나므로 pyridoxine(Vit B_6)과 함께 투여하여 이를 억제한다. 알코올은 말초신경장애를 증가시킨다. Isoniazid와 phenytoin을 함께 복용하면 phenytoin의 약효가 감소될 수 있고 제산제는 isoniazid의 흡수를 방해한다.

1) 합성 결핵약

결핵균(*Mycobacterium tuberculosis*)은 그람 양성균으로 항산성균에 속하며 1차 약물과 2차 약물을 구별하여 사용되는데 결핵균이 1차 약물에 저항성을 가졌을 때 2차 약물을 사용한다.

1차 약물로는 ethambutol, isoniazid, rifampin, pyrazinamide, streptomycin을 병용한다. 또한 2차 약물로는 capreomycin, cycloserine, ethionamide, kanamycin, p-aminosalicylic acid, viomycin 등이 18개월 이상 장기간 사용되고 있다. Isoniazid의 주요 부작용은 말초신경장애로 알코올 중독자나 당뇨환자 등 영양결핍증일 경우 더 심각하다. 말초신경장애는 pyridoxine(Vit B_6)과의 병용으로 방지할 수 있다. Isoniazid에 의해 간독성이 나타나기도 하며 간염으로 진행될 수 있고 간질환이 있는 환자의 경우 isoniazid 혹은 isoniazid와 rifampin 병용약제를 금하는 것이 좋다.

① para-aminosalicylic acid(PAS)
항결핵작용은 streptomycin보다 약하지만 내약성이 적고 streptomycin, isonicotinic acid hydrazid와 병용한다.

② Isonicotinic acid hydrazid(INAH, isoniazid)
값싸고, 효력이 강하면서도 독성이 적다.

③ Pyrazinamide(PZA)
PAS보다 우수하다고 하나 내성 발현이 빠르고 간장애를 일으켜 황달을 유발한다.

④ Ethionamide(Trecator)
항균작용은 streptomycin의 2배이며 sulfadimethoxine과 병용하여 항균력을 증강시킨다.

⑤ Ethambutol(Myambutol)
다른 결핵치료제와 교차내성 없으며 isoniazide와 streptomycin과 병용한다.

2) 항결핵 항생물질

- Streptomycin
- Viomycin
- Kanamycin
- Rifampicin

항결핵약의 주의사항은 다음과 같다.

① 환자에게 간질환이 있는지 체크한다. 대부분의 항결핵약은 간질환이 있는 경우 금하여야 한다. 환자의 간검사 결과에 유의하여야 하며, 특히 환자가 isoniazid나 rifampin을 투여받고 있는 경우 더 유의해야 한다.

② 말초신경의 감각이 무뎌지거나 저린 증상이 나타나는 등 말초신경장애가 일어나는지 유의하여야 한다. 말초신경장애를 방지하기 위하여 pyridoxine을 처방에 따라 투여한다. Isoniazid를 복용하는 경우 감각이 무뎌지는 등 말초신경장애가 빈번히 일어나기 때문이다. 그러나 pyridoxine을 함께 복용하거나 균형 잡힌 식사를 하는 경우에는 일어나지 않는다.

③ Streptomycin을 투여하는 경우 이독성(ototoxicity)이 나타날 수 있으므로 청각기능이 정상적인지 주의하여 살핀다.

④ 환자의 가래검사 결과는 항결핵약물을 투여한 후 2~3개월 후에는 음성이 된다.

⑤ Rifampin을 투여받는 경우 소변, 대변, 침, 객담, 땀, 눈물 등이 붉게 될 수 있다.

⑥ Ethambutol을 투여받는 경우 하루 약물 투여량을 한 번에 복용한다. 투여량을 나누어 복용할 경우 시력장애가 나타날 수 있기 때문이다.

⑦ 결핵 검사를 위한 객담은 이른 아침 채취하는 것이 좋다. 보통 3일간의 객담을 채취하여 검사한다. 몇 주일 후 같은 검사를 반복한다.

⑧ Isoniazid와 ethambutol을 투여받고 있는 환자의 경우 시력 이상이 나타날 수 있으므로 유의한다.

⑨ 항결핵약물 복용은 음식물에 의하여 흡수가 방해되지 않도록 공복 시 복용한다(식전 1시간 혹은 식후 2시간).

⑩ 항결핵제를 복용하는 동안 제산제 복용을 금해야 한다. 제산제는 항결핵제의 흡수를 방해한다. 또한 술을 금해야 한다. 알코올은 간독성을 증가시킨다.

⑪ 광과민증이 나타날 수 있으므로 직사광선을 피하도록 지도한다.

3) 항한센병약

- Dapsone(Diaminodiphenylsulfone, DDS)
- Clofazimine(Lamprene)

Antimalarials 13

항말라리아약

학습목적

항원충약의 작용기전, 부작용 및 임상적 응용을 기술한다.

말라리아는 원생 기생생물인 *Plasmodium* spp.에 의해 발생하는 대표적인 원생생물 질환으로 *Anopheles* 속 모기를 중간 숙주로 하여 사람에게 감염된다. *Plasmodium* 에 감염된 anopheles 모기가 사람을 문 후 두 단계를 거쳐 기생하게 된다. 처음 단계인 tissue phase에서는 plasmodium이 적혈구에 침투하지 않은 단계로 아무런 증세가 나타나지 않는다. 두 번째 단계인 erythrotic phase가 되면 plasmodium이 적혈구에 기생을 하는 단계로 오한, 발열, 발한 등이 나타난다. 말라리아의 처치법은 plasmodium의 종류와 이 원생생물의 생활주기에 따라 달라진다.

Quinine은 1820년 말라리아 치료제로 사용되어 1940년대까지 유일한 말라리아 치료제였다. 그 후 합성 항말라리아제가 개발되기 시작하여 quinine에 비하여 독성이 적고 치료효과도 비슷한 약물이 개발되기 시작하였고 약물 내성이 나타나면 여러 약물을 복합적으로 사용한다.

합성 항말라리아제인 primaquine, chloroquine, hydroxychloroquine, mefloquine 등은 말라리아 예방약으로 사용된다.

Chloroquine은 위장관으로 잘 흡수되며 chloroquine은 반감기가 길므로 투여 첫째 날은 부하용량으로 2번 투여하고 3번째 투여는 둘째 날에, 4번째 투여는 셋째 날에 투여한다. Cloroquine은 간에서 대사된 후 활성형으로 변하여 작용을 나타내며 소변으로 배설된다.

Chloroquine은 plasmodium 원생생물의 단백질 합성을 차단하여 항말라리아 효과를 나타내며 경구투여하거나 IM 주사로 투여된다. 약물의 체내 작용기간이 길어 한번 투여로 수 일 내지 수 주간 작용이 지속되며 금기사항으로는 망막장애, 시력장애, 임부, 소아 장기사용이 있다.

부작용으로는 항말라리아제의 부작용은 위장관장애, 제8뇌신경장애(quinine과 chloroquine), 신장기능 이상(quinine), 심혈관계 부작용(quinine) 등이 있다.

표 11-13 항말라리아약의 분류

일반명(제품명)	적용 및 용량
chloroquine HCl (Cloroquine)	급성 말라리아에 사용, 예방으로 사용할 경우 적어도 2주 전에 투여, Primaquine과 병용 가능 Acute malaria: PO: 처음 600mg 투여하고 6시간 후 300mg 투여 이후로 24시간 후와 48시간 후 300mg씩 투여 IM: 200mg base q6h prn Prophylaxis: 접촉하기 2주 전과 접촉 후 6~8주 후에 투여 PO: 5mg/kg/wk, max: 300mg base/wk
hydroxychloroquine (Haloxin)	chloroquine 대신 사용함, primaquine과 병용 가능, 음식물과 함께 투여함 Acute malaria: PO: 처음 800mg 투여하고 6시간 후 400mg 투여, 이후 24h, 48h 후 400mg씩 투여 Prophylaxis: 접촉하기 1주 전과 접촉 후 6~8주 후에 투여 PO: 5mg/base/wk, max: 300mg base/wk
mefloquine HCl (Lariam)	새로 개발된 항말라리아제로 chloroquine과 유사(치료, 예방약) PO: 1,250mg 한번에 투여하고 250mg/qwk 예방: 초회 용량을 1주 전에 복용, 45kg 이상 성인은 1정을 1일 1회, 3일간 투여한 후, 주 1회 1정씩 투여
primaquine phosphate	말라리아 예방 및 재발방지에 사용, 백혈구 감소에 유의 Prophylaxis: PO: 25mg/wk
pyrimethamine	말라리아 예방 및 chloroquine 저항성 말라리아 감염에 사용 chloroquine과 병용 가능 Prophylaxis: PO: 25mg/wk
quinacrine HCl	Plasmodium malariae 및 Plasmodium vivax 감염에 사용 Supression: PO: 100mg/d
quinine SO_4	chloroquine 저항성 말라리아 감염에 다른 약물과 병용하여 사용 밤에 일어나는 근육경련에 사용 Acute malaria: PO: 650mg q8h 3~7d

12 항암제

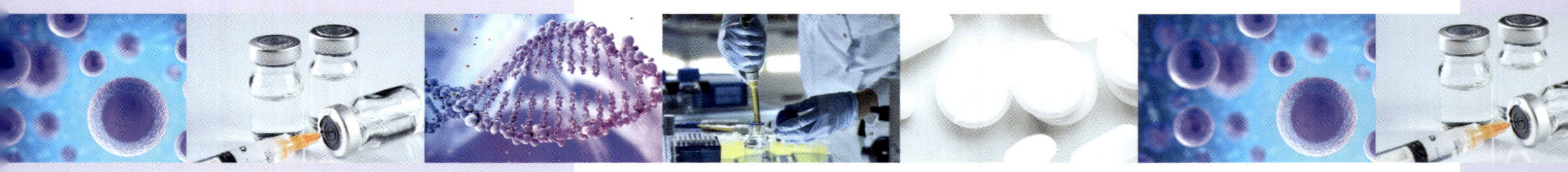

01 항암제

Antitumor agent 01 항암제

학습목적

항암제의 작용기전, 부작용, 내성 및 임상적 이용을 기술한다.

1 암세포의 발생

정상세포는 선천적 또는 후천적 요인에 의한 DNA 돌연변이에 의해 암세포로 변하며 유전자 변이는 종양억제유전자(tumor suppressor genes)의 비활성화와 원암유전자(proto-oncogene)가 종양유전자(oncogenes)로 활성화되는 것, 두 가지에 의해 일어난다.

종양(tumor)은 조직의 병리학적인 덩어리로, 빠른 속도로 성장하면서 다른 조직으로 전이되는 것을 악성종양, 악성신생물(neoplasm) 또는 암(cancer)이라 한다. 항종양제는 세포의 성장을 지연시키거나 전이를 방지하며 화학요법제(chemotherapeutic agents) 혹은 항암제(anticancer drug)라고도 불린다. 1940년대에 최초로 사용되기 시작하였는데 이때 사용된 약물은 전립선암에 사용된 estrogen과 nitrogen mustard인 mechlroethamine hydrochloride이며 그 후 methotrexate, 5-fluorouracil, 6-mercaptopurine, cyclophosphamide 등이 개발되어 현재까지 사용되고 있다. 1970년대 초부터 다양한 약물이 시판되기 시작했고 여러 항암제를 적절히 병용하였을 때 특정 암에 대하여 더 효과적이라는 것이 밝혀짐으로써 오늘날 여러 항암제가 암치료와 암의 전이 방지, 완화 등의 목적으로 사용되고 있다. 이러한 항암제요법(chemotherapy)은 단독으로 이용되기도 하고 수술(surgery)이나 방사선 치료와 병용되기도 한다.

2 종양세포 주기

(1) 종양세포(neoplastic cell)는 일반 세포에 비해 4가지 특징이 있다.

① 조절되지 않고 증식한다.
② 역분화 현상 또는 퇴화로 인하여 기능을 상실한다.
③ 다른 조직으로 침입한다.
④ 다른 조직으로 전이한다.

(2) 항암제는 종양세포의 분열과 성장과정을 저해한다.

(3) 종양의 세포주기는 5단계로 나뉜다.

① G_0 phase(정지기): 정상 대사과정이 진행되며 핵산과 단백질 합성은 미세하다.
② G_1 phase: DNA 합성을 위한 준비단계로서 RNA와 단백질 합성이 일어난다.
③ S phase(DNA 합성기): DNA 합성이 활발하게 일어난다.
④ G_2 phase: 세포분열이 진행되며 RNA가 계속 합성되고 염색체가 농축된다.
⑤ M phase(분열기): 모세포에서 두 개의 새로운 세포가 생긴다.

대부분의 항암제는 S phase에 작용을 하나 일부 약물은 M phase에 작용하며 세포주기 내에서 복잡한 작용을 한다. 항암제는 세포주기(cell cycle)의 모든 단계에 작용하거나 특정 단계에 작용하며, 특정 단계에 작용하는 약물을 cell cycle specific(CCS)이라 하고 모든 단계에 작용하는 약물을 cell cycle nonspecific(CCNS)이라고 한다. 일반적인 독성은 다음과 같다.

표 12-1 항암제의 분류

분류	약물군	세포주기에 대한 효과
CCNS	alkylating agents	모든 phase에 작용
	antitumor antibiotics	모든 phase에 작용
	nitrosourea	모든 phase에 작용
	steroids	모든 phase에 작용
CCS	antimetabolites	S phase에 효과적
	vinca alkaloids	M phase에 효과적

표 12-2 항암제의 일반적인 독성

독성	유의사항
골수 억제	
백혈구 감소	백혈구 감소로 감염의 위험 증가, 감염을 가능한 방지할 수 있는 주위 환경 마련
혈소판 감소	타박상, 잇몸 출혈, 코피 등 혈소판 감소로 인한 출혈이나 지혈이상
위장관 장애	
식욕부진	약물로 인한 구토나 쓴맛으로 인한 식욕부진
오심과 구토	항암제는 구토 중추를 자극하므로 투여하기 수 시간 전과 투여 후 12~48시간 동안 진토제를 투여함
설사	탈수가 나타나므로 충분한 수분을 공급하고 섬유질 섭취를 제한
기타	
구내염	구강 청결에 유의하며 칸디다증이 발생하는 겨우 항진균제를 투여
탈모	탈모가 심해지면 가발 등을 사용하도록 권고하고 항암제 투여가 끝난 후 수 개월 후 모발이 성장
불임	불임은 비가역적이므로 방지가 중요

3 항암제의 사용

1) 약물 병용요법

항암제는 단독으로 투여하지 않고 병용하여 사용된다. 병용요법이 사용되는 이유는 ① 항암제에 대한 내성을 줄이고, ② 돌연변이 암세포를 효과적으로 죽일 수 있으며, ③ 단독투여 시보다 적은 용량을 사용하므로 정상 세포에 대한 독성을 감소시킬 수 있기 때문이다.

2) 항암 화학요법 시 고려해야 할 사항

감염, 외과적 수술, 간이나 신장기능 부전, 방사선요법을 받는 경우, 임신, 백혈구 수 감소 등

3) 항암 화학요법제의 안전관리

① 노출경로: 직접적인 피부 접촉, 흡인, 눈에 접촉

② 노출에 따른 영향

단기간 효과	피부염, 노출 피부 주위의 과색소 침착증, 비점막의 궤양, 눈의 작열감, 두통, 오심, 머리카락이 가늘어짐
장기간 효과	최기형성(teratogenicity) 염색체 이상 돌연변이 유발성(mutagenicity) 발암성(carcinogenicity)

4) 암치료의 부작용 및 그 해결책

오심과 구토가 흔하게 접하는 문제이며 환자가 매우 힘들어 한다. 적은 양을 자주 복용하는 것이 좋다. 약제로는 metoclopramide(Mexolon)이나 ondansetron(Zofran) 등이 사용된다(반드시 담당의사와 상의하고 지시에 따라야 한다).

5) 식욕(입맛) 저하 문제

서양의학에서는 한방 같은 명확한 처방 지침은 없지만 최근 미국 등지의 대학병원에서 몇 가지 약물이 비교적 효과가 있다는 보고가 있다. Prednisolone, megesterol acetate (Megace), medroxyprogesterone acetate 등이 사용할 만한 약제지만 국내에서는 아직 일치된 견해가 없으므로 처방하는 의사도 있고 그렇지 않은 의사도 있다(반드시 담당의사와 상의하고 지시에 따라야 한다).

6) 일반적 주의사항

① 항암제 투여 전 환자에게 충분한 수분을 공급하여야 한다(경구투여가 불가능할 경우 IV로 투여). 하루 2~3L의 충분한 수분을 공급하여 탈수 및 출혈성 방광염(hemorrhagic cystitis), 요산염(urate), 가골형성(callus formation)을 방지하여야 한다.

② 경구용 항암제 투여 전 제산제와 진토제를 투여하여 위장장애 및 구토를 방지한다.

③ 항암제를 다룰 때는 조심하여야 하며 피부에 직접 닿는 일이 없도록 하여야 한다.

④ 감염 방지를 위해 항생제를 투여하고, 통증을 감소시키기 위해 진통제를, 설사를 완화시키기 위해 지사제를 투여한다.

⑤ 구내염이 발생하기 쉬우므로 구강 청결에 유의하여야 하며 환자는 가능한 부드러운 칫솔을 사용하여야 하며 혈소판의 수치가 50,000개/mm^3 이하가 되면 칫솔 사용을 금한다.

⑥ 백혈구의 감소로 인하여 감염이 증가되므로 감염성 질환을 갖고 있는 사람과의 접촉을 금한다.

⑦ 골수억제로 인하여 환자에게 감염(발열, 인후통)이나 출혈(타박상, 잇몸 출혈, 혈뇨, 혈변), 빈혈 증세(피로, 호흡곤란, 기립성 저혈압)가 나타나는지 유의하여야 한다.

⑧ 여성 환자의 경우 무월경, 월경 불순, 불임 등이 나타날 수 있으며 남성 환자의 경우 발기부전이 나타날 수 있다.

⑨ 항암제를 투여받고 있는 동안은 기형 유발 가능성이 많으므로 임신은 가능한 피하여야 하며 투여가 끝난 후 3~4개월간은 임신을 금해야 한다.

⑩ Purine 염기가 많이 함유된 음식(육류 중 내장, 콩류)은 뇨를 알칼리화시키므로 피하도록 한다.

⑪ 무균 조작을 철저히 실시한다.

7) 항암화학요법제의 투여 경로

① 동맥 내 관류법: adriamycin, 5-FU

② 정맥 내 주입법: 대부분의 항암제

③ 근육 내 주사법: bleomycin, picibanil

④ 경구투여법: 5-FU

⑤ 피하주사법: DNCB, BCG

⑥ 복강 내, 늑막강 내, 척수강 내 주입법: mitomycin, cisplatin, MTX

⑦ 국소적 도포법: interferon 연고

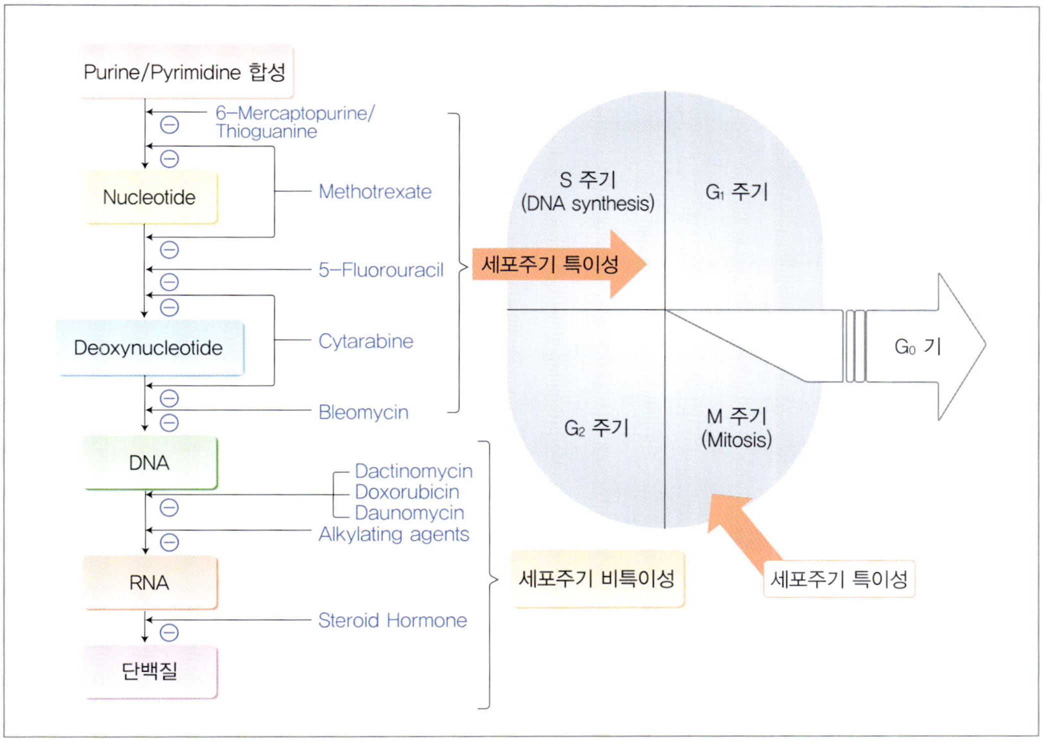

그림 12-1 항암제의 작용기전

4 항암제의 분류

항암제는 세포독성 약물(cytotoxic drugs), 호르몬과 기타 약물로 구분하며 세포독성 약물로는 대사길항약, 알킬화약, 세포독성 항생물질, 세포독성 생약 유도체가 있다.

1) 알킬화약 Alkylating agents

세포의 정상적인 분열과정을 방해하기 위해 사용하는 약물로 세포의 구성성분인 amine, -OH, -SH기 등과 결합하여 알킬화하여 DNA 합성을 억제한다.

알킬화약(alkylating agents)는 널리 쓰이는 항암제 중의 하나로 CCNS 범주에 속하며 거의 모든 cell cycle 단계에 있는 암세포에 작용한다. 따라서 급성 및 만성 백혈병(leukemia), 다발성 골수종(multiple myeloma), solid tumors(유방암, 난소암, 자궁암, 폐암, 방광암, 위암) 등 여러 암에 유효하다.

알킬화제는 다음과 같이 4그룹으로 나뉜다.

nitrogen mustard	mechlorethamine, cyclophosphamide, chlorambucil, ifosphamide, mephalan
nitrosoureas	elomustine, carmustine, semustine, streptozocin
alkyl sulfonates	busulfan
alkylating-like drugs	cisplatin, carboplatin

(1) Busulfan(Myleran)

(2) Camustine(BCNU, BICNU)

Blood-Brain Barrier를 잘 통과하므로 CNS 종양에 유효하다.

(3) Cyclophosphamide(Cytoxan, Alkyloxan)

- **임상응용**: 림프종, 어린이의 급성 림프성 백혈병, 다발성 골수종의 치료, 폐암, 유방암, 위암, 간암, 자궁암
- **면역억제 작용**: 류마티스성 관절염, 소아의 신증후군, SLE

(4) Chlorambucil(Leukeran)

(5) Carboplatin

(6) Cisplatin

2) 대사길항약 Antimetabolites

자연적으로 존재하는 purine이나 pyrimidine 유사물질로 그 물질을 대치하거나 핵산과정 중에 필수적인 효소를 억제하여 DNA, RNA, 단백질 합성을 억제하여 세포복제를 억제한다.

대사저해제는 오랫동안 항암제로 사용되어온 약물로 세포주기 특이성을 가지고 주로 S phase에 있는 세포에 영향(DNA 합성 및 대사 저해)을 미친다.

이 그룹의 약물은 엽산(folic acid) 길항제(methotrexate)와 pyrimidine 유사체(5-fluorouracil, floxuridine, cytarabine), purine 유사체(6-mercaptopurine, thioguanine)로 나뉜다. 그 밖에 ribonucleotide reductase inhibitor, antimicrotubule, podophyllotoxin 등이 포함된다.

엽산 길항제(folic acid analogues)	Methotrexate
피리미딘 유사체(pyrimidine analogues)	Fluorouracil, Cytarabine(Cytosine arabinoside), Gemcitabine, Enocitabine
퓨린 유사체(purine analogues)	Mercaptourine, Thioguanine, Azathiopurine, Fludarabine, Pentostatin

Methotrexate는 1948년 발견되어 현재 장기이식 후의 면역억제제로 사용되고 있으며 단백질과 DNA 합성에 필요한 엽산의 길항제로 작용하며 엽산길항제 과량투여 시 Leucovorin을 사용한다.

1957년에 발견된 5-fluorouracil(5-FU)은 단독 혹은 병용 사용으로 암치료에 많이 사용되고 있다.

대사저해제에 효과적인 암은 림프종(lymphoma), 급성 백혈병, 위장관계 암, 유방암 등이다.

Fluorouracil은 carcinoma, 특히 기저세포암(superficial basal cell carcinoma)에 사용된다. Fluorouracil은 DNA와 RNA 합성에 필요한 효소 작용을 억제하고, 혈액-뇌 장벽을 통과하며 잔류기간은 30일이다. Fluorouracil의 부작용은 다른 항암제와 비슷하여 식욕부진, 오심, 구토, 설사, 위염, 탈모증, 광과민, 색소침착 및 발진 등이며 심각한 독성은 투여 후 4~8일 후에 나타나며 백혈구감소증(leukopenia), 혈소판감소증(thrombocytopenia), 무과립구증(agranulocytosis) 등 혈액이상이 나타난다. 일반적인 대사저해제의 부작용은 골수억제(백혈구감소증, 혈소판감소증), 구내염(stomatitis), 탈모증 등이다.

① Methotrexate(Amethoperin): 세포의 정상 대사과정을 억제하며 DNA, RNA, thymidylate 및 단백 합성을 저해한다.

② Fluorouracil(5-FU): Pyrimidine 유도체로 DNA 합성을 저해하며 세포주기 중 S phase에 특이적으로 작용한다.

③ Cytarabine(=cytosine arabinoside, Cytosar): Pyrimidine 유도체로 S phase, G_1 phase에서 S phase로의 과정에 선택적으로 작용하여 DNA 합성을 억제한다.

④ Gemcitabine(Gemzar): Pyrimidine 유도체로 cytarabine의 새로운 동족체로 비교적 부작용이 적고 비소세포 폐암, 췌장암에 사용한다.

⑤ Mercaptopurine(Purinethol, 6-MP): Purine 동족체로 purine의 생합성을 저해하여 결국 DNA, RNA 합성이 억제되어 세포작용을 나타낸다. 보통 methotrexate와 병용하면 효과가 있다.

⑥ Thioguanine(lanvis): Purine 동족체이다.

3) 항생물질 Antibiotics

항생제(antibiotics)로서 항암제(antitumor)로 사용되는 약물(bleomycin, dactinomycin, daunorubicin, doxorubicin, mitomycin, plicamycin)은 단백질과 RNA 합성을 저해하며 DNA에 결합하여 DNA 분절(fragmentation)을 일으킨다.

G_2 phase에 작용하는 bleomycin을 제외하고 다른 약물들은 cell cycle에 상관없이 항암 효과를 나타낸다.

Dactinomycin은 1940년대 초반에 동물의 암에 사용된 최초의 항생제이며 bleomycin과 plicamycin은 1962년에 도입되었다.

Doxorubicin과 plicamycin은 IV로 투여된다. Doxorubicin은 간에서 대사를 받아 활성형으로 바뀌고 다른 항암제와 함께 병용되어 유방암, 난소암, 폐암, 방광암, 백혈병 및 림프종(lymphoma)에 사용된다.

Plicamycin은 다른 항암제와 병용되어 고환암(testicular carcinoma)에 사용된다. 이 약물의 주요 용도는 고칼슘증의 치료에 사용되며, 지혈 시간에 영향을 미치므로 aspirin, 항응고제, 혈전용해제 등과 병용을 금해야 한다.

Cyclophosphamide와 doxorubicin의 병용은 출혈성 방광염(hemorrhagic cyctitis)을 일으킬 수 있다.

항생제로서 항암제로 사용되는 약물의 독성은 일반적인 항암제의 독성과 유사한 탈모증, 오심, 구토, 구내염(stomatitis), 백혈구감소증(leukopenia), 혈소판감소증(thrombocytopenia) 등이다. Bleomycin과 plicamycin을 제외한 다른 약물들은 조직에 수포형성(vesication)을 일으킬 수 있고 몇몇 약물은 장기 독성을 일으킨다. Bleomycin은 폐에 독성을 유발하며 daunorubicin과 doxorubicin, idarubicin은 심장에 독성을 유발한다.

모든 항종양항생제는 정맥 내로 투여하거거나 카테터를 통해 신체 내강으로 직접 점적해야 한다.

(1) Dactinomycin(actinomycin D, Cosmegen)

DNA와 결합하여 RNA 생성에 관여하는 효소작용을 억제함으로써 RNA 생산을 차단하는 약리작용을 가진다. 임상응용으로 Wilm's tumor, 자궁암, 횡문근육종, 고환암, 골육종, 림프종, 포도상육종, 악성 융모상피종 등에 사용한다.

(2) Doxorubicin HCl(Adriamycin)

세포분열 S phase와 G_2 phase에서 DNA와 결합하여 DNA 의존성 RNA 합성을 억제한다.

(3) Bleomycin(Bleocin)

세포주기 G_2 phase에 가장 활동적으로 작용하여 DNA 분자의 결합을 분해하는 유리기를 생성함으로써 세포독성을 나타낸다.

(4) Mitomycin(Mutamycin)

G_2 phase와 S phase에 영향을 주어 DNA 합성을 억제한다.

(5) Mitoxanthrone(Novantrone)

활성이 높으며, DNA와 결합하여 DNA와 RNA 합성을 저해한다.

4) 호르몬 제제 및 항호르몬제제

Steroid제는 다른 약물과 병용되어 여러 암을 치료하는 데 사용되며 항종양제 중 유해반응이 가장 적다. 항암제로 사용되는 호르몬은 암세포 성장을 억제하는 작용의 호르몬제와 호르몬 길항제로 작용하여 암을 억제하는 호르몬제로 나뉠 수 있다.

호르몬으로서 암을 억제하는 것은 estrogen, progestin, androgen, adrenocorticosteroid이고, 호르몬 길항제로 작용하여 암을 억제하는 약물은 aminoglutethimide, flutamide, goserelin acetate, tamoxifen이다.

Corticosteroid는 소염제로 조직 염증을 억제하며, 이 호르몬은 림프구를 억제하여 백혈병과 림프종(lymphoma)에 유효하다. 다른 항암제와 병용하여 사용되는데 Hodgkin's 질환에 사용되는 MOPP[mechloethamine, oncovin(vincristine), procarbazine, prednisone]가 대표적인 예이며 prednisone이 가장 많이 처방된다. Dexamethasone과 hydrocortisone은 IM 및 IV 주사로 사용되며 이들 약물은 뇌종양으로 인하여 생긴 뇌부종(cerebral edema)을 완화하는 데에도 사용된다. Cortisone 약물은 다행증(euphoria)을 일으키며 cortisone 약물을 내복하였을 때 나타나는 부작용은 체액저류(fluid retention), 저칼륨증(hypokalemia), 감염의 위험성이 커지고 혈당 상승, 지방조직 증가, 근육 무력감, 출혈의 증가, 환각 등이다. Estrogen 제제는 남성의 전립선암이나 폐경 후의 여성 유방암에 사용되어 6개월 내지 1년 정도 암의 진행을 억제하며 여기에 속하는 약물은 diethylstilbesterol, ethinyl estradiol, chlorotrianisene 및 conjugated estrogen이다.

Tamoxifen과 nafoxidine은 estrogen 길항제로서, 특히 tamoxifen은 유방암 고위험군인 사람에게 예방목적으로 사용된다. Progestin류는 유방암, 자궁내막암, 신장암에 사용되며 hydroxyprogesterone caproate, medroxyprogesterone acetate, megesterol acetate 등이 있다. 부작용으로는 체액 저류, 응고장애(thrombiotic disorders) 등이 나타난다.

Androgen류는 폐경 전 여성의 유방암에 사용되며 암의 퇴행을 돕고 장기간 사용할 때 남성화 현상을 유발하여 체모 성장, 목소리 변화, 근육 성장 등을 일으킨다. 진행된 전립선암에 flutamide(antiandrogen)와 leuprolide(합성 GnRH으로 고환의 androgen 분비억제)가 사용된다.

5) 천연물질 유도체

(1) Vinca alkaloids(Vinblastine, Vincristine)

일일화라 불리는 식물에서 추출한 성분으로 세포주기 M phase에 선택적으로 작용하여 tubulin과 결합하여 microtubule의 집합을 억제하여 유사분열을 방해하는 약리작용을 가지고 있다. 심한 변비가 일어나며 신경독성(사지무감각)이 있고 다른 항종양제와 함께 림프종, 백혈병, 카포시육종, Wilm's tumor, 방광암, 유방암 등의 치료에 사용된다.

(2) Taxanes(Paclitaxel, Docetaxel)

주목나무껍질에서 추축된 taxane은 tubulin의 polymerization을 촉진하고 microtubule의 depolymerization을 억제하여 비정상적인 microtubule 생성으로 인하여 M phase에서의 mitosis 과정을 차단한다. Paclitaxel은 카포시육종, 난소암, 전이성 유방암에 사용된다.

(3) Epipodophyllotoxins(Etoposide, Teniposide)

Mayapple이라 불리는 잡초에서 추출된 성분으로 tubulin 구조 중 colchicine 결합 부위의 microtubule 단백질에 결합하여 방추사 생성과정 중 M phase에서 세포분열을 억제하고 topoisomerase II(gyrase)를 억제하여 항암효과를 나타낸다. Topoisomerase I과 II가 있는데 이들 효소는 DNA를 잘라서 엉켜 있는 DNA를 풀어주고 이어주면서 DNA의 복제, 전사가 일어나게 해주는 효소이다. Etoposide는 고환암, 폐암, 융모암 치료에, Teniposide는 급성 림프성백혈병 치료에 사용된다.

(4) Camptothecin(Irinotecan)

희수나무에서 추출된 성분으로 topoisomerase I을 선택적으로 저해한다. Irinotecan은 대장암 치료에 사용된다.

6) 기타 항암제

(1) Procarbazine(Matulane)

알킬화 작용으로 DNA, RNA, 단백질 합성을 억제하는 것으로 알려졌다.

(2) Hydroxyurea(Hydrea)

RNA나 단백질 합성을 억제하지 않으며, DNA 합성을 직접 억제한다. 세포주기 S phase에 선택성을 가진 약리작용을 한다.

(3) Cisplatin(Cisplan)

세포주기에 비특이적으로 작용하는 백금화합물로 DNA와 교차 결합하여 핵산 합성을 억제하는 약리작용이 있다.

(4) L-Asparaginase(Leunase)

대장균에 의해 생성되는 효소로서 L-Asparagine을 가수분해시켜 세포외액으로부터 L-asparagine의 공급을 중단시켜 세포를 죽게 한다. 유해작용으로 췌장기능장애가 있다.

7) 생물학적 반응 변형물질

종양세포에 대한 면역반응을 항진시켜 항종양작용을 나타내거나 분화를 촉진시킴으로써 항암작용을 가진다. 이들 제제로는 interferon α-2a(alphaferon), interferon α-2b(intron-A), aldesleukin(proleukin), tretinoin(vesanoid)이 소개되었으며, 선택적 종양치료에 사용된다. Interferon α-2b의 흔한 유해반응은 발열, 오한, 현기증, 피로 등으로 인플루엔자와 유사한 증상이 있다(50%).

13 응급약물과 임신 중 약물 사용

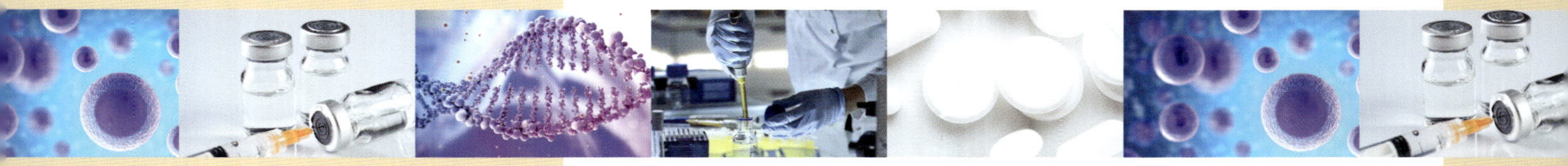

01 응급약물

02 임신 중 약물사용과 그 안전성

Emergency drugs 01

응급약물

학습목적

히스타민, 세로토닌 및 각 길항제의 부작용 및 독성을 이해하고 임상적 응용을 기술한다.

1 심혈관계에 사용되는 응급약물

1) 교감신경 흥분약 Sympathomimetics

심장 쇼크 시 혈압을 증가시키는 데 사용되는 약물은 일차적으로 교감신경 흥분약이다. 이때 심장 박동수의 증가를 일으키는 약물을 양성 변시성 약물(positive chronotropic agents)이라고 하며 심근의 수축력을 증가시키는 약물은 양성 변력성 약물(positive inotropic agents)이라고 한다.

(1) Isoproterenol(Isuprel)

강력한 합성catecholamine으로 주로 β 수용체에 작용하며 심장 응급 시 atropine에 불응하는 서맥에서 심박동수를 증가시키는 데 이용된다.

- **부작용**: 두통, 진전, 부정맥, 신경쇠약, 오심, 구토, 고혈압, 협심증 등이 있다.
- **용량 · 용법**: Isoproterenol 1mg을 5% D/W 500mL에 희석하여 분당 2~10μg 정맥 주입한다.

(2) Epinephrine 1:10,000(0.1mg/mL)

Catecholamine으로 작용기전은 α와 β 수용체에 직접작용하여 나타나며, β 수용체에 대한 효과가 더 현저하다. 그 효과는 심박동수 증가, 심근의 수축력 증가, 심근의 전도도 증가, 전신의 혈관 저항 증가에 의한 혈압 상승 등이다.

- **부작용**: 동공산대, 진전, 두통, 현기증, 오심, 구토 등이다
- **용량 · 용법**: 심장정지 시 성인은 epinephrine 1:10,000 용액 0.5~1.0mg을 정맥주사하며 필요 시 3~5분마다 반복 투여할 수 있으며 정맥주사가 불가능할 때는 기관 투여할 수 있다. 소아의 경우는 0.01mg/kg으로 정맥주사한다. 심한 아나필락시스 및 천식의 경우 초회량은 0.3~0.5mg을 정주하며 5~15분마다 반복 투여한다. 소아의 경우 0.01mg/kg을 정주한다.

(3) Dopamine

Dopamine은 NE의 전구체이며 α, β 및 dopamine 수용체에 작용하며 심인성 쇼크와 관련된 저혈압의 처치에 가장 빈번하게 사용되는 약물이다. Dopamine은 도파민 수용체에 대한 작용으로 신장 및 장간막 혈류를 유지시킨다.

Dopamine은 천천히 주입하게 되면 신장, 장간막 관상동맥과 뇌내혈관은 확장되지만 심장이나 기타, 다른 혈관에는 변화를 일으키지 않는다. Isoproterenol이 심장박동수와 심근수축력에 대하여 모두 현저한 상승효과를 나타내는 것과는 달리 dopamine은 심박동수 증가 효과보다 심근수축력 증가 효과가 더 크게 나타난다.

- **부작용**: 오심, 구토, 호흡곤란, 흉통, 동공산대 두통, 부정맥, 신경과민 등이 나타난다.
- **용량 · 용법**: Dopamine 800mg을 5% D/W 500mL 또는 400mg을 5% D/W 250mL에 가하여 1600μg/mL의 희석액을 만들어 2~5μg/kg/min 점적 주사한다.

(4) Dobutamine(Dobutrex)

변시성 효과는 거의 없고 수축기의 수축력을 증가(양성 변력 효과)시키며 일차적으로 β_1 수용체에 작용한다. Isoproterenol보다 β 효능 · 효과가 적고 주로 심박동수의 증가가 불필요한 울혈성 심부전의 처치에 유용하며 심인성 쇼크 등 심각한 응급상황에서 심박출량을 증가시키기 위해서 dopamine의 사용이 우선적이다.

- **부작용**: 오심, 구토 등으로 dopamine과 같다.
- **용량 · 용법**: 5% D/W 500mL, 1000mL에 dobutamine을 가하여 0.5mg/mL의 농도를 만들어 2~3μg/kg/min 정맥 주입한다.

(5) Norepinephrine(Levodopa)

Catecholamine으로 작용기전은 α, β 수용체에 모두 작용한다. α 수용체에 대한 작용이 훨씬 강한 말초혈관 수축 약물이다. 일반적으로는 신장과 장간막혈류 유지시키는 dopamine이 심인성 쇼크를 치료하는 데 적합하며, dopamine이 듣지 않는 증후에 NE 가 사용된다. 주의사항으로 혈압상승의 효과가 강력하므로 5~10분마다 혈압을 측정해야 한다.

- **부작용**: 오심, 구토, 두통, 현기증, 진전, 불안 등이다
- **용량 · 용법**: 성인에 있어서는 NE 4~8mg/min을 5% D/W, D/S 250mL(16μg/mL)에 추가하여 2~12μg/min을 정맥주입한다.

2) 교감신경 차단약 Sympathetic blocker

아드레날린 수용체 부위에서 길항하는 약물로 α-수용체만을 차단하는 것과 β 수용체만을 차단하는 약물이 있는데 주로 고혈압, 심장부정맥, 협심증의 치료에 이용된다.

(1) Propranolol

Propranolol은 비선택적 β 길항약으로 β_1과 β_2 아드레날린 수용체를 모두 차단시키

고 심박동률(음성 변시성 효과)과 수축력(음성 변력성 효과)의 감소, 혈압의 저하, 심근의 산소요구량을 감소시킨다. 심각한 β 차단약 과용량으로 인한 역작용에서는 글루카곤을 사용하여 심박동수와 혈압의 유지시킨다.

- **부작용**: 호흡곤란, 천명, 서맥, 저혈압, 기면, 울혈성 심부전증 등이 있다.
- **용량 · 용법**: 정맥 내로 투여될 때는 5% D/W 10mL에 1mg을 희석하여 2~5분에 걸쳐 서서히 투여하여야 하며 표준용량은 1~3mg으로 1mg/min보다 빠른 속도로 투여되어서는 안 된다. 최대용량은 3~5mg으로 반복 투여할 수 있다.

(2) Metoprolol

Metoprolol은 심박동수, 수축기 혈압 및 심박출량의 감소를 일으키고 β_1과 β_2 아드레날린성 수용체를 모두 차단하는 β 길항제이고 propranolol과 달리 β_1 수용체에 대하여 선택성이 있다.

- **부작용**: Propranolol과 같다
- **용량 · 용법**: 급성 심근경색 후에는 5mg을 bolus로 천천히 정맥주입하고 활력징후가 안정되게 유지되면 2분 후에 5mg의 bolus를 두 번째로 투여한다. 1, 2차 bolus가 내성이 생기면 5mg의 bolus를 3차로 투여하고 총용량은 15mg을 넘지 않도록 한다.

(3) Labetalol

Labetalol은 선택적 α_1 차단, 비선택적 β 차단약으로 α_1 수용체의 차단은 말초혈관의 수축을 억제하여 말초혈관 이완을 일으키며 β_1 차단을 통하여 심박출량을 감소시켜 고혈압 위기에 경우에 사용되는 강력한 항고혈압 약물이다.

- **부작용**: Metoprolol과 같다.
- **용량 · 용법**: 투여하는 방법은 2가지가 있는데 하나는 20mg의 labetalol을 2분에 걸쳐 천천히 정맥주사하며 이때 원하는 혈압이 얻어질 때까지 10분 간격으로 40~80mg을 추가할 수 있고 총용량이 300mg 될 때까지 주사할 수 있다.

  그리고 또 하나의 방법은 200mg의 labetalol을 5% D/W 250mL에 가하여 0.8mg/mL의 희석액을 제조하여 2mg/min의 속도로 투여한다. 이때 혈압은 계속하여 모니터하여야 한다.

(4) Esmolol

Esmolol은 선택적 β_1 차단약으로 작용발현이 신속하고 지속시간(9분)이 극히 짧으므로 정맥주입하여야 하며 주로 심방조동과 심방세동을 포함하여 심실상성 빈맥이 있는 환자에게 심박동수를 느리게 하는 데 사용된다.

- **부작용**: Labetalol과 같고 약물 상호작용을 보면 morphine은 esmolol의 혈중농도를 증가시키며, epinephrine, dopamine, NE에 의해 유발된 심실상성 빈맥의 경우에는 사용하여서는 안 된다.
- **용량 · 용법**: Esmolol 5g을 500mL 5% D/W, N/S 또는 hartmann 용액에 혼합 제조하여 정맥투여한다.

최초 1분 동안에는 500μg/kg/min의 용량을 정맥투여하고, 1분 후에 4분 동안 50μg/kg/min의 유지량으로 감소해서 투여한다. 외과수술 중, 수술 후 빈맥, 고혈압의 신속한 조절을 요할 때 80mg(1mg/kg) bolus 30초, 150μg/kg/min infusion, 필요에 따라 30μg/kg/min까지 증가하여 투여한다.

수술기 주위의 stress 관리는 마취에서 가장 큰 과제이며 심장에 대한 산소의 수요공급의 타협 없이 교감신경을 억제하면서 무통화 기억소실, 최면, 근육이완의 마취 요소를 충족시켜야 한다.

3) 부교감신경 억제약 Parasympatholytics

부교감신경 작용을 억제하는 약물로 항콜린 작용약(anticholinergics)이라고도 한다.

(1) Atropine sulfate

강력한 항콜린작용을 가지며 혈역학적으로 심각한 서맥에서 심박동수를 증가시키기 위하여 사용된다. 작용기전은 Ach 수용체를 차단함으로써 부교감신경을 억제한다.

양성 변시성 효과를 나타내지만 변력성 효과는 거의 갖지 않는다. 또한 cholinesterase의 작용을 비가역적으로 차단함으로써 유기제제인 중독의 해독제제로서 중요한 기능을 한다.

- **부작용**: 구갈, 빈맥, 졸음, 동공산대, 시야몽롱, 뇨저류 등이 있다.
- **용량 · 용법**: 심각한 서맥의 경우 0.5mg을 초회량으로 하여 정맥투여한다. 최대 0.04mg/kg까지 3~5분마다 반복 투여하며 유기인 제제 중독인 경우를 제외하고는 최대 0.04mg/kg을 초과해서는 안 된다. 응급상황에서 IV bolus 또는 IV가 불가능할 때는 기관 내 투여할 수 있다.

4) 알칼리화 약물

(1) Sodium Bicarbonate($NaHCO_3$)

$NaHCO_3$는 심정지를 동반하는 대사성 산증을 완충하기 위하여 사용되며 때로는 특정약물의 과용치료에 사용되고 있다.

이 약물은 신체로부터 약물의 배출을 높이기 위해서 소변의 pH를 알칼리화하기 위해서 투여된다. 주로 삼환계 항우울약의 과용, phenobarbital 과용, 과칼륨혈증, 과환기(hyperventilation)에 반응하지 않는 심한 산증에 사용된다.

5) 항협심증약 Antianginal agents

협심증(angina pectoris)을 치료하는 약물이며 협심증은 죽상관상동맥경화증(atherosclerosis)이나 관상동맥 경축(spasm)에 의하여 관상동맥이 좁아지거나 일부 폐쇄되어 부적합한 혈류로 인하여 심장통이 일어나는 질환이다.

항협심증약은 심근의 산소요구를 감소시킨다든지 또는 산소공급을 증가시킴으로써 혈류량을 증가시키는 약물로 질산염(nitrates), β 차단약, Ca이온 길항약이 있다.

(1) Nitrates

Rapid acting agents	• Amyl nitrate • Nitroglycerin
Long acting agents	• Isosorbide dinitrate • Isosorbide mononitrate

① Nitroglycerin

Nitroglycerin은 심장의 작업을 감소시키고 관상동맥 확장작용이 있는 속효성 평활근이완제로서 관상동맥 혈류를 증가시키고 허혈심근의 관류를 개선함으로써 심장 통증을 약화시킨다.

Nitroglycerin 투여 후 통증 감소는 1~3분 내에 일어나며 치료효과는 20~30분 후까지 지속된다.

- **부작용**: 뇌혈관 이완으로 인한 두통이 가장 일반적인 부작용이며 그 외 오심, 구토, 현기증, 쇠약, 저혈압, 빈맥 등이 있다.
- **용량 · 용법**: 0.3mg, 0.4mg, 0.6mg을 설하로 투여하며 필요 시 3~5분마다 반복할 수 있다. 또한 경피 흡수용 patch나 연고제 및 spray제제가 있다.

② 질산염제제

a. Amyl nitrate

성인: Inhalation: 0.18~0.3mL amp prn

b. Isosobid dinitrate (Isoket)

성인: SL = 2.5~10mg prn

경구용 = 5~10mg bid, tid

c. Isosobid mononitrate

성인 PO: 60~120mg qd morning

max: 240mg/day

(2) β-차단약

① Atenolol (β_1, Tenomin)

② Metoprolol (β_1)

③ Propranolol (β_1, β_2)

(3) Ca^{++} channel blockers

① Amlodipine (Norvasc)

② Diltiazem

③ Nicardipine

④ Isradipine

⑤ Nifedipine

⑥ Verapamil

6) 항고혈압 약물 Anitihypertensives

고혈압 위기(hypertensive crisis)는 수축기 및 확장기의 혈압의 갑작스런 상승으로 중추신경, 심장, 신장의 기능 장애를 일으키는 것을 말하며, 고혈압 위기는 고혈압 응급(hypertensive emergency)과 고혈압 긴급(hypertensive urgency)으로 분류할 수 있다. 고혈압의 응급은 1시간 이내에 혈압을 낮추어야 하며 긴급은 24시간 이내에 혈압을 낮추어야 한다.

가장 일반적으로 사용되는 것은 Nifedipine이고 이것에 불응하는 고혈압은 sodium nitroprusside를 사용하며 β 차단제로는 labetalol을 사용한다. 또한 hydralazine은 임신 중 자간증으로 인한 혈압 상승을 치료하는 데 사용되며 diazoxide도 간혹 사용된다.

(1) Nifedipine(Adalat)

말초혈관(동맥)을 둘러싼 평활근의 이완작용으로 말초혈관 저항감소와 수축기 및 확장기의 혈압 감소를 가져온다. 10~20mg을 경구 또는 설하로만 투여해야 한다.

(2) Sodium nitoprusside(Nitropress)

Sodium nitroprusside는 말초동맥, 정맥을 모두 이완시키는 약물로써 혈압의 신속한 저하가 필요한 고혈압 위기에 사용된다.

- **용량 · 용법**: 50mg의 약물을 500mL의 5% D/W에 넣고 100μg/mL의 희석액을 제공한다. 초회량은 0.5~10μg/kg/min이며 일반적인 용량 범위는 0.5~8.0μg/kg/min으로 정맥 점적법으로 서서히 투여하여야 하며 IV bolus로 투여해서는 절대 안된다(차광약이다).

(3) Diazoxide(Hyperstat)

말초동맥의 혈관이완을 일으키므로 수축기와 확장기 혈압을 모두 감소시키는 약물로서 고혈압 위기에 사용된다.

- **용량 · 용법**: 1~3mg/kg을 5~15분 간격으로 반복하여 정맥투여하며 최고 150mg/kg까지 30초간 정맥투여할 수 있다. 필요 시 유지량을 4~24시간 간격으로 투여 할 수 있다.

(4) Hydralazine(Alazine)

동맥계 혈관평활근을 이완시켜 동맥압 감소와 말초저항 감소, 심박출량의 증가를 일으키므로 신속히 혈압을 낮추거나 임신 합병증(자간전증) 고혈압에 이용된다.

- **용량 · 용법**: 상용량은 20~40mg을 IV bolus로 서서히 투여하며 필요 시 4~8시간 후 반복투여할 수 있다. 근육주사도 할 수 있으며 지속적으로 혈압과 EKG를 측정해야 하며 치료효과는 주사 후 5~10분 내에 나타난다.

7) 항부정맥약 Antiarrhythmics

심박동수가 비정상적으로 증감하거나 불규칙하게 되는 것을 부정맥(arrythmia)이라고 하며 충동 생성부위의 변동, 전도장애 및 심근의 반응장애로 나타난다.

부정맥의 원인은 심실 기외성 수축, 심실성 빈맥, 심방세동, 심방조동 및 방실 blocker 등이 있다. 심기능이 정상인 경우에는 경도의 부정맥은 그렇게 유해하지 않지만 심장장애가 있으면 위험하므로 처치가 필요하다. 항부정맥 효과는 심근에서 확장기 탈분극률의 경사를 억제, 즉 자동성을 저해하거나 전도속도 감소, 불응기를 연장함으로써 나타난다.

항부정맥약을 작용기전에 의하여 분류하면 다음과 같다.

(1) Lidocaine(Xylocaine)

Lidocaine은 심실의 탈분극과 자동성을 억제하여 심장조직에는 거의 영향을 미치지 않는다. 속발성 기외수축을 억제하고 심실성 빈맥과 심실성 기외수축(PVC)으로 인한 심실세동의 치료에 이용된다.

- **부작용**: 오심, 구토, 졸음, 발작, 혼동, 서맥, 저혈압으로 호흡 및 심장정지 등이 나타난다.
- **용량 · 용법**: 성인은 4.3mg/kg이며 60~90분 후 반복하여 근육주사할 수 있으며, IV bolus 양은 50~100mg으로 5분 내에 반복할 수 있다. 1시간에 200~300mg을 초과할 수 없다. 유지 점적률은 1~4mg/min이다.

  Lidocaine 용량은 70세 이상의 환자, 간질환, 심부전, 서맥 또는 전도장애가 있는 환자에게는 50%로 감소해야 한다.

(2) Procainamide

심실성 부정맥을 억제하지 못하는 경우에 효과적이다.

- **용량 · 용법**: PVC나 심실성 빈맥을 치료할 때는 100mg을 20mg/min의 속도로 매 5분마다 투여하며 부정맥이 억제되었거나 저혈압이 계속될 때, QRS Complex가 원래보다 50% 이상 넓어졌을 때, 총 17mg/kg의 약물이 투여되었을 때는 투여를 중지해야 한다.

  Procainamide의 유지 주입속도는 2~4mg/min(60~120drop/min)이며, IV bolus로 서서히 투여 후 유지주입법으로 수행한다.

  일반적으로 1g의 Procainamide를 500mL의 5% D/W에 가하여 2mg/mL의 희석액을 제조하여 사용한다.

(3) Bretylium tosylate

Bretylium은 α와 β 아드레날린성 효과와 직접적 심근효과를 내며 lidocaine에 불응하는 심실세동과 심실성 빈맥에 사용된다.

- **용량 · 용법**: 5mg/kg의 용량으로 IV bolus로 투여해야 하며 부정맥이 계속 존재하면 10mg/kg의 용량을 5분 간격으로 재투여할 수 있다. 총용량은 30mg/kg을 넘지 말아야 한다.

(4) Verapamil(Isoptin)

Ca이온 길항약으로 혈관 평활근의 이완을 일으키고 AV node를 통한 전도를 느리게 하는 작용이 있다. Adenosine에 불응인 속발성 심실상 빈맥(paroxysmal supraventricular tachycardia, PSVT)에 사용된다.

- **용량 · 용법**: 속발성 심실상 빈맥의 처치에는 2.5~5mg을 2~3분 간격으로 정맥투여하며 PVST가 지속되고 초회량으로 어떤 부작용이 없다면 15~30분 후 5~10mg의 반복투여할 수 있으며 총 투여량은 30분 30mg을 초과하여서는 안 된다.

(5) Phenytoin(Dilantin)

심실조직의 자발적 탈분극을 억제하고 방실전도를 개선하는 항경련약이며 항부정맥 특성도 가지고 있고 phenytoin은 digitalis 독성이나 삼환계 약물 과용에 의한 부정맥 치료에 이용된다.

- **용량 · 용법**: 100mg을 5분에 걸쳐 최대부하량 1000mg까지 부정맥이 사라질 때까지 정맥투여한다. 5% D/W 같은 포도당 함유 용액으로 희석하여서는 안 되며 생리식염수나 비당류의 결정질액으로 희석해야 한다.

8) 강심배당체 Cardic glycoside

강심배당체는 심장기능(심부전)을 회복하는 약물이며 심부전을 치료하는 약물로 digitalis류(Digoxin, Digitoxin, Ouabain, Deslanoside), 교감신경효능약류(Isoproteronol, dopamine, dobutamine), Phosphodiesterase 억제약(Amrinone, Milrinone) 및 혈관 확장약(Nitrate류, 고혈압 치료약) 등이 있으며 울혈성 심부전의 치료목적으로 사용한다.

심근세포의 $Na^{+}-K^{+}$ ATPase를 억제하여 효과가 나타나며 digitalis 제제는 심근에 대하여 3가지 효과가 있는데 이것은 심근 수축력을 증가시키는 양성변력작용, 심박동수를 감소시키는 음성변시작용, 심근의 전도속도를 감소시키는 음성변전도작용이다.

- **부작용**: Digitalis의 부작용은 심장에 대하여는 부정맥, 서맥, 빈맥, 심장블록, 저혈압, 심정지 등이며 심장 외적 부작용은 식욕결핍, 오심, 구토, 설사, 복통, 두통, 현기증, 환각, 발한, 시야발탁, 졸음 등이다.
- **용량 · 용법**: 0.25~0.5mg을 서서히 IV 한다.

2 호흡기계에 사용되는 약물

1) Epinephrine 1:1000

Epinephrine은 α와 β 수용체에 대한 효과보다 훨씬 더 강력하다. β_2 수용체에 대한 효과로 인하여 기관지 이완을 일으키며, 천식과 COPD로 인한 기관지 치료에 이용되고 또한 아나필락시스와 관련된 기관지 수축의 치료에 사용된다.

- **부작용**: 심계항진, 오심, 구토, 현기증, 불안 등이 있다.
- **용량 · 용법**: 환자의 체중과 상태에 따라 0.3~0.5mg을 피하주사하며 성인에게는 0.3mg이 초회 상용량이다. 소아는 0.01mg/kg을 피하주사한다. 흡인 β 효능약의 부작용이 적기 때문에 기관지경축의 치료에 선호된다.

2) Turbutaline(Bricanyl)

β_2 수용체에 작용하여 신속한 기관지이완을 일으키고 최소의 심장효과를 나타난다. 조산을 억제하는 데도 사용되며, 표준용량은 1분 간격으로 2회 흡입하며 1회 분무는 약 0.2mg이다. 피하주사로도 투여할 수 있는데 상용량은 0.25mg이며 필요 시 15~30분 후에 반복할 수 있다.

3) Metaproterenol(Alupent)

선택적인 β_2 효능약으로 효과적인 기관지 이완약이며, 계량 흡입기로 투여되며 각 분무는 0.65mg의 용량을 함유하고 있다. 1회량은 보통 1분 간격으로 2~3회 분무한다.

소형의 nebulizer로 투여될 수 있는데 성인 용량은 2.5mL의 생리식염수에 희석한 0.2~0.3mL의 약물로 보통 5~15분 동안 투여한다.

4) Aminophyline

Aminophyline은 xanthine 유도체로 기관지평활근을 이완시키거나 아드레날린성 수용체에는 작용하지 않고 뇌의 호흡중추를 자극시켜 기관지 천식이나 완만한 이뇨작용과 변력성 효과로 울혈성 심부전증과 폐부종 치료에도 이용된다.

- **용량 · 용법**: 1회 250mg, 1일 1~2회 Slowly IV, 최고용량은 12mg/day IV 한다.

5) Atropine Sulfate

Atropine은 강력한 부교감신경 차단제로 기관지이완과 호흡기 분비를 억제하기 때문에 호흡기 응급치료에 사용된다.

- **용량 · 용법**: 0.5~1.0mg의 Atropine을 2~3mL의 생리식염수를 가하여 소형의 nebulizer로 β 효능약과 함께 또는 단독으로 투여한다.

6) Ipratropium(Atrovent)

Ipratropium은 화학적으로 atropine과 유사한 항choline 약물로 2.5mL의 식염수에 약물 500mg 함유된 것을 nebulizer로 β 효능약과 함께 또는 단독으로 투여한다.

7) Methylprednisolone(Solu-Medrol)

소염작용이 강한 합성 steroid 제제로서 알레르기 반응, 천식, 아나필락시스의 치료에 이용되며 아나필락시스의 치료 시 125~250mg을 정맥주사한다.

8) 근신경 차단약 Neuromuscular blockers

기도의 확보와 보호는 응급처치에 가장 우선적인 것으로 환자가 의식이 없는 경우에는 기도의 유지가 매우 어렵고 기관 내 삽관이 필요하다. 근신경 차단약은 근육이완을 일으키므로 기관 내 삽관을 용이하게 해주며 환자에게는 아무 영향을 미치지 않는다. 작용기전에 따라 탈분극 약물과 비탈분극 약물로 분류할 수 있다.

(1) Succinylcholine

단시간 작용형 탈분극성 골격근 이완제로 근육이완은 눈꺼풀, 턱에서 시작된다. 사지와 복부, 최후에 횡격막과 늑간으로 진행되며 의식에서는 전혀 영향을 주지 않는다.

- **부작용**: 호흡억제, 무호흡, 천명, 부정맥, 서맥, 내뇌압 및 내안압 증가 등이 있다.
- **용량 · 용법**: 1~1.5mg/kg을 정맥주사하며 근육주사할 수도 있다.
- **약물 상호작용**: lidocaine, procainamide, β 차단제, $MgSO_4$, 다른 신경차단제는 이 약물의 작용을 증가시킬 수 있다.

(2) Pancronium

Curare 유도체로 근신경 접합부 후막의 콜린성 수용체 부위에서 Ach와 경쟁하여 근섬유의 마비를 초래하는 비탈극성 이완제이다. 기관 내 삽관을 용이하게 하기 위한 근 이완을 일으키기 위해 사용된다.

- **용량 · 용법**: 0.04~0.1mg/kg을 정맥 주사하며 필요 시 20~40분마다 0.01~0.02mg/kg 반복 투여할 수 있고 작용발현은 3~5분 내 일어난다. 효과는 60분까지 지속된다.

(3) Vecuroniunm(norcuron)

Pancronium 유도체로 작용기전이 비슷하고 기관 내 삽관을 용이하게 하기 위한 근 이완을 목적으로 사용되며 작용발현은 1분, 효과는 2~3분 내에 일어나고 삽관하는데 적당하다.

- **용량 · 용법**: 0.08~0.1mg/kg을 정맥주사하는 것이며, 근신경차단은 25~30분간 지속된다.

3 신경계에 사용되는 약물

두개의 외상 후 뇌부종은 24시간 이내에 일어나며 신경계 응급 치료에 효과적인 약물은 dexamethasone과 mannitol이다.

1) Dexamethasone

이 약물은 뇌부종을 감소시키는 기전과 정도는 불분명하지만 뇌부종, 아나필락시스, 천식, COPD 악화 등에 사용된다.

- **용량 · 용법**: 1mg으로 일반적으로 사용하는 범위는 2~24mg이며 정맥주사한다.

2) Mannitol

신장에서 나트륨과 물의 재흡수를 억제하는 삼투성 이뇨약으로 뇌 조직이 탈수하므로 뇌부종의 치료에 효과적이며 두개 내 압력을 감소시킨다.

- **부작용**: 오심, 구토, 두통, 현기증, 기면, 흉통, 오한 등이다.
- **용량 · 용법**: IV 용량은 1.5~2.0g/kg이다. Slow IV bolus나 IV 점적법으로 투여될 수 있다.

4 독물 처치에 사용되는 약물

가정이나 직장에서 독물에 노출되는 사람들이 증가하고 있으며 의도적 독물 노출은 우연한 독물 노출이나 약물 반응에 비하여 높은 치사율을 나타내며 경구용 약물을 과량으로 복용하는 것이다. 독물은 여러 경로를 통하여 신체에 들어갈 수 있는데 이 경로를 보면 경구섭취(ingestion), 흡입(inhalation), 주사(injection), 표면 흡수(surface absorption) 등이 있다. 독물 응급의 처치에 대하여 사용되는 약물은 다음과 같이 3가지로 분류할 수 있다.

① Anaphylaxis
- Epinephrine
- Diphenhydramine
- Methylprednisolone
- Hydrocortisone

② 중독(poisoning)
- Activated Charcoal
- Syrup ipecac
- Atropine sulfate
- Pralidoxime
- Amyl nitrate

③ 과용(overdose)
- Naloxone
- Sodium bicarbonate
- Physostigmine
- Flumazenil

1) 유기인제제 중독

유기인제제는 살충제와 신경가스에서 활성물질로 작용한다. 살충제로는 parathion, malathion, EPN 등이 있으며 이들은 농업용으로 널리 이용되고 주로 피부, 폐 또는 경구 섭취에 의해 흡수된다.

유기인제제는 cholinesterase 효소를 인산화하여 불활성화시키는 데 cholinesterase는 신경전달물질인 Ach를 분해하므로 생체의 정상기능을 유지하는 데 필수적이다. 유기인제제 중독의 증상과 증후는 눈의 통증, 콧물, 발한, 서맥, 복통, 구토 등이며, 근육연축마비 및 호흡억제 등이 있다. 이들의 해독에는 atropine과 2-PAM의 신속한 투여가 필수적이다.

(1) Atropine Sulfate

강력한 부교감신경차단약으로 유기인제제 중독의 치료를 도와준다. 유기인제제 중독 시 cholinesterase 효소를 억제하여 Ach의 증가와 축적을 일으킨다.

- **부작용**: 시야몽롱, 구갈, 서맥, 동공산대, 현기증 등이 있으며, 유기인제제 중독 시 환자의 옷을 벗기는 것이 중요하며 목욕을 시켜야 한다.
- **용량 · 용법**: 환자가 atropine에 내성이 있는지 확인하기 위해 먼저 1mg의 atropine을 투여하여 만일 차이가 없으면 2~5mg의 양(0.05mg/kg)을 투여한다. 100mg을 초과하는 양을 공급하는 경우도 있다.

(2) Pralidoxime(2-PAM)

Cholinesterase 재활성 약으로 Ach을 불활성화하여 심한 유기인제제 중독의 해독제로 사용된다. 유기인제제 중독으로 인한 호흡억제와 골격근 마비를 회복시킨다.

- **부작용**: 두통, 시야몽롱, 오심, 구토, 빈맥, 타액분비 촉진, 현기증, 정신상태 변화 등을 나타낼 수 있다.
- **용량 · 용법**: Pralidoxime 1~2g을 250~500mL의 식염액에 가하여 30분에 걸쳐 주입하며 반드시 정맥주입이나 IV bolus로만 투여해야 한다.

2) 시안화합물 중독

시안화합물은 철과 반응하여 세포호흡을 억제하고 저산소증을 일으켜 빠른 호흡, 심한 두통, 경련 후 죽음을 초래하는데, 이때는 amyl nitrate를 흡입시켜 Hb을 methemoglobin으로 전환시켜, 유독 cyanide ion과 반응하여 cyanomethemoglobin을 형성하며 이것은 효소에 의해 분해된다.

(1) Amyl nitrate

강력한 혈관이완제로 시안화합물 중독을 해독한다.

- **부작용**: 심한 두통, 현기증, 저혈압, 빈맥, 실신, 오심, 구토, 홍조 등을 나타낼 수 있다.
- **용량 · 용법**: 1~2개의 amyl nitrate(0.3mL)를 흡입시킨다.

3) 과용 Overdose

(1) Naloxone

다음과 같은 마약 및 합성 마약류의 과용에 의한 효과를 치료하고 회복시키는 데 효과적인 마약길항제이다.

① 마약: Morphine, Demerol, Heroine, Codeine, Fenthnyl, Methdone
② 합성마약: Nubain, Darvon, Stadol

- **부작용**: 부작용은 거의 없지만 저혈압, 고혈압, 부정맥, 오심, 구토 등이 나타날 수 있다.
- **용량 · 용법**: 과용 시 1~2mg을 정맥주사하며 효과가 없을 때는 5분 후에 2회량을 투여한다. 효과가 없을 때는 다른 질병이거나 비아편성 약물임을 알아야 한다.
  정맥주입액은 2mg의 약물을 500mL의 5% D/W에 가하여 조제한다. 기관 내에 투여 시 정맥주사량의 2~2.5배를 투여해야 한다.

(2) Physostigmine

Cholinesterase의 분해작용을 억제하여 Ach의 효과를 극대화시켜 atropine류의 약물과 삼환계 항우울약의 과잉에 의한 중독을 치료하는 강력한 해독제이다. 과잉투여 시 해독제는 atropine sulfate이다.

- **부작용**: 오심, 구토, 타액분비 증가, 서맥, 저혈압, 소변 및 배변 증가를 일으킬 수 있다.
- **용량 · 용법**: 성인 상용량 0.5~2mg을 IV bolus로 투여하며 5분 후 동량을 반복투여할 수 있다. 근육주사할 수도 있다.

(3) Flumazenil

중추신경계에서 GABA/benzodiazepine 복합체에 대한 작용을 길항함으로써 benzodiazepine의 진정효과(호흡억제)를 회복시키는데 응급상황에서 정맥으로만 투여한다.

- **부작용**: 오심, 구토, 두통, 피로, 현기증, 부정맥, 신경쇠약, 홍조, 경련 등을 나타낼 수 있다.
- **용량 · 용법**: 0.2mg을 30초에 걸쳐 정맥주사하고 필요 시 최고 1.0mg까지 반복투여할 수 있다.

5 급성 약물중독의 일반처치

1) 기본적 응급처치 및 관찰

(1) 기도의 확보

(2) 호흡의 관리

(3) 순환의 관리

2) 독물의 제거를 위한 응급처치

(1) 최토 Emesis

① Syrup of ipecac(토근 시럽)
② Apomorphine
③ 황산동; 인 중독

(2) 위 세척 Gastric lavage

(3) 흡수 억제 Chemical absorption

3) 독물 및 대사물의 배설 촉진

(1) 강제이뇨법

(2) 복막투석 Peritoneal dialysis

복강 내에 투석액을 주입하여 혈중의 독물을 복막을 통해서 복강으로 이동시키고 독물의 제거를 꾀하는 것이다.

(3) 혈액투석 Hemodialysis

투석효율은 강제이뇨, 복막투석보다 현저히 양호하다.

(4) 혈액관류 Hemoperfusion

활성탄 등 흡착제에 혈액을 직접 관류시켜 흡착시킨다.

(5) 교화수혈 Blood exchange

Phenothiazine계 약물과 barbital제에 심하게 중독되었을 경우 사용한다.

(6) 해독제 Antidotes 및 길항제 Antagonist 의 사용

① Parathion 중독: Atropin과 PAM(pralidoxime Chloride)
② 비소와 수은 중독: BAL(British anti-Lewisite)
③ 납 중독: EDTA
④ 구리 중독: D-penicillamine
⑤ Morphine 중독: Naloxone(Narcan), Levallorphan(Lorfan)

Drug use and stability during pregnancy 02

임신 중 약물사용과 그 안전성

학습목적

임신 시 약제 사용의 필요성, 안정성, 위험성을 인지하고 임상적 응용을 기술한다.

임산부의 약물사용에 관하여 지대한 관심을 가지게 된 것은 1950년대 말부터 1960년대 초, 임신구토에 thalidomide를 복용한 임산부에게서 출생한 아기들의 신체적 결함(사지 결손증), 이른바 "Thalidomide tragedy" 이후라고 할 수 있다.

선천성 기형이란 태아기에 외부로부터 모체를 통하여 유입된 물질에 의해 유발되어 출생 시에 발견된 모든 형태학적 · 생화학적 · 행동학적 결함을 의미하는 것으로, 이는 신생아의 정상적인 생존능력 또는 신체적 활동에 손상을 초래한다. 이러한 기형유발기전은 분명하지 않으나 약물의 성질 그리고 약물의 복용시기와 관련이 많다. 따라서 여성은 반드시 임신 여부와 계획의 유무를 확인하여야 하며 임신 시 약제 사용의 필요성과 안전성 및 위험성, 사용 방법과 기간 등을 인지하여야 한다.

한편으로는 약물을 사용하지 않았더라도 기형아의 출산 확률이 2~3%임을 임신부는 알아야 한다. 그러므로 태아를 보호하기 위해서는 일정한 원칙에 따라서 약물을 사용하여야 한다.

1 임신 중 약물사용의 일반적인 원칙

- 가임기의 여성은 임신 여부를 확인한 후 임신을 원하는 경우는 임신부로 간주하고 치료한다.
- 태아의 안전을 도모하기 위하여 약물치료의 필요성을 재검토한다.
- 질환이 있는 여성에 대한 약물치료는 정신요법, 식이요법, 생활요법 등 여러 가지 치료요법을 실시한다.
- 임신 중 약물 사용의 위험성을 환자에게 설명하여 이해를 얻는다.
- 약물의 최기성 등을 검토하여 분류된 약물의 위험도를 반드시 참고하여 위험도가 낮은 약물을 선택한다.
- 임신주수에 따른 위험도(절대 과민기, 상대 과민기 등)을 참고하되 동일한 약물일지라도

복용 시기에 따라 위험도가 다름을 고려하여 보다 안전한 약물을 선택한다.

- 최근에 개발된 약물보다는 과거부터 임신기에 흔히 사용되어온 약제를 선택한다.
- 약물의 최기성(teratogenicity) 뿐만 아니라 출생 후에 나타날 수 있는 부작용도 생각하여 태반통과성이 적은 약물(수용성일수록, 분자량 및 단백 결합률이 클수록 통과성이 적음)을 선택한다.
- 외용제는 구성성분에 대한 약물 위험도와 임신주수에 따른 위험도를 확인한 후 약물을 선택하며 사용할 때 가능한 한 흡수율(용액 > 로션 > 크림 > 연고)이 적고 저농도인 제제를 소량씩 좁은 부위에 단기간 개방적으로 사용하여야 한다.

2 약물의 위험도

수많은 동물, 사람에 대한 시험 및 역학조사를 거쳐 임산부에게 주사제제나 경구제제로 투여된 약물이 태아에 미치는 영향이 조사되었으며 미국, 호주 등에서는 이들의 자료를 토대로 약물들을 위험도에 따라 5개의 범주(category)로 분류하여 임신 중에 사용할 때 참고함으로써 기형의 발생을 미연에 방지하도록 하고 있다. 미국 FDA pregnancy category 별로 살펴본 약물의 사용 기준은 다음과 같다.

표 13-1 FDA pregnancy category 기준

구분	약물의 사용
category A	안전하게 사용할 수 있는 약이다.
category B	임신 초기나 말기에 위험하다는 증거가 없는 것으로 비교적 안전하게 사용할 수 있다.
category C	예상되는 이점이 태아에 대한 위험성보다 크다고 인정될 때에만 사용하여야 한다.
category D	사람의 태아에 대한 독성이 증명된 약으로 임신부의 생명이 위독한 상황, 질환이 중증인 경우 또는 보다 안전한 다른 약제가 없거나 효과가 없는 경우에만 사용하여야 한다.
category X	최기성이 알려진 약물로 임신부나 임신 가능성이 있는 부인에게의 사용이 금지된 약이다.

3 임신주수에 따른 위험도

약물의 영향을 임신주수와 태아의 발달과정과 연계하여 예측하는 것으로 월경주기가 28일일 때, 임신주수 기준으로 최종 월경시작일을 ㅇ주 ㅇ일이라고 한다. 임신 27일까지는 난세포기로 최기성이 있는 약물을 투여할 경우 수정난은 죽든가 다시 살아나든가 하여 기형발생이 실제적으로는 불가능하다. 그러나 28~50일까지는 태아의 각 기관이 형성되는 시기로 최기성 약물에 대한 과민성이 가장 크며(절대 과민기) 중추신경계, 심장, 소화기, 사지에 형

태학적으로 심각한 기형이 나타날 수 있다. 또한 51~84일까지는 심장, 사지 등 주요기관의 형성이 완료되는 시기(상대 과민기)이며 85~112일까지는 기형유발이 거의 없거나 있으면 작은 기형이 나타나(잠재 과민기) 태아의 기능발육(발육억제, 자궁내사망 등)에 영향을 미친다.

4 임신 중 스테로이드 외용제제의 사용 가능성

임신 12주 이전	사용할 수 있는 약물 없음
임신 12주 이후에만 사용 가능	• Diflucortolone valerate • Fluocinonide • Betamethasone valerate • Halcinonide
치료의 유익성이 태아에의 위험성을 능가하는 경우에만 사용할 수 있는 것	• Betamethasone dipropionate • Fluocinolone acetonide • Hydrocortisone buyrate
장기간 또는 넓은 부위에 사용 불가한 것	• Fluocortolone • Hydrocortisone
사용금기	• Triamcinolone acetonide • Dexamethasone acetonide 제제

5 최기성이 알려진 약물

- Aminopterin
- Androgens
- Busulfan
- Cocaine(abuse)
- Coumarin deriv
- Cyclophosphamide
- Diethylstilbestrol
- Ethanol(high dose)
- Etretinate
- Isotretinoin
- Lithium
- Methyl mercury(organic)
- MTX

- Paramethadione/Trimethadione
- Phenytoin
- Polychlorinated biphenyls(PCB)
- Tetracycline
- Valproic acid
- Thalidomide
- Vitamine−A(>18,000IU/day)

6 임신 16주~분만 때까지 투여에 주의해야 할 약물

Adrenal corticosteroids	태아, 신생아의 부신피질 기능 저하
Aminoglycosides	비가역성 제8뇌신경 장해
Anabolic steroids, Vasopressin	자궁수축, 수분저류
Antithyroids	태아, 신생아의 갑상선종, 갑상선기능저하
Benzodiazepines	신생아의 근긴장 저하, 금단증상(예: 신경과민), 황달
Chloramphenicols	신생아의 gray syndrom(중독 농도 도달 시)
Erythromycins	모체의 간기능 장해
Furans	태아, 신생아의 용혈성 빈혈
NSAIDs	동맥관 조기폐쇄로 신생아의 지속성 폐고혈압증, 분만지연, 예정일 초과, 양수 감소, 신생아와 태아의 출혈 경향
Sulfa drugs	신생아의 고빌리루빈혈증
Testosterons	여아의 남성화
Tetracyclines	태아의 치아골 색소침착, 모체의 간기능 장해

7 임신 중 안전하게 사용할 수 있는 약물

NSAIDs	Ibuprofen, Meclofenamate, Naproxen, Sulindac, Indomethacin
갑상선 호르몬제	Levothyroxine(임신 24주 후 요주의), Thyroids, Liothyronine
교감신경 흥분제	Fenoterol
변비약	팽창성(Bulk forming)하제, 자극성 하제(예: Alaxyl)

부신피질 호르몬	Prednisolone, Prednisone
이뇨제	Amiloride
지사제	Loperamide, Kaolin
진토제	Dimenhydrinate, Doxylamine, Pyridoxine(임신 24주 후 요주의)
천식치료제	Aminophylline & Theophylline(임신 24주 후 요주의), Cromoglycate
항진균제	Nystatin, Miconazole, Clotrimazole
항히스타민제	Cyproheptadin
항고혈압제	Methyldopa, hydralazine, propranolol, Atenolol, oxyprenolol, Labetalol, Prazocin
항생제	Cephalosporine계, Clindamycin, Erythromycin (임신 16주 후 요주의), Ethambutol, Lincomycin, Penicillin계
해열 진통제	Acetaminophen
혈당 강하제	Insulin

[부록] 처방약어

Abbreviation	Derivation	Meaning
a	ante	before
aa	ana	of each
ac	ante cibum	before meals
ad	ad	up to
ad lib	ad libitum	freely as desired
add	addatur	add
admov	admoveature	apply
ALS	advanced life support	
AMA	against medical advice	
AMI	acute myocardial infarction	
AP	acetaminophen	
ASA	aspirin	
aq	aqua	water
aq astr	aqua astricta	ice
aq bull	aqua bulliens	boiling water
aq dest	aqua destillata	distilled water
aq ferv	aqua fervens	warm water
aq frig	aqua frigida	cold water
aq pro inject	agua pro injectione	water for injection
b	bis	twice
bal	balneum	a bath
bid	bis in die	twice a day
bin	bis in nocte	twice at night
c	cum	with
ceicriter	ceicriter	quickly
CHF	congestive heart failure	
D/C	discontinue	
c/o	complain of	

Abbreviation	Derivation	Meaning
coch mag	cochleare magnum	dispense quickly
coch parv	cochleare parvum	a teaspoonful
coq	coquatur	boil
caps	capsula	capsule
d	dies	day
dent	dentur	give
dext	dexter	right
dil	dilutus	dilute
divid	divide	divide
dol	dolore	pain
dtd	dentur tales doses	give of such doses
enem	enema	enema
et	et	and
emp	ex modo prescripto	in the manner prescribed
ext	extractum	extract
ferv	fervens	hot
filt	filtra	filter
fl	fluidus	fluid
ft	fiat	make
ft caps	fiat capsula	make capsules
g	gramma	gram
garg	gargarisma	a gargle
gr	granum	grain
gtt	gutta	drop
h	hora	hour
HHN	hand-held nebulizer	
hs	hora Somni	at bedtime
in loco frig	on loco frigido	in a cold place
lact	lactis	milk
KO	keep open	
mag	magnum	large
m dict	more dictu	as directed

Abbreviation	Derivation	Meaning
NKA	no known allergies	
non rep	non repetatur	mouth
NPO	nulla per os	nothing by mouth
OD	oculas dexter	right eye
OL	oculas laevus	left eye
OS	oculas sinister	both eyes together
OU	oculas unitas	both eye
Omn d	omni die	every day
Omn h	omni hora	every hora
Omn man	omni mane	every morning
Omn noct	omni nocte	every night
PAC	premature atrial contraction	
PAT	paroxsymal atrial tachycardia	
pc	post cibum	after meals
pedi	pediatric	
po	per os	by mouth
prn	pro re nata	as needed
q	quaque	every
qd	quaque die	every day
qh	quaque hora	every hora
qid	quater in die	4 times a day
qs	quantum sufficit	as much as required
Rx	recipe	take recipe
S	sine	without
SOS	si opus sit	if necessary
Syr	syrupus	sryup
stat	statim	immediately
TKO	to keep open	
tid	ter in die	3 times a day
Ung	Ungentum	ointment
y/o	year old	

찾아보기

ㄱ

갑상선 기능저하증 245
갑상선 기능항진증 245
강심배당체 128
경구투여 10
과민반응 26
교감신경 97
교감신경억제제 109
교감신경흥분약 104, 109
기능저하증 239
기능항진증 239
길항 27
길항제 22

ㄴ

난포호르몬 240
남성 hormone 239
내량 25
내성 26

ㄷ

단가아민 산화효소 억제제 89
당류성 부신피질호르몬 239
대발작 46

ㅂ

발정호르몬 240
배설 14
부교감신경 97
부교감신경차단제 119
부교감신경효능약 114
부정맥 133
불소인산디이소프로필 117
비경구투여 10
비상경적 길항 20

ㅅ

산동약 122
살균작용 280
삼투성 이뇨제 220
삼환계 및 사환계 항우울제 89
상가 27
상경적 길항 19
상승 27
선택적 세로토닌 재흡수 억제제 90
선택적 세로토닌 재흡수 촉진제 91
세로토닌 길항제/재흡수 억제제 90
세로토닌/노르에피네프린 재흡수 억제제 90
소발작 46
수용체 20
신경계 35
신경전달물질 35, 101
심방수축기 126
심실수축기 126
심실이완기 126
심장의 주기 126

ㅇ

아산화질소 40
아편 58
알킬화약 327
약리작용 17
약물동력학 8
약물동력학 단계 8
약물동력학 변수 15
약물병용 29
약물상호작용 19
약물역학 단계 8
약물의 대사 13
약물 의존성 26
약용탄 201
약제 단계 8
약품 4
에스트로겐 249
염류성 부신피질호르몬 239
엽산 162
오메가 3 지방산 156
용량 25
우울증 86
위약효과 27
유해반응 28
임신유지 호르몬 241

ㅈ

자율신경계 97
전부하 131
전신마취 시 보조약 38
전신마취약 38
정균작용 280
정신운동발작 46
조직세포 결합 12
중독량 25

중추성 근이완제 65
중추신경 억제약 35
중추신경 흥분약 35
진경약 122
진정수면제 42

ㅊ

처방전 31
축적작용 26
치사량 25
친화력 22

ㅌ

탄산탈수 효소 저해제 220
탈분극 125
특이체질 26

ㅍ

파킨슨병 67
편두통약 63
피마자유 198

ㅎ

합성 242
항 muscarine성 약물 119
항결핵약 316
항말라리아약 319
항바이러스제 312
항불안약 82
항생제 병용 284
항우울제 86
항정신병약 75
혈액뇌관문 12
혈장단백 결합 12
화학요법 279
황체호르몬 241
효능 22
효능약 22
효력 22
후부하 131
흡입마취제 39
흥분전도계 125

A

abiciximab 174
Acarbose 264
acebutolol 143
ACE inhibitor 273
Acepifylline 183
Acetaminophen 62
Acetazolamide 220
Acetohexamide 262
Acetylcholine 115
Acetylcysteine 180
Acipimox 155
ACTH 237
Acyclovir 313, 314
adalatoros 139
addiction 27
Adepovir 211, 314
ADH 237
Adrenal gland 239
Adrenaline 효능 수용체 102
affinity 22
afterload 131
agonist 22
aldesleukin 332
Aldomet 106
Aldosterone 222
Alendronate 248
Alfacalcidol 247
Alkaloid 58
alkylating agents 327
Allyestrenol 226
Aloe 엑기스 199
Alogliptin 265
Alprazolam 82
Alprostadil 173, 227
Alteplse 170
Aluminum hydroxide 193
Amantadine 70, 314
Amaryl 262
Ambroxol HCl 181
Amiloride hydrochloride 222
Aminocaproic acid 168
aminoglutethimide 330
Aminoglycoside류 289
Aminophylline 183
Amisulpride 80
amitriptyline 89
amlodipine 139
amoxicillin 197
Amphetamine 74, 107
Amphotericin 303
amyl nitrate 147
androgen 239
Angiotensin II 수용체 길항약 273
Angiotensin 변환효소 저해제 273
Anorex 66
antagonism 27
antagonist 22
Antiandrogens 331
antianxiety drugs 82
Antiestrogens 331
Antihistamine 270
antipsychotics 75
Antispasmodics 122
Apomorphine 204, 228
Aprotinin 169, 211, 273
Aripiprazole 80

arrythmia 133
Aspirin 61, 172
Atenolol 111
Atorvastatin 155
Atropine 119
Azathioprine 202
Azathiopurine 328
Aztreonam 301

B

bacitracin 297
Bambuterol 182
Baraclude 315
barnidipine 139
Basen 264
Benemid 64
Benidipine 142
Benproperine 179
benserazide 70
Benzbromarone 64
Benzonatate 179
Beta-Lactam Ring 286
Bethanechol 116
bevantolol 139, 143
Bezafibrate 155
Bigson 84
Biphenyldimethyldicarboxylate 210
Bisacodyl 199
Bismuth 196
bismuth subcitrate 197, 201
bisoprolol 113, 139
bleomycin 329, 330
Blutal 162
Bromhexine 180
bromide류 44
Bromocriptine 70
Budesonide 184
Bumetanide 222
bupropion 92, 94
Buspirone 85
Busulfan 328

C

Calcifediol 247
Calcitonin 238, 248
Calcitriol 247
Calcium carbonate 194
Camostar mesylate 211
Camustine 328
Candesartan 145
captopril 145
Carbachol 116
Carbamazepine 52
Carbenoxolone 196
carbidopa 70
Carboplatin 328
cardiac glycosides 128
Caroverine 201
Carvedilol 113, 139
Cascarasagrada 유동엑기스 199
Celiprolol β_1 143
Cephalosporin 287
Cetraxate 196
chemotherapy 279
chloral hydrate 43
Chlorambucil 328
Chloramphenicol 290
Chlordiazepoxide 82
Chlormadinone 226
chloroquine 319
Chlorothalidone 221
Chlorothiazide 221
Chlorpromazine 77, 204
Chlorpropamide 262
Cholestyramine 155
Choline 효능 수용체 102
cilazapril 145
Cilostazole 174
Cimetidine 195
Ciprofloxacin 299
Cisplatin 328, 332
citalopram 90
clarthromycin 197
clavulanic acid 287
Clenbuterol HCI 182
Clofibrate 155
Clomiphen 250
clomipramine 89, 93
Clonazepam 53, 84
Clonidine 106, 144
clopenthixol 78
Clopidogrel 173
Clorazepate dipotassium 84
clotrimazole 304
Clozapine 79, 80
Codeine phosphate 59, 179
Colchicines 65
Colistin 297
conjugated estrogen 249
Cromoglycate sodium 183
Curcumin 203
Cyclopentolate 122
Cyclophosphamide 328
cycloserine 316
Cyproheptadine 272
Cyproterone acetate 253
Cytarabine 328, 329

D

Dabigatran 168
Dactinomycin 330

Dalteparin 167
Dantrolene 66
Dapagliflozin Propanediol Hydrate 266
daunorubicin 329
Dehydrocholic acid 203
depolarization 125
Desmopressin acetate 243
Diazepam 82
Diazoxide 266
Diclofenac 63
Dienestrol 250
Diethylstolvestrol 250
diisopropyl fluorophosphate, DFP 117
diltiazem 139
Diltiazem 142
Dinoprost 173, 223
Dinoprostone 173, 223
Dioctahedral 201
Diphenoxylate 201
diprivan 40
Dipyridamole 150, 174
Dobutamine 105, 106
Docetaxel 331
Domperidone 204
Dopamine 105
Dopamine 재흡수 억제약 92
Dormkum 84
dose 25
Doxazosin 142, 226
doxorubicin 329
doxycycline 290
DPP-4 억제약 265
drug 4
Dulcorax 199
Dutasteride 225
Dydrogesterone 242, 251

E

Efficacy 22
Emorfazone 63
Empagliflozin 266
enalapril 145
Enocitabine 328
Enoxaparin 167
Entacapone 71
Entacavir 315
Entracavir 211
Ephedrine 107
Epinephrine 104
Eprosartan 145
Ergocalcoferol 247
Ergometrine 109
ergot alkaloids 109
Ergotamine 109
Erythromycin 295
Erythropoietin 163
escitalopram 90
eserine 116
Esomeprazole 197
Estradiol 249
Estriol 249
estrogen 240
Ethacrynic acid 222
Ethambutol 317
ethinyl estradiol 252
Ethinylestradiol 250
Ethionamide 317
Ethisterone 242, 251
Ethoxzolamide 220
Ethyl Loflazepate 84
Etidronate 248
Etomidate 41
Etoposide 332
Eucatropine 122
Exenatide 265
ezetimibe 153

F

Famciclovir 313
Famotidine 195
felodipine 139
Fenofibrate 155
Fenoterol HBr 182
Fentanyl citrate 60
Feroba 162
Filgrastim 163
Finasteride 225
flucomazole 304
flucytosine 304
flumazenil 43
Flunisolide 184
Fluoroquinolone 197, 299
Fluorouracil 328, 329
fluoxetine 90, 93
flupenthixol 78
Flurazepam 84
flutamide 330, 331
Fluticasone 184
Fluvastatin 155
fluvoxamine 90
Folinic acid 162
Formoterol 183
fosinopril 145
FSH 237
Fusidic acid 301

G

gabapentin 54
Gabexate mesylate 211
Gemcitabine 328, 329
Gemfibrate 155

general anesthetics 38
GH 237
Glibenclamide 262
Gliclazide 262
Glimepiride 262
Glipizide 262
Gliquidone 262
GLP-1 수용체 효능약 265
Glucagon 240, 266
Glucobay 264
Glucocorticoids 331
Glyburide 262
Glyburide micronized 262
Glycopyrrolate 195
goserelin acetate 331
Griseofulvin 304

H

Haloperidol 78
Hemocoagulase 169
Hemo-Q 162
Histamine 269
Homatropine 122
Hydantoin 유도체 50
Hydralazine 141
Hydrochlorothiazide 221
hydroxychloroquine 319
hydroxyprogesterone caproate 242, 251, 331
Hydroxyurea 332
Hydroxyzine 85
Hypothyroidism 245

I

Ibandronate 248
Idoxuridine 314
imidapril 145
Imipenem 301
imipramine 89, 92
INAH 317
Indapamide 221
inderal 111
Indobufen 173
Insulin 240
Interferon 210, 211, 314
interferon α-2a 332
interferon α-2b 332
intron-A 332
Invega 81
Ipragliflozin 266
Ipratropium bromide 183
Irbesartan 145
ISMO 149
isoniazid 317
Isopam 84
Isoproterenol 106
Isosorbide-5-mononitrate 149
itraconazole 304

K

Kallikrein 274
ketalar 40
ketamine 40
Ketoconazole 303
Ketotifen 184
K저류 이뇨약 222

L

labetalol 111, 139, 143
Lactulose 200, 209
Lamivudine 210, 315
lamotrigine 54
Lansoprazole 197
Larodopa 69
L-Asparaginase 332
Lenograstim 163
Lercanidipine 139
lethal dose 25
leuprolide 331
Levodopa 69
Levodropropizine 179
Levonorgestrel 253
levothyroxine 245
LH 237
Lidamidine 201
lignin 199
Linagliptin 265
Lincomycin 301
liothyronine 245
Liraglutide 265
lisinopril 145
lithium carbonate 78, 92
lndomethacin 63
Loperamide 201
Lorazepam 82
Losartan 145
Lovastatin 155
Loxapine 79
lsoflurane 39
lsuprel 106

M

Macrolide계 295
Magnesium hydroxide 199
Magnesium oxide 194
Mannitol 200, 220
Marcaricin 64
Mebeverine HCL 201
medroxyprogesterone acetate 251, 331
mefloquine 319
megesterol acetate 331
Meglitinide계 265

Meperidine 59
Mercaptopurine 329
Mercaptourine 328
Meropenem 301
Mesalazine 202
Mesna 181
Mesterolone 243, 253
Metformin 263
Methacholine 116
Methazolamide 220
methimazole 245, 246
methotrexate 328
Methyldopa 106, 144
Methylprednisone 184
Methyltestosterone 243, 253
Methysergide 272
Metoclopramide 204
Metolazone 221
Metoprolol 111
metronidazole 197
mianserin 89, 93
Midazolam 84
mineral corticoid 239
Minipress 110
minocycline 290
Minoxidil 142
Mirabegron 225
mirtazapine 91, 93
MisoprostoI 196
misoprostol 173
mitomycin 329
Mitoxanthrone 330
moclobemide 89, 94
Molindone 79
Molsidomine 149
Montelukast 184
Morphine sulfate 58
muscarinic antagonist 119
Mydriatics 122

N

nadolol 139
nafoxidine 331
Nalbuphine 60
Naloxone 60
Naltrexone 60
Nateglinide 265
nebivolol 143
nefazodone 90
Nemonapride 79
Neostigmine 117
nicardipine 139, 142
Nicorandil 150
Nicotinic acid 155
Nifedipine 142
nimodipine 149
nitroglycerin 147
nitroprusside 139, 142
Nizatidine 196
Norepinephrine 105
Norethindrone 242, 251
Norethisterone 242, 251
Norfloxacin 299
nortriptyline 89
Nystatin 303

O

Octylonium 202
Olanzapine 79
Olmesartan 145
Olsalazine 202
Omeprazole 196
Ondansetron 85
Oseltamivir 315
Oxcarbamazepine 52
Oxybutynin 224
Oxycodone 60
Oxymetholone 253
oxytocin 237

P

Paclitaxel 331
Paliperidone 81
Pamidronate 248
Pantoprazole 197
Parathyroidal hormone 238
paroxetine 90
Paroxetine 93
PAS 317
pectin 199
Pegfilgrastim 163
Pentastarch 163
Pentazocine 60
Peptide 297
perindopril 145
perphenazine 77, 204
pharmaceutical phase 8
pharmacodynamic phase 8
pharmacokinetic phase 8
pharmacokinetics 8
pharmacological action 17
Phenobarbital 51
Phentolamine 110
Phenylephrine 105
Phenytoin 50
Physostigmine 116
Pilocarpine 116
Pimozide 79
Pinaverium bromide 201
Pioglitazone 264
Pirenzepine 194
Piretanide 222

placebo effect 27
plicamycin 329
Polyenes 302
polymyxin 297
Potency 22
potentiation 27
Pranukast 184
Pravastatin 155
prazosin 139
Prazosin 110, 142
Preanesthetics 38
pregabalin 54
preload 131
Preparation−H 202
prescription 31
primaquine 319
Primidone 51
Probenecid 64
Procarbazine 332
Proctocedyl 202
Procyclidine 70
Progesterone 242, 251
prolactin 237
proleukin 332
Propionic acid 유도체 63
propofol 40
propylthiouracil 246
Prostacycline 173
Prostaglandin 274
Psylium 199
PTU 245
Pyrazinamide 317

Q

Quetiapine 80
quinapril 145
quinupramine 89

R

Rabeprazole 197
ramipril 145
Ranitidine 195
Rebamipide 196
receptor 20
Renin−angiotensin 길항제 273
Repaglinide 265
Reserpine 113
Ribacirine 314
Ribavirin 210, 315
Ringer's lactate 163
Risedronate 248
Risperidone 80
Rivaroxaban 168
Ropinirole 71
Rosiglitazone 264
Rosuvastatin 155
Roxatidine 195

S

Salbutamol 182
Sargramostim 163
sarpogrelate 174
Saxagliptin 265
S−Carboxymethyl cysteine 180
Scopolamine 121
Scopolamine N−butyl bromide 194
Selegiline 70
Serotonin 271
sertraline 90
SGLT−2 억제제 265
Sildenafil 226
Silymarin 209
Simvastatin 155
Sitagliptin 265
Sodium alginate 196
Sodium bicarbonate 193
Sodium picosulfate 199
Socium picosulfate 193
Socium phosphate 199
spironolactone 144
stablon 91
Stanozolol 253
streptomycin 316
Strychnine 73
Sucralfate 196
sulbactam 287
SulfaSalazine 202
Sulfonamide 292
Sulpride 78
sympathomimetic drugs 104

T

tadanafil 226
Tamiflu 315
tamoxifen 331
tamsulosin 139
tazobactam 287
Telmisartan 145
Temazepam 84
Tenecteplase 170
Teniposide 332
Tenormin 111
Teprenone 196
Terazosin 142
Testosterone 242, 243
Testosterone cyclopentyl propionate 243
Testosterone enanthate 243
Testosterone propionate 243
Testosterone류 243
tetracycline 197
Tetracycline류 290
Thiazolidinedione계 항당뇨병약 264

Thiazolidine Ring 286
Thioguanine 328, 329
thiopental sodium 40
Thyroid hormone 238
tianeptine 91, 93
Ticlopidine 173
timolol 142
Tofisopam 84
Tolazamide 262
Tolazoline 110
Tolbutamide 262
tolerated dose 25
Tolterodine 224
topiramate 54
Torsemide 222
toxic dose 25
trandate 111
Tranexamic acid 169
trasylol 273
trazodone 90, 93
tretinoin 332
Triamterene 222
Triazolam 83
Triethyperazine 204
Triflusal 172
Trihexyphenidyl hydrochloride 70
Trimebutine maleate 201
Trimethoprim 292
Tripamide 221
Troglitazone 264
TSH 237
Tulobuterol 183
Tylenol 62

U

Ulipristal acetate 253
Urokinase 169
Ursodesoxycholic acid 203

V

Valacyclovir 313
Valentac 63
Valsartan 145
Vancomycin 301
vardenafil 226
Venlafaxine 90, 93
Venoferrum 162
verapamil 139, 142
vesanoid 332
Vildagliptin 265
Vinblastine 331
Vincristine 331
Viramid 315
Vitamin B_{12} 162
Vitamin K 168
Voglibose 264

W

Warfarin sodium 168
Wellbutrin 94

X

Xanthine 유도체 74, 128

Z

Zafirlukast 184
Zefix 315
Zidovudine 314
Zipeprol 179
Zolpidem 45, 54
Zopiclone 45

기타

α-glucosidase 억제약 264
β-lactam 285
β-lactamase 287
5-hydroxytryptamine 271
6-aminopenicillanic acid 285